儿科疾病治疗与儿童预防保健

张士香 等 主编

上海交通大学 出版社
SHANGHAI JIAO TONG UNIVERSITY PRESS

内容提要

本书首先重点介绍了儿科常见消化系统疾病、呼吸系统疾病、循环系统疾病、泌尿系统疾病、神经系统疾病、血液系统疾病、新生儿常见疾病；然后简略介绍了儿童保健与预防的相关知识。本书适合各基层医院的儿科医务工作者参考使用。

图书在版编目（CIP）数据

儿科疾病治疗与儿童预防保健 / 张士香等主编. --
上海 ： 上海交通大学出版社，2021.6
　　ISBN 978-7-313-26493-0

Ⅰ．①儿… Ⅱ．①张… Ⅲ．①小儿疾病－诊疗②儿童
－保健 Ⅳ．①R72②R179

中国版本图书馆CIP数据核字（2021）第272555号

儿科疾病治疗与儿童预防保健
ERKE JIBING ZHILIAO YU ERTONG YUFANG BAOJIAN

主　　编：张士香　等
出版发行：上海交通大学出版社
邮政编码：200030
印　　制：广东虎彩云印刷有限公司
开　　本：710mm × 1000mm　1/16
字　　数：243千字
版　　次：2023年1月第1版
书　　号：ISBN 978-7-313-26493-0
定　　价：128.00元

地　　址：上海市番禺路951号
电　　话：021-64071208

经　　销：全国新华书店
印　　张：14
插　　页：2
印　　次：2023年1月第1次印刷

编委会

BIANWEIHUI

前言

儿童是祖国的未来，人类的希望。儿童的身体健康，不仅关系着家庭和社会的稳定，更关系着中华民族的健康水平和人口素质的提高。由于儿童自身的生理因素，不但容易得病，且临床发病急、变化快、病死率较高。家长和社会都十分关注儿科发展，对儿科医务工作者的要求也越来越高。因此，广大儿科医务工作者肩负着光荣而艰巨的使命。

儿科医务工作者面对的患者群体是儿童，患儿的生理、心理发展快且不健全，耐受力低且反应性强。面对这些问题，不仅需要儿科医务工作者耐心、细心、善于观察，而且需要熟练掌握扎实的理论基础及对患儿高度负责的精神，只有这样才能对儿科疾病做出正确的诊治方案及提出对儿科疾病的预防保健建议。本着实用可行的原则，本书在内容上突出临床诊断与治疗，在参阅近年来大量国内外文献资料的基础上，结合实际工作经验编写而成。

本书首先重点介绍了儿科常见消化系统疾病、呼吸系统疾病、循环系统疾病、泌尿系统疾病、神经系统疾病、血液系统疾病、新生儿常见疾病，内容包括疾病的病因病机、临床表现、诊断与鉴别诊断、治疗等；然后简略介绍了儿童保健与预防的相关知识。本书内容新颖，表述既简明扼要、重点突出，又兼顾知识面的广度和深度，具有很强的临床实用性、指导性和可操作性，可以提高医师的临床诊疗水平，适合各基层医院的儿科医务工作者参考使用。

本书编者均从事临床儿科工作多年，具有丰富的医学知识和临床经验。

但是由于水平有限,再加上当今医学发展迅速,诊疗方法和技术日新月异,书中存在的不足之处,敬请广大读者见谅并予以批评指正,提出宝贵意见,以便再版时进行修正。

《儿科疾病治疗与儿童预防保健》编委会
2021 年 3 月

目录
CONTENTS

第一章 儿科常见消化系统疾病

第一节 上消化道出血

上消化道出血指屈氏韧带以上的消化道,包括食管、胃、十二指肠、上段空肠及肝、胆、胰腺等病变引起的出血,包括胃空肠吻合术后的空肠病变出血,排除口腔、鼻咽、喉部出血和咯血。上消化道出血是儿科临床常见的急症。其常见原因为消化性溃疡、急慢性胃炎、肝硬化合并食管或胃底静脉曲张破裂、胃痛、应激性溃疡等。消化道出血可发生在任何年龄。临床表现为呕血、便血,大量的消化道出血可导致急性贫血及出血性休克。

一、诊断步骤

(一)病史采集要点

上消化道出血可以是显性出血,也可以是隐性出血。其主要症状是呕血。呕血是指上消化道疾病(屈氏韧带以上的消化器官,包括食管、胃、十二指肠、肝、胆、胰疾病)或全身性疾病所致的急性上消化道出血,血液经口腔呕出。呕血或呕红色血液提示上消化道出血常为急性出血,通常来源于动脉血管或曲张静脉。呕咖啡样血系因出血缓慢或停止,红色的血红蛋白受胃酸作用变成褐色的正铁血红素所致。便血常提示下消化道出血,也可因活动性上消化道出血迅速经肠道排出所致。黑便通常提示上消化道出血,但小肠或右半结肠的出血也可有黑便。通常上消化道出血量达 100～200 mL 时才会出现黑便,在一次严重的出血后黑便可持续数天之久,不一定表示持续性出血。隐血试验阴性的黑色粪便可能因摄入铁剂、铋剂或各种食物所致,不应误认为出血所致的黑便。长期隐性出血可发生于消化道的任何部位。

小儿各年龄组消化道出血的常见病因有所不同。新生儿期出血多为出生时咽下母血或新生儿出血症、新生儿败血症、新生儿坏死性小肠结肠炎、新生儿血小板减少性紫癜、胃坏死出血以及严重的酸中毒等。1个月至2岁多为消化性溃疡、反流性食管炎等。2岁以上多为消化道溃疡、胆管出血。此外,还见于血小板减少性紫癜、过敏性紫癜、血友病以及白血病、胃肠道畸形等,可发生于任何年龄。

有进食或服用制酸剂可缓解上腹部疼痛史的患者,提示消化性溃疡病。然而许多溃疡病出血的患者并无疼痛史。出血前有呕吐或干呕提示食管的Mallory-Weiss撕裂(胃贲门黏膜撕裂综合征),然而有50%的撕裂症患者并无这种病史。出血史(如紫癜、瘀斑、血尿)可能表明是一种出血性素质(如血友病)。服药史可揭示曾使用过破坏胃屏障和损害胃黏膜的药物(如阿司匹林,非甾体抗炎药),服用这些药物的数量和持续时间是重要的。

(二)体格检查

在对患者的生命体征做出评估后,体格检查应包括检查鼻咽部以排除来自鼻和咽部的出血。应寻找外伤的证据,特别是头、胸及腹部。蜘蛛痣、肝脾大和腹水是慢性肝病的表现。动静脉畸形尤其是胃肠黏膜的动静脉畸形可能与遗传性出血性毛细血管扩张症(Rendu-Osler-Weber综合征)有关,其中消化道多发性血管瘤是反复发作性血管瘤的原因。皮肤指甲床和消化道的毛细血管扩张可能与硬皮病或混合性结缔组织病有关。

(三)门诊资料分析

急性消化道出血时,门诊化验应包括血常规、血型、出凝血时间、大便或呕吐物的隐血试验,肝功能及血肌酐、尿素氮等。

对疑有上消化道出血的患者应做鼻胃吸引和灌洗,血性鼻胃吸引物提示上消化道出血,但约10%的患者鼻胃吸引物阴性;咖啡样吸引物表明出血缓慢或停止;持续的鲜红色吸引物提示活动性大量出血。鼻胃吸引还有助于监测出血状况。

(四)进一步检查项目

1.内镜检查

在急性上消化道出血时,纤维胃镜检查安全可靠,是当前首选的诊断方法,其诊断价值比X线钡剂检查为高,阳性率一般达80%~90%。对一些X线钡剂检查不易发现的贲门黏膜撕裂症、糜烂性胃炎、浅溃疡,内镜可迅速做出诊断。X线检查所发现的病灶(尤其是存在2个病灶时),难以辨别该病灶是否为出血原因。而胃镜直接观察,即能确定,并可根据病灶情况作相应的止血治疗。

做纤维胃镜检查时应注意以下问题。

(1)胃镜检查的最好时机是在出血后 24～48 小时内进行。如若延误时间,一些浅表性黏膜损害部分或全部修复,从而使诊断的阳性率大大下降。

(2)处于失血性休克的患者,应首先补充血容量,待血压有所平稳后做胃镜较为安全。

(3)事先一般不必洗胃准备,但若出血过多,估计血块会影响观察时,可用冰水洗胃后进行检查。

2.X 线钡剂造影

尽管内镜检查的诊断价值比 X 线钡剂造影优越,但并不能取而代之。对已确定有上消化道出血而全视式内镜检查阴性或不明确的患者,也可考虑进行上消化道钡餐检查,因为一些肠道的解剖部位不能被一般的内镜窥见,而且由于某些内镜医师经验不足,有时会遗漏病变,这些都可通过 X 线钡剂造影检查得以补救。但在活动性出血后不宜过早进行钡剂造影,否则会引起再出血或加重出血。一般主张在出血停止、病情稳定 3 天后谨慎操作。注意残留钡剂可干扰选择性动脉造影及内镜的检查。

3.放射性核素扫描

经内镜及 X 线检查阴性的病例,可做放射性核素扫描。其方法是采用核素(例如^{99m}Tc)标记患者的红细胞后,再从静脉注入患者体内。当有活动性出血,而出血速度能达到 0.1 mL/min,核素便可以显示出血部位。注射一次^{99m}Tc 标记的红细胞,可以监视患者消化道出血达 24 小时。经验证明,若该项检查阴性,则选择性动脉造影检查亦往往阴性。

4.选择性动脉造影

当消化道出血经内镜和 X 线检查未能发现病变时,应做选择性动脉造影。若造影剂外渗,能显示出血部位,则出血速度至少在 0.5 mL/min(750 mL/d)。故最适宜于活动性出血时做检查,阳性率可达 50%～77%。而且,尚可通过导管滴注血管收缩剂或注入人工栓子止血。禁忌证是碘过敏或肾衰竭等。

二、诊断对策

(一)诊断要点

1.首先鉴别是否消化道出血

临床上常须鉴别咯血与呕血,详见表 1-1。

表1-1　咯血与呕血的鉴别

鉴别要点	咯血	呕血
病因	支气管扩张、肺炎、肺脓肿、肺癌、心脏病	消化性溃疡、肝硬化、胃癌
出血前症状	喉部痒感、胸闷、咳嗽	上腹不适、恶心、呕吐等
颜色	鲜红	棕黑、暗红、有时鲜红
出血方式	咯出	呕出
血中混合物	痰,泡沫	食物残渣、胃液
pH	碱性	酸性
黑便	除非咽下,否则没有	有,可为柏油便、呕血停止后仍持续数天
出血后痰性状	常有血痰数天	无痰

2.失血量的估计

失血量的估计对进一步处理极为重要。一般每天出血量在 5 mL 以上,大便色不变,但隐血试验就可以为阳性,100 mL 以上出现黑便。以呕血、便血的数量作为估计失血量的资料,往往不太精确。一方面因为呕血与便血常分别混有胃内容物与粪便,另一方面部分血液尚潴留在胃肠道内,仍未排出体外。因此可以根据血容量减少导致周围循环的改变,做出判断。

(1)一般状况:失血量少,血容量轻度减少,可由组织液及脾储血所补偿,循环血量在 1 小时内即得改善,故可无自觉症状。当出现头晕、心慌、冷汗、乏力、口干等症状时,表示急性失血量较大;如果有晕厥、四肢冰凉、尿少、烦躁不安时,表示出血量大,若出血仍然继续,除晕厥外,尚有气短、无尿。

(2)脉搏:脉搏的改变是失血程度的重要指标。急性消化道出血时血容量锐减、最初的机体代偿功能是心率加快。小血管反射性痉挛,使肝、脾、皮肤血窦内的储血进入循环,增加回心血量,调整体内有效循环量,以保证心、肾、脑等重要器官的供血。一旦由于失血量过大,机体代偿功能不足以维持有效血容量时,就可能进入休克状态。所以,当大量出血时,脉搏快而弱(或脉细弱),脉搏每分钟增至 120 次以上,再继续失血则脉搏细微,甚至扪不清。有些患者出血后,在平卧时脉搏、血压都可接近正常,但让患者坐或半卧位时,脉搏会马上增快,出现头晕、冷汗,表示失血量大。如果经改变体位无上述变化,测量中心静脉压又正常,则可以排除有过大出血。

(3)血压:血压的变化同脉搏一样,是估计失血量的可靠指标。当急性失血占总血量的 20% 以上时,收缩压可正常或稍升高,脉压缩小。尽管此时血压尚正常,但已进入休克早期,应密切观察血压的动态改变。急性失血占总血量的20％～40％时,收缩压可降至 9.3～10.7 kPa(70～80 mmHg),脉压小。急性失血占总血量的 40％时,收缩压可降至 6.7～9.3 kPa(50～70 mmHg),更严重的出血,血压可降至零。

(4)血象:血红蛋白测定、红细胞计数、血细胞压积可以帮助估计失血的程度。但在急性失血的初期,由于血浓缩及血液重新分布等代偿机制,上述数值可以暂时无变化。一般需组织液渗入血管内补充血容量,即 3～4 小时后才会出现血红蛋白下降,平均在出血后 32 小时,血红蛋白可被稀释到最大限度。如果患者出血前无贫血,血红蛋白在短时间内下降至 7 g 以下,则表示出血量大。大出血后 2～5 小时,白细胞计数可增高,但通常不超过 15×10^9/L。然而在肝硬化、脾功能亢进时,白细胞计数可以不增加。

(5)尿素氮:上消化道大出血后数小时,血尿素氮增高,1～2 天达高峰,3～4 天内降至正常。如再次出血,尿素氮可再次增高。尿素氮增高是由于大量血液进入小肠,含氮产物被吸收。而血容量减少导致肾血流量及肾小球滤过率下降,则不仅尿素氮增高,肌酐亦可同时增高。如果肌酐在 133 μmol/L 以下,而尿素氮＞14.28 mmol/L,则提示上消化道出血量大。

3.失血恢复的评价

绝大多数消化道出血患者可自行停止(如约 80％无门脉高压的上消化道出血患者可自行停止)。大量出血常表现为脉率＞110 次/分,收缩压＜13.3 kPa(100 mmHg),直立位血压下降≥2.1 kPa(16 mmHg),少尿、四肢湿冷和由于脑血流灌注减少所致的精神状态的改变(精神错乱、定向力障碍、嗜睡、意识丧失、昏迷)。红细胞压积是失血的有价值指标,但若出血在几小时前发生,则不一定准确,因为通过血液稀释完全恢复血容量需要数小时。若有进一步出血的危险、血管并发症、合并其他病态或严重疾病者,通常需要输血使红细胞压积维持在30 左右。在血容量适量恢复后,还需严密观察继续出血的征象(如脉搏加快、血压下降、呕新鲜血液、再次出现稀便或柏油样便等)。

(二)临床类型

消化道出血病因大致可归纳为 3 类。

1.出血性疾病

新生儿自然出血、过敏性出血(特别是过敏性紫癜)、血友病、白血病等。

2.感染性疾病

新生儿败血症、出血性肠炎、肠伤寒出血、胆管感染出血等。

3.胃肠道局部病变出血

食管静脉曲张(门静脉压增高症)、婴幼儿溃疡病出血、异位或迷生胰、胃肠道血管瘤等。

(三)鉴别诊断要点

1.有严重消化道出血的患者

胃肠道内的血液尚未排出体外,仅表现为休克,此时应注意排除心源性休克(急性心肌梗死)、感染性或过敏性休克,以及非消化道的内出血(宫外孕或主动脉瘤破裂)。若发现肠鸣音活跃,肛检有血便,则提示为消化道出血。

2.出血的病因诊断

对消化道大出血的患者,应首先治疗休克,然后努力查找出血的部位和病因,再决定进一步的治疗方针和判断预后。上消化道出血的原因很多,大多数是由上消化道本身病变所致,少数是全身性疾病的局部表现。常见的病因包括消化性溃疡病,肝硬化所致的食管、胃底静脉曲张破裂和急性胃黏膜损害。其他少见的病因有食管裂孔疝、食管炎、食管-贲门黏膜撕裂症、十二指肠球炎、胃平滑肌瘤、胃黏膜脱垂、胆管出血等。

(1)消化性溃疡病:出血是溃疡病的常见并发症。溃疡病出血约占上消化道出血病例的50%,其中尤以十二指肠球部溃疡居多。致命性出血多属十二指肠球部后壁或胃小弯穿透溃疡腐蚀黏膜下小动脉或静脉所致。部分病例可有典型的周期性、节律性上腹疼痛,出血前数天疼痛加剧,出血后疼痛减轻或缓解。这些症状,对溃疡病的诊断很有帮助。但有30%溃疡病合并出血的病例并无上述临床症状。溃疡病除上腹压痛外,无其他特异体征,尽管如此,该体征仍有助于鉴别诊断。

(2)食管、胃底静脉曲张破裂:绝大部分病例是由于肝硬化、门脉高压所致。临床上往往出血量大,呕出鲜血伴血块,病情凶险,病死率高。如若体检发现有黄疸、肝掌、蜘蛛痣、脾大、腹壁静脉怒张、腹水等体征,诊断肝硬化不难。但确定出血原因并非容易。一方面大出血后,原先肿大的脾脏可以缩小,甚至扪不到,造成诊断困难;另一方面肝硬化并发出血并不完全是由于食管、胃底静脉曲张破裂,有1/3病例合并溃疡病或糜烂性胃炎出血。肝硬化合并溃疡病的发生率颇高。肝硬化合并急性糜烂性胃炎,可能与慢性门静脉淤血造成缺氧有关。因此,当临床不能肯定出血病因时,应尽快作胃镜检查,以便及时做出判断。

(3)急性胃黏膜损害:包括急性应激性溃疡病和急性糜烂性胃炎2种疾病。而两者主要区别在于病理学,前者病变可穿透黏膜层,以致胃壁穿孔;后者病变表浅,不穿透黏膜肌层。以前的上消化道出血病例中,诊断急性胃黏膜损害仅有5%。自从开展纤维胃镜检查,使急性胃黏膜损害的发现占上消化道出血病例的15%～30%。①急性糜烂性胃炎:应激反应、酗酒或服用某些药物(如阿司匹林、吲哚美辛、利血平、肾上腺皮质激素等)可引起糜烂性胃炎。病灶表浅,呈多发点、片状糜烂和渗血。②急性应激性溃疡:指在应激状态下,胃和十二指肠以及偶尔在食管下端发生的急性溃疡。应激因素常见有烧伤、外伤或大手术、休克、败血症、中枢神经系统疾病以及心、肺、肝、肾衰竭等严重疾病。

严重烧伤所致的应激性溃疡称柯林溃疡,颅脑外伤、脑肿瘤及颅内神经外科手术所引起的溃疡称库兴溃疡,应激性溃疡的发生机制是复杂的。严重而持久的应激会引起交感神经强烈兴奋,血中儿茶酚胺水平增高,导致胃、十二指肠黏膜缺血。在许多严重应激反应的疾病中,尤其是中枢神经系统损伤时,可观察到胃酸和胃蛋白酶分泌增高(可能是通过丘脑下部-垂体-肾上腺皮质系统兴奋或因颅内压增高直接刺激迷走神经核所致)从而使胃黏膜自身消化。至于应激反应时出现的胃黏膜屏障受损和胃酸的 H^+ 回渗,亦在应激性溃疡的发病中起一定作用。归结起来是由于应激反应造成神经-内分泌失调,造成胃、十二指肠黏膜局部微循环障碍,胃酸、胃蛋白酶、黏液分泌紊乱,结果形成黏膜糜烂和溃疡。溃疡面常较浅,多发,边缘不规则,基底干净。临床主要表现是难以控制的出血,多数发生在疾病的第2～15天。因患者已有严重的原发疾病,故预后多不良。

(4)食管-贲门黏膜撕裂症:引起上消化道出血的重要病因,约占8%。有食管裂孔疝的患者更易并发本症。多数发生在剧烈干呕或呕吐后,造成贲门或食管下端黏膜下层的纵行性裂伤,有时可深达肌层。常为单发,亦可多发,裂伤长度一般为 0.3～2 cm。出血量有时较大甚至发生休克。

(5)食管裂孔疝:多属食管裂孔滑动疝,食管胃连接处经横膈上的食管裂孔进入胸腔。由于食管下段、贲门部抗反流的保护机制丧失,易并发食管黏膜水肿、充血、糜烂甚至形成溃疡。食管炎以及疝囊的胃出现炎症可出血。以慢性渗血多见,有时大量出血。

(6)胆管出血:肝化脓性感染、肝外伤、胆管结石及出血性胆囊炎等可引起胆管出血。临床表现特点是出血前有右上腹绞痛,若同时出现发热、黄疸,则常可明确为胆管出血。出血后血凝块可阻塞胆管,使出血暂停。待胆汁自溶作用,逐渐增加胆管内压,遂把血凝块排出胆管,结果再度出血。因此,胆管出血有间歇发作倾向。此时有可能触及因积血而肿大的胆囊,积血排出后,疼痛缓解,肿大的胆囊包块亦随之消失。

三、治疗对策

(一)治疗原则

呕血、黑便或便血在被否定前应被视为急症。在进行诊断性检查之前或同时,应采用输血和其他治疗方法以稳定病情。所有患者需要有完整的病史和体格检查、血液学检查包括凝血功能检查(血小板计数、凝血酶原时间及部分凝血酶原时间),肝功能试验(胆红素、碱性磷酸酶、白蛋白、谷丙转氨酶、谷草转氨酶)以及血红蛋白和红细胞压积的反复监测。

1.一般治疗

加强护理,密切观察,安静休息,大出血者禁食。

2.补充有效循环血量

(1)补充晶体液及胶体液。

(2)中度以上出血,根据病情需要适量输血。

3.根据出血原因和性质选用止血药物

(1)炎症性疾病引起的出血:可用 H_2 受体拮抗剂,质子泵抑制剂。

(2)亦可用冰水加去甲肾上腺素洗胃。

(3)食管静脉曲张破裂出血:用三腔管压迫止血;同时以垂体后叶素静脉注射,再静脉滴注维持直至止血。

(4)凝血酶原时间延长者:可以静脉注射维生素 K_1,每天 1 次,连续使用 3~6 天;卡巴克洛,肌内注射或经胃管注入胃腔内,每 2~4 小时用 1 次。以适量的生理盐水溶解凝血酶,制成每毫升含 50~500 U 的溶液,口服或经胃镜局部喷洒,每 1~6 小时用 1 次。

4.内镜下止血

(1)食管静脉曲张硬化剂注射。

(2)喷洒止血剂。

(3)高频电凝止血。

(4)激光止血。

(5)微波组织凝固止血。

(6)热凝止血。

5.外科治疗

经保守治疗,活动性出血未能控制,宜及早考虑手术治疗。

(二)治疗计划

上消化道大出血的治疗原则是在积极抢救休克的同时进一步查明出血原因,随时按可能存在的病因做必要的检查和化验。一般是尽可能以非手术方法控制出血,纠正休克,争取条件确定病因诊断及出血部位,为必要的手术做好准备。在活动性消化道出血,特别是有咽反射功能不全和反应迟钝或意识丧失的患者中,由吸入血液所致的呼吸道并发症常可成为该病发病率和病死率的主要原因。为了防止意识改变患者的这种并发症,应考虑作气管内插管以保证呼吸道畅通。

除按照一般原则抢救休克外,大出血的抢救尚须从下列 4 个方面考虑。

1.镇静疗法

巴比妥类为最常用的镇静剂。吗啡类药物对出血效果较好,但须注意对小儿抑制呼吸中枢的危险性。应用冬眠合剂(降温或不降温方法),对严重出血患者有保护性作用。但应特别注意对休克或休克前期患者的特殊抑制作用,一般镇静剂均可使休克患者中枢衰竭而致死亡,因此应先输液、输血、纠正血容量后,再给镇静剂。使用冬眠合剂快速降温常可停止出血,延长生命,有利于抢救。

2.输液、输血疗法

等量快速输液、输血为抢救大出血的根本措施。一般靠估计失血量,以半小时内 30～50 mL/kg 速度加压输入。输完第一步血后测量血压如不升,可再重复半量为第二步,以后可再重复半量(20～30 mL/kg),直至血压稳定为止。一般早期无休克时出血,可以输浓缩红细胞,有利于预防继续出血;晚期有休克时出血,应先输碱性等渗液及低分子右旋糖酐后再输浓缩红细胞,以免增加血管内凝血的机会。血红蛋白低于 60 g/L 则需输浓缩红细胞。一般输血输液后即可纠正休克,稳定血压;如仍不能升压,则应考虑出血不止而进行必要的止血手术。大量出血有时较难衡量继续出血的速度、肠腔内的存血情况及休克引起的心脏变化等。血容量是否已恢复,是否仍需输血输液,可借助于中心静脉压的测定。静脉压低,就可大量快速加压输血(液)每次20～30 mL/kg,以后再测静脉压,如仍低则再输血或输液,直至动脉压上升,中心静脉压正常为止。如果动脉压上升而中心静脉压仍低,则需再输 1 份,以防血压再降,休克复发。如静脉压过高,则立刻停止静脉输血,此时如估计血容量仍未补足,动脉压不升,则应改行动脉输血或输液,1 份血(液)量仍为20～30 mL/kg。同时根据周围循环情况使用多巴胺、山莨菪碱等血管舒张药,根据心脏功能迅速使用速效强心剂,如毛花苷 C 或毒毛花苷 K 等,使心脏迅速洋地黄化。这样可以比较合理地控制输血量、心脏与动静脉活动情况。

3.止血药的应用

一般是从促进凝血方面用药。大出血,特别是曾使用大量代血浆或枸橼酸血者,同时给予6-氨基己酸为宜(小儿一次剂量为1～2 g,静脉滴注时浓度为6-氨基己酸2 g溶于50 mL葡萄糖液或生理盐水中);也可用对羧基苄胺,其止血作用与前药相同,但作用较强,每次100 mg可与生理盐水或葡萄糖液混合滴入。新生儿出血宜使用维生素K_1肌内注射。出血患者准备进行可能导致一些损伤的检查或手术以前,注射酚磺乙胺可减少出血。疑有其他凝血病或出血病者,按情况使用相应药物如凝血酶原。疑为门脉压高而出血者,可注射垂体后叶素,以葡萄糖液稀释滴入。疑为幽门溃疡出血者,可静脉注射阿托品0.05 mg/kg,或山莨菪碱等类似药物。局部用药如凝血酶及凝血质,中药云南白药等均可口服或随洗胃注入胃内;引起呕吐者,则应避免口服。

4.止血术

对有局限出血病灶者,首先考虑内镜检查同时止血,一般食管、胃、十二指肠及胆管出血均可鉴别,并能进行必要的处理。如无内镜条件,或患者不能耐受内镜,最可靠的止血术是外科手术止血。但外科手术需要一定的条件,最起码的条件是出血部位的大致确定,从而决定手术途径及切口的选择。至少要区别食管出血或胃肠出血,以决定进行开胸或开腹探查。使用气囊导尿管或三腔气囊管,成人用管也可用于小儿,但需根据食管的长度,适当减短食管气囊上方的长度,以防压迫气管。在止血的同时还可对出血部位进行鉴别。经鼻(婴儿可经口)插入胃中,吹起气囊,拉紧后将管粘在鼻翼上或加牵引,使压住贲门,而把胃与食管分隔成两室。然后以另一鼻孔将另一导尿管插入食管,用盐水冲洗(注意小量冲洗,以免水呛入气管)。如果食管内无出血,则可很快洗清。如果冲洗时仍有不同程度的出血,则可判断为食管(静脉曲张)出血。查完食管后,还可再经过该管的胃管冲洗,如能很快冲洗成清水,则可说明胃内无出血。如始终有鲜血洗出,则不能排除胃、十二指肠段出血,则需开腹探查胃、十二指肠(切开探查)、胆管、胰腺。屈氏韧带下用肠钳闭合空肠后冲洗。如果洗胃证明出血不在胃、十二指肠,则可直接探查小肠。小肠出血一般透过肠壁可以看到,但大量出血时,常不易看出原出血灶,则需采取分段夹住肠管后穿刺冲洗肠腔的办法。

一般消化道大出血,绝大多数可经非手术治疗而止血,当呕血、便血停止,排出正常黄色大便,或留置胃管的吸出物已无血时,应立即检查大便及胃液有无潜血。出血停止后,一般情况恢复,条件许可时,应再做如下检查。①钡餐X线检查:若怀疑为上消化道出血,如食管静脉曲张、胃及十二指肠溃疡,可行上消化道钡餐X线检查;②纤维内镜检查:胃、十二指肠镜可诊断与治疗胃、十二指肠病变及逆行胆管造影诊断肝胆病变。不少大出血患者一次出血后,查不出任何原因,并且也不再发生出血。即使有过一两次大出血发作,而无明确的局部出血灶病变者,均不宜采取手术探查。但宜努力检查,争取明确诊断。只有出血不止,威胁生命,或屡次出血,严重影响健康(贫血不能控制)时,才考虑诊断性探查手术。

(三)治疗方案的选择

1.迅速补充血容量

大出血后,患者血容量不足,可处于休克状态,此时应首先补充血容量。在着手准备输血时,立即静脉输液。强调不要一开始单独输血而不输液,因为患者急性失血后血液浓缩,血较黏稠,此时输血并不能更有效地改善微循环的缺血、缺氧状态。因此主张先输液,或者紧急时输液、输血同时进行。当收缩压在6.7 kPa(50 mmHg)以下时,输液、输血速度要适当加快,甚至需加压输血,以尽快把收缩压升高至10.7～12.0 kPa(80～90 mmHg)水平,血压能稳住则减慢输液速度。输入库存血较多时,每600 mL血应静脉补充葡萄糖酸钙10 mL。对肝硬化或急性胃黏膜损害的患者,尽可能采用新鲜血。对于有心、肺、肾疾病者,要防止因输液、输血量过多、过快引起的急性肺水肿。因此,必须密切观察患者的一般状况及生命体征变化,尤其要注意颈静脉的充盈情况,最好通过测定中心静脉压来监测输入量。血容量已补足的指征有下列几点:四肢末端由湿冷、青紫转为温暖、红润;脉搏由快、弱转为正常、有力;收缩压接近正常,脉压>4.0 kPa(30 mmHg);肛温与皮温差从>3 ℃转为<1℃;尿量>30 mL/h;中心静脉压恢复正常(5～13 cmH$_2$O)。

2.止血

应针对不同的病因,采取相应的止血措施。

(1)非食管静脉曲张出血的治疗。①组胺 H$_2$ 受体拮抗剂和抗酸剂:胃酸在上消化道出血发病中起重要作用,因此抑制胃酸分泌及中和胃酸可达到止血的效果。消化性溃疡、急性胃黏膜损害、食管裂孔疝、食管炎等引起的出血,用该法止血效果较好。组胺 H$_2$ 受体拮抗剂有西咪替丁及雷尼替丁等,已在临床广泛应用。西咪替丁口服后小肠吸收快,1～2 小时血浓度达高峰,抑酸分泌6小时。一般用口服,禁食者用静脉制剂。雷尼替丁抑酸作用比西咪替丁强 6 倍。抑酸作用最强的药是质子泵阻滞剂奥美拉唑。②灌注去甲肾上腺素:去甲肾上腺素

可以刺激 α-肾上腺素能受体,使血管收缩而止血。胃出血时可用去甲肾上腺素 8 mg,加入冷生理盐水 100～200 mL,经胃管灌注或口服,每 0.5～1 小时灌注 1 次,必要时可重复 3～4 次。应激性溃疡或出血性胃炎避免使用。③内镜下止血法:内镜下直接对出血灶喷洒止血药物。④高频电凝止血:电凝止血必须确定出血的血管方能进行,决不能盲目操作。因此,要求病灶周围干净。如若胃出血,电凝止血前先用冰水洗胃。对出血凶猛的食管静脉曲张出血,电凝止血并不适宜。操作方法是用凝固电流在出血灶周围电凝,使黏膜下层或肌层的血管凝缩,最后电凝出血血管。单极电凝比双极电凝效果好,首次应用止血率为 88%,第二次应用止血率为 94%。⑤激光止血:近年可供作止血的激光有氩激光及石榴石激光 2 种。止血原理是由于光凝作用,使照射局部组织蛋白质凝固,小血管内血栓形成。止血成功率在 80%～90%,对治疗食管静脉曲张出血的疗效意见尚有争议。激光治疗出血的合并症不多,有报道个别发生穿孔、气腹以及照射后形成溃疡,导致迟发性大出血等。局部注射血管收缩药或硬化剂经内镜用稀浓度即 1/10 000 肾上腺素做出血灶周围黏膜下注射,使局部血管收缩,周围组织肿胀压迫血管,起暂时止血作用。继之局部注射硬化剂如 1% 十四烃基硫酸钠,使血管闭塞。有人用纯乙醇作局部注射止血。该法可用于不能耐受手术的患者。放置缝合夹子,内镜直视下放置缝合夹子,把出血的血管缝夹止血,伤口愈合后金属夹子会自行脱落,随粪便排出体外。该法安全、简便、有效,可用于消化性溃疡或应激性溃疡出血,特别对小动脉出血效果更满意。动脉内灌注血管收缩药或人工栓子经选择性血管造影导管,向动脉内灌注垂体加压素,0.1～0.2 U/min 连续 20 分钟,仍出血不止时,浓度加大至 0.4 U/min。止血后 8～24 小时减量。注入人工栓子一般用吸收性明胶海绵,使出血的血管被堵塞而止血。

(2)食管静脉曲张出血的治疗。①气囊填塞:一般用三腔二囊管或四腔二囊管填塞胃底及食管中、下段止血。其中四腔二囊管专有一管腔用于吸取食管囊以上的分泌物,以减少吸入性肺炎的发生。食管囊和胃囊注气后的压力要求在 4.7～5.3 kPa(35～40 mmHg),使之足以克服门脉压。初压可维持 12～24 小时,以后每 4～6 小时放气 1 次,视出血活动程度,每次放气 5～30 分钟,然后再注气,以防止黏膜受压过久发生缺血性坏死。另外要注意每 1～2 小时用水冲洗胃腔管,以免血凝块堵塞孔洞,影响胃腔管的使用。止血 24 小时后,放气观察 1～2 天才能拔管。拔管前先喝些花生油,以便减少气囊与食管壁的摩擦。气囊填塞对中、小量食管静脉曲张出血效果较佳,对大出血可作为临时应急措施。止血有效率在 40%～90%。②垂体加压素：该药使内脏小血管收缩，从而降低门静脉压力以达到止血的目的。对中、小量出血有效，大出血时需配合气囊填塞。近年来采用周围静脉持续性低流量滴注法，剂量 0.2～0.3 U/min，止血后减为0.1～0.2 U/min，维持 8～12 小时后停药，当有腹痛出现时可减慢速度。③内镜硬化治疗：近年来不少报道用硬化治疗食管静脉曲张出血，止血率在 86%～95%。有主张在急性出血时做，但多数意见主张先用其他止血措施，待止血12 小时或 1～5 天后进行。硬化剂有 1% 十四烃基硫酸钠、5% 鱼肝油酸钠及 5%油酸乙醇胺等多种。每周注射 1 次，4～6 周为 1 个疗程。并发症主要有食管穿孔、狭窄、出血、发热、胸骨后疼痛等。一般适于对手术不能耐受的患者。胃底静脉曲张出血治疗较难，有使用血管黏合剂止血成功者。④抑制胃酸及其他止血药：虽然抑制胃酸不能直接对食管静脉曲张出血起止血作用，但严重肝病时常合并应激性溃疡或糜烂性胃炎，故肝硬化发生上消化道出血时可给予抑制胃酸的药物。雷尼替丁对肝功能无明显影响，较西咪替丁为好。

3.手术治疗

在消化道大出血时做急症手术往往并发症及病死率比择期手术高，所以尽可能先采取内科止血治疗。只有当内科止血治疗无效，而出血部位明确时，才考虑手术治疗止血。手术疗法在上消化道出血的治疗中仍占重要的地位，尤其是胃、十二指肠溃疡引起的出血，如经上述非手术疗法不能控制止血，患者的病情稳定，手术治疗的效果是令人满意的。凡对出血部位及其病因已基本弄清的上消化道出血病例，经非手术治疗未能奏效者，可改用手术治疗。手术的目的是首先控制出血，然后根据病情许可对病变部位做彻底的手术治疗。如经各种检查仍未能明确诊断而出血不停止者，可考虑剖腹探查，找出病因，针对处理。

第二节　小 儿 胃 炎

胃炎是指由各种物理性、化学性或生物性有害因子引起的胃黏膜或胃壁炎症性改变的一种疾病。在小儿人群中胃炎的确切患病率不清。根据病程分为急性和慢性两种，后者发病率高。

一、诊断依据

(一)病史

1.发病诱因

对于急性胃炎应首先了解患者近期有无急性严重感染、中毒、创伤及精神过度紧张等,有无误服强酸、强碱及其他腐蚀剂或毒性物质等。对于慢性胃炎而言不良的饮食习惯是主要原因,应了解患者饮食有无规律、有无偏食、挑食;了解患者有无过冷、过热饮食,有无食用辣椒、咖啡、浓茶等刺激性调味品,有无食用粗糙的难以消化的食物;了解患者有无服用非甾体抗炎药或肾上腺皮质激素类药物等;还要了解患者有无对牛奶或其他奶制品过敏等。

2.既往史

有无慢性疾病史,如慢性肾炎、尿毒症、重症糖尿病、肝胆系统疾病、儿童结缔组织疾病等;有无家族性消化系统疾病史;有无十二指肠胃反流病史等。

(二)临床表现

1.急性胃炎

急性胃炎多急性起病,表现为上腹饱胀、疼痛、嗳气、恶心及呕吐,呕吐物可带血呈咖啡色,也可发生较多出血,表现为呕血及黑便。呕吐严重者可引起脱水、电解质及酸碱平衡紊乱。失血量多者可出现休克表现。有细菌感染者常伴有发热等全身中毒症状。

2.慢性胃炎

慢性胃炎常见症状有腹痛、腹胀、呃逆、反酸、恶心、呕吐、食欲缺乏、腹泻、无力、消瘦等。反复腹痛是小儿就诊的常见原因,年长儿多可指出上腹痛,幼儿及学龄前儿童多指脐周不适。

(三)体格检查

1.急性胃炎

急性胃炎可表现为上腹部或脐周压痛。呕吐严重者可出现脱水、酸中毒体征,如呼吸深快、口渴、口唇黏膜干燥且呈樱红色、皮肤弹性差、尿少等。并发较大量消化道出血时可有贫血或休克表现。

2.慢性胃炎

慢性胃炎一般无明显特殊体征,部分患者可表现为消瘦、面色苍黄、舌苔厚腻、腹胀、上腹部或脐周轻度压痛等。

（四）并发症

长期慢性呕吐、食欲缺乏可引起消瘦或营养不良，严重呕吐可引起脱水、酸中毒和电解质紊乱，长期慢性小量失血可引起贫血，大量失血可引起休克。

（五）辅助检查

1.胃镜检查

胃镜检查可见黏膜广泛充血、水肿、糜烂、出血，有时可见黏膜表面的黏液斑或反流的胆汁。幽门螺杆菌感染性胃炎时，可见到胃黏膜微小结节形成（又称胃窦小结节或淋巴细胞样小结节增生）。同时可取病变部位组织进行幽门螺杆菌或病理学检查。

2.X 线上消化道钡餐造影

胃窦部有浅表性炎症者有时可呈胃窦部激惹征，黏膜纹理增粗、迂曲、锯齿状，幽门前区呈半收缩状态，可见不规则痉挛收缩。气、钡双重造影效果较好。

3.实验室检查

（1）幽门螺杆菌检测方法：有胃黏膜组织切片染色与培养、尿素酶试验、血清学检测、核素标记尿素呼吸试验。

（2）胃酸测定：多数浅表性胃炎患者胃酸水平与胃黏膜正常小儿相近，少数慢性浅表性胃炎患者胃酸降低。

（3）胃蛋白酶原测定：一般萎缩性胃炎中影响其分泌的程度不如盐酸明显。

（4）内因子测定：检测内因子水平有助于萎缩性胃炎和恶性贫血的诊断。

二、诊断中的临床思维

典型的胃炎根据病史、临床表现、体检、X 线钡餐造影、纤维胃镜及病理学检查基本可确诊。但由于引起小儿腹痛的病因很多，急性发作的腹痛必须与外科急腹症、肝、胆、胰、肠等腹内脏器的器质性疾病以及腹型过敏性紫癜等鉴别。慢性反复发作的腹痛应与肠道寄生虫、肠痉挛等鉴别。

（一）急性阑尾炎

该病疼痛开始可在上腹部，常伴有发热，部分患者呕吐，典型疼痛部位以右下腹为主，呈持续性，有固定压痛点、反跳痛及腹肌紧张、腰大肌试验阳性等体征，白细胞计数及中性粒细胞增高。

（二）过敏性紫癜

腹型过敏性紫癜由于肠壁水肿、出血、坏死等可引起阵发性剧烈腹痛，常位于脐周或下腹部,可伴有呕吐或吐咖啡色物,部分患者可有黑便或血便。但该病患者可出现典型的皮肤紫癜、关节肿痛、血尿及蛋白尿等。

（三）肠蛔虫症

肠蛔虫症常有不固定腹痛、偏食、异食癖、恶心、呕吐等消化道功能紊乱症状,有时出现全身过敏症状。往往有吐、排虫史,粪便查找虫卵,驱虫治疗有效等可协助诊断。

（四）肠痉挛

肠痉挛以婴儿多见,可出现反复发作的阵发性腹痛,腹部无特异性体征,排气、排便后可缓解。

（五）心理因素所致非特异性腹痛

心理因素所致非特异性腹痛是一种常见的儿童期身心疾病。病因不明,与情绪改变、生活事件、精神紧张、过度焦虑等有关。表现为弥漫性、发作性腹痛,持续数十分钟或数小时而自行缓解,可伴有恶心、呕吐等症状。临床及辅助检查往往无阳性发现。

三、治疗

（一）急性胃炎

1.一般治疗

患者应注意休息,进食清淡流质或半流质饮食,必要时停食 1～2 餐。药物所致急性胃炎首先停用相关药物,避免服用一切刺激性食物。及时纠正水、电解质紊乱。有上消化道出血者应卧床休息,保持安静,检测生命体征及呕吐与黑便情况。

2.药物治疗

药物治疗分 4 类。

(1)H_2 受体拮抗药:常用西咪替丁,每天 10～15 mg/kg,分 1～2 次静脉滴注或分 3～4 次每餐前或睡前口服;雷尼替丁,每天 3～5 mg/kg,分 2 次或睡前 1 次口服。

(2)质子泵抑制剂:常用奥美拉唑(洛赛克),每天 0.6～0.8 mg/kg,清晨顿服。

(3)胃黏膜保护药:可选用硫糖铝、十六角蒙脱石粉、麦滋林-S 颗粒剂等。

(4)抗生素:合并细菌感染者应用有效抗生素。

3.对症治疗

主要针对腹痛、呕吐和消化道出血的情况。

(1)腹痛:腹痛严重且除外科急腹症者可酌情给予抗胆碱能药,如10％颠茄合剂、甘颠散、溴丙胺太林、山莨菪碱、阿托品等。

(2)呕吐:呕吐严重者可给予爱茂尔、甲氧氯普胺、多潘立酮等药物止吐。注意纠正脱水、酸中毒和电解质紊乱。

(3)消化道出血:可给予卡巴克洛或凝血酶等口服或灌胃局部止血,必要时内镜止血。注意补充血容量,纠正电解质紊乱等。有休克表现者,按失血性休克处理。

(二)慢性胃炎

1.一般治疗

慢性胃炎又称特发性胃炎,缺乏特殊治疗方法,以对症治疗为主。养成良好的饮食习惯及生活规律,少吃生冷及刺激性食物。停用能损伤胃黏膜的药物。

2.病因治疗

对感染性胃炎应使用敏感的抗生素。确诊为幽门螺杆菌感染者可给予阿莫西林、庆大霉素等口服治疗。

3.药物治疗

分4类。

(1)对症治疗:有餐后腹痛、腹胀、恶心、呕吐者,用胃肠动力药。如多潘立酮(吗丁啉),每次0.1 mg/kg,每日3～4次,餐前15～30分钟服用。腹痛明显者给予抗胆碱能药,以缓解胃肠平滑肌痉挛。可用硫酸阿托品,每次 0.01 mg/kg,皮下注射。或溴丙胺太林,每次 0.5 mg/kg,口服。

(2)胃黏膜保护药:枸橼酸铋钾,6～8 mg/(kg·d),分 2 次服用。大剂量铋剂对肝、肾和中枢神经系统有损伤,故连续使用本剂一般限制在 4～6 周为妥。硫糖铝(胃溃宁),10～25 mg/(kg·d),分3次餐前2小时服用,疗程4～8周,肾功能不全者慎用。麦滋林-S,每次 30～40 mg/kg,口服 3 次/天,餐前服用。

(3)抗酸药:一般慢性胃炎伴有反酸者可给予中和胃酸药,如氢氧化铝凝胶、复方氢氧化铝片(胃舒平),于餐后 1 小时服用。

(4)抑酸药:仅用于慢性胃炎伴有溃疡病、严重反酸或出血时,疗程不超过2 周。H_2 受体拮抗药:西咪替丁 10～15 mg/(kg·d),分 2 次口服,或睡前一次性服用。雷尼替丁 4～6 mg/(kg·d),分 2 次服或睡前一次性服用。质子泵抑制药:如奥美拉唑(洛赛克)0.6～0.8 mg/kg,清晨顿服。

四、治疗中的临床思维

(1)绝大多数急性胃炎患者经治疗在1周左右症状消失。

(2)急性胃炎治愈后若不注意规律饮食和卫生习惯,或在服用能损伤胃黏膜的药物时仍可急性发作。在有严重感染等应急状态下更易复发,此时可短期给予H_2受体拮抗药预防应急性胃炎的发生。

(3)慢性胃炎患者因缺乏特异性治疗,消化系统症状可反复出现,造成患者贫血、消瘦、营养不良、免疫力低下等。可酌情给予免疫调节药物治疗。

(4)小儿慢性胃炎胃酸分泌过多者不多见,因此要慎用抗酸药。主要选用饮食治疗。避免医源性因素,如频繁使用糖皮质激素或非甾体抗炎药等。

第三节　口　　炎

口炎是指口腔黏膜的炎症,如病变仅限于舌、齿龈或口角亦可称为舌炎、齿龈炎或口角炎。本病在小儿时期较多见,尤其是婴幼儿,可单独发生,亦可继发于全身性疾病,如急性感染、腹泻和营养不良。多由病毒、细菌、真菌或螺旋体等引起。

一、鹅口疮

鹅口疮又名雪口疮,为白色念珠菌引起的慢性炎症,多见于新生儿、营养不良、腹泻、长期使用广谱抗生素或激素的患者,使用污染的喂乳器具以及新生儿在出生时经产道亦可污染。

(一)临床表现

本病特征是在口腔黏膜上出现白色或灰白色乳凝块样物,此物略高于黏膜表面,粗糙无光,最常见于颊黏膜,亦可蔓延至口腔其他部位。干燥、不红、不流涎是本病不同于其他口炎的特点,有时灰白色物融合成片,很像乳块。若有怀疑,可用棉签蘸水轻轻拭揩,鹅口疮不易揩去。本病一般无全身症状,若累及食管、肠道、气管、肺等,则出现呕吐、吞咽困难、声音嘶哑或呼吸困难。

(二)治疗

局部涂1%甲紫(龙胆紫)溶液,每天1～2次。病变广泛者,可用制霉菌素每次

$10 \times 10^4 U$ 加水 $1\sim2$ mL 涂患处，每天 $3\sim4$ 次，或口服制霉菌素 $(5\sim10) \times 10^4 U$，每天 3 次。

（三）预防

预防以口腔卫生为主，注意乳瓶、乳头、玩具等的清洁消毒。不要经常为小儿揩洗口腔，因为易揩伤口腔黏膜，并将致病菌带入。

二、疱疹性口炎

疱疹性口炎为单纯疱疹病毒所致，多见于 $1\sim3$ 岁小儿，全年均可发生，无季节性，传染性较强，在集体托幼机构可引起小流行。

（一）临床表现

有低热或高热达 $40 ℃$，齿龈红肿，舌、腭等处散布黄白色小溃疡，周围黏膜充血。口唇可红肿裂开，近唇黏膜的皮肤可有疱疹，颈淋巴结肿大。病程较长，发热常在 3 天以上，可持续 $5\sim7$ 天；溃疡需 $10\sim14$ 天才完全愈合，颈淋巴结经 $2\sim3$ 周才消肿。本病须和疱疹性咽峡炎鉴别，后者由柯萨奇病毒引起，多发生于夏秋季，疱疹主要是在咽部和软腭，有时见于舌，但不累及齿龈和颊黏膜，颌下淋巴结不肿大，病程较短。

（二）治疗

保持口腔清洁，勤喂水，局部可撒冰硼散或锡类散等中药，为预防感染可涂 $2.5\%\sim5\%$ 金霉素甘油。疼痛重者，在食前用 2% 利多卡因涂局部，食物以微温或凉的流质为宜。对发热者可给退热剂，对体弱者需补充营养和复合维生素 B 及维生素 C，后期疑有继发细菌感染者，选用抗菌药物。

三、溃疡性口炎

溃疡性口炎主要致病菌有链球菌、金黄色葡萄球菌、肺炎链球菌、铜绿假单胞菌、大肠埃希菌等，多见于婴幼儿，常发生于急性感染，长期腹泻等机体抵抗力降低时，口腔不洁更利于细菌繁殖而致病。

（一）临床表现

口腔各部位均可发生，常见于舌、唇内侧及颊黏膜等处，可蔓延到咽喉部。开始时口腔黏膜充血水肿，随后发生大小不等的糜烂或溃疡，可融合成片，表面有较厚的纤维素性炎症渗出物形成的假膜，呈灰白色，边界清楚，易拭去，涂片染色可见大量细菌。局部疼痛、流涎、拒食、烦躁，常有发热，高达 $39\sim40 ℃$，局部淋巴结肿大，白细胞计数增高，饮食少者可出现失水和酸中毒。

（二）治疗

及时控制感染，加强口腔护理。用3％过氧化氢清洗溃疡面后涂1％龙胆紫或2.5％～5％金霉素甘油，局部止痛用2％利多卡因涂抹。较大儿童可用含漱剂如0.1％雷凡奴尔溶液。一般需用抗菌药物。高热者给药物或物理降温，注意热量和液体的补充；宜用微温或凉的流质饮食，出现失水和酸中毒者应及时纠正。

第四节　胃食管反流

胃食管反流是指胃内容物反流入食管，分生理性和病理性2种。生理情况下，由于小婴儿食管下端括约肌发育不成熟或神经肌肉协调功能差，可出现反流，往往出现于日间餐时或餐后，又称"溢乳"。病理性反流是由于食管下端括约肌的功能障碍和/或与其功能有关的组织结构异常，以致食管下端括约肌压力低下而出现的反流，常常发生于睡眠、仰卧及空腹时，引起一系列临床症状和并发症，即胃食管反流病。

一、病因和发病机制

（一）食管下端括约肌

（1）食管下端括约肌压力降低是引起胃食管反流的主要原因。食管下端括约肌是食管下端平滑肌形成的功能高压区，是最主要的抗反流屏障。正常吞咽时食管下端括约肌反射性松弛，静息状态保持一定的压力使食管下端关闭，如因某种因素使上述正常功能发生紊乱时，食管下端括约肌短暂性松弛即可导致胃内容物反流入食管。

（2）食管下端括约肌周围组织作用减弱。例如缺少腹腔段食管，致使腹内压增高时不能将其传导至食管下端括约肌使之收缩达到抗反流的作用；小婴儿食管角（由食管和胃贲门形成的夹角，即His角）较大（正常为30°～50°）；膈肌食管裂孔钳夹作用减弱；膈食管韧带和食管下端黏膜瓣解剖结构存在器质性或功能性病变时以及胃内压、腹内压增高等，均可破坏正常的抗反流功能。

（二）His角

由胃肌层悬带形成，正常是锐角，胃底扩张时悬带紧张使角度变锐起瓣膜作用，可防止反流。新生儿His角较钝，易反流。

(三)食管廓清能力降低

正常情况下,食管廓清能力是依靠食管的推动性蠕动、唾液的冲洗、对酸的中和作用、食丸的重力和食管黏膜细胞分泌的碳酸氢盐等多种因素发挥作用。当食管蠕动减弱、消失或出现病理性蠕动时,食管清除反流物的能力下降,这样就延长了有害的反流物质在食管内停留的时间,增加了对黏膜的损伤。

(四)食管黏膜的屏障功能破坏

屏障作用是由黏液层、细胞内的缓冲液、细胞代谢及血液供应共同构成的。反流物中的某些物质,如胃酸、胃蛋白酶以及十二指肠反流入胃的胆盐和胰酶使食管黏膜的屏障功能受损,引起食管黏膜炎症(图1-1)。

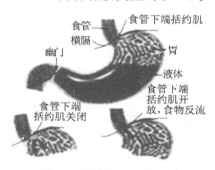

图1-1 胃食管反流模式图

(五)胃、十二指肠功能失常

胃排空能力低下,使胃内容物及其压力增加,当胃内压增高超过食管下端括约肌压力时可使食管下端括约肌开放。胃容量增加又导致胃扩张,致使贲门食管段缩短,使其抗反流屏障功能降低。十二指肠病变时,幽门括约肌关闭不全则导致十二指肠胃反流。

二、临床表现

(一)呕吐

新生儿和婴幼儿以呕吐为主要表现。多数发生在进食后,呕吐物为胃内容物,有时含少量胆汁,也有表现为漾奶、反刍或吐泡沫。年长儿以反胃、反酸、嗳气等症状多见。

(二)反流性食管炎常见症状

1.胃灼热

见于有表达能力的年长儿,位于胸骨下端,饮用酸性饮料可使症状加重,服用抗酸剂症状减轻。

2.咽下疼痛

婴幼儿表现为喂奶困难、烦躁、拒食,年长儿诉咽下疼痛,如并发食管狭窄则出现严重呕吐和持续性吞咽困难。

3.呕血和便血

食管炎严重者可发生糜烂或溃疡,出现呕血或黑便症状。严重的反流性食管炎可发生缺铁性贫血。

(三)Barrette 食管

由于慢性胃食管反流,食管下端的鳞状上皮被增生的柱状上皮所替代,抗酸能力增强,但更易发生食管溃疡、狭窄和腺癌。症状为咽下困难、胸痛、营养不良和贫血。

(四)其他全身症状

1.呼吸系统疾病

流物直接或间接可引发反复呼吸道感染、吸入性肺炎,难治性哮喘,早产儿窒息或呼吸暂停及婴儿猝死综合征等。

2.营养不良

营养不良主要表现为体重不增和生长发育迟缓、贫血。

3.其他

如声音嘶哑、中耳炎、鼻窦炎、反复口腔溃疡、龋齿等。部分患者可出现精神神经症状。①Sandifer综合征:指病理性胃食管反流患者呈现类似斜颈样的一种特殊"公鸡头样"的姿势。此为一种保护性机制,以期保持气道通畅或减轻酸反流所致的疼痛,同时伴有杵状指(趾)、蛋白丢失性肠病及贫血。②婴儿哭吵综合征:表现为易激惹、夜惊、进食时哭闹等。

三、诊断

胃食管反流临床表现复杂且缺乏特异性,单一检查方法都有局限性,故诊断需采用综合技术。凡临床发现不明原因反复呕吐、咽下困难、反复发作的慢性呼吸道感染、难治性哮喘、生长发育迟缓、营养不良、贫血、反复出现窒息、呼吸暂停等症状时都应考虑到胃食管反流的可能以及严重病例的食管黏膜炎症改变。

四、辅助检查

(一)食管钡餐造影

食管钡餐造影适用于任何年龄,但对胃滞留的早产儿应慎重。可对食管的形态、运动状况、钡剂的反流和食管与胃连接部的组织结构做出判断,并能观察到食管裂孔疝等先天性疾病,检查前禁食3~4小时,分次给予相当于正常摄食量的钡剂。

(二)食管 pH 动态监测

将微电极放置在食管括约肌的上方,24小时连续监测食管下端pH,如有酸性反流发生则pH下降。通过计算机分析可反映胃食管反流的发生频率、时间,反流物在食管内停留的状况以及反流与起居活动、临床症状之间的关系,借助一些评分标准,可区分生理性和病理性反流,是目前最可靠的诊断方法。

(三)食管动力功能检查

应用低顺应性灌注导管系统和腔内微型传感器导管系统等测压设备,了解食管运动情况及食管下端括约肌功能。对于食管下端括约肌压力正常的患者应连续测压,动态观察食管运动功能。

(四)食管内镜检查及黏膜活检

此检查可确定是否存在食管炎病变及 Barrette 食管。内镜下食管炎可分为3度:Ⅰ度为充血;Ⅱ度为糜烂和/或浅溃疡;Ⅲ度为溃疡和域狭窄。

(五)胃-食管同位素闪烁扫描

口服或胃管内注入含有^{99m}Tc标记的液体,应用R照相机测定食管反流量,可了解食管运动功能,明确呼吸道症状与胃食管反流的关系。

(六)超声学检查

B超可检测食管腹段的长度、黏膜纹理状况、食管黏膜的抗反流作用,同时可探查有无食管裂孔疝。

五、鉴别诊断

(1)以呕吐为主要表现的新生儿、小婴儿应排除消化道器质性病变,如肠旋转不良、肠梗阻、先天性幽门肥厚性狭窄、胃扭转等。

(2)对反流性食管炎伴并发症的患者,必须排除由于物理性、化学性、生物性等致病因素引起组织损伤而出现的类似症状。

六、治疗

治疗的目的是缓解症状,改善生活质量,防治并发症。

（一）一般治疗

1.体位治疗

将床头抬高 15°～30°，婴儿采用仰卧位，年长儿采用左侧卧位。

2.饮食治疗

适当增加饮食的稠厚度，少量多餐，睡前避免进食。低脂、低糖饮食，避免过饱。肥胖患者应控制体重。避免食用辛辣食品、巧克力、酸性饮料、高脂饮食。

（二）药物治疗

药物治疗包括 3 类，即促胃肠动力药、抗酸和抑酸药、黏膜保护剂。

1.促胃肠动力药

能提高食管下端括约肌张力，增加食管和胃蠕动，促进胃排空，从而减少反流。①多巴胺受体拮抗剂：多潘立酮（吗叮啉）为选择性、周围性多巴胺受体拮抗剂，促进胃排空，但对食管动力改善不明显。常用剂量为每次 0.2～0.3 mg/kg，每天 3 次，饭前半小时及睡前口服。②通过乙酰胆碱起作用的药物：西沙必利（普瑞博思），为新型全胃肠动力剂，是一种非胆碱能非多巴胺拮抗剂。主要作用于消化道壁肌间神经丛运动神经元的 5-羟色胺受体，增加乙酰胆碱释放，从而诱导和加强胃肠道生理运动。常用剂量为每次 0.1～0.2 mg/kg，3 次/天口服。

2.抗酸和抑酸药

此类药物主要作用为抑制酸分泌以减少反流物对食管黏膜的损伤，提高食管下端括约肌张力。①抑酸药：H_2 受体拮抗剂，常用西咪替丁、雷尼替丁；质子泵抑制剂，奥美拉唑（洛赛克）。②中和胃酸药：如氢氧化铝凝胶，多用于年长儿。

3.黏膜保护剂

如硫酸铝、硅酸铝盐、磷酸铝等。

（三）外科治疗

采用上述治疗后，大多数患者症状能明显改善和痊愈。具有下列指征可考虑外科手术：①内科治疗6～8周无效，有严重并发症（消化道出血、营养不良、生长发育迟缓）。②严重食管炎伴溃疡、狭窄或发现有食管裂孔疝者。③有严重的呼吸道并发症，如呼吸道梗阻、反复发作吸入性肺炎或窒息、伴支气管肺发育不良者。④合并严重神经系统疾病。

第二章 儿科常见呼吸系统疾病

第一节 支气管扩张症

支气管扩张症是以感染及支气管阻塞为根本病因的慢性支气管病,分为先天性与后天性2种。前者因支气管发育不良,后者常继发于麻疹、百日咳、毛细支气管炎、腺病毒肺炎、支气管哮喘、局部异物堵塞或肿块压迫。

一、诊断要点

(一)临床表现

慢性咳嗽,痰多,多见于清晨起床后或变换体位时,痰量或多或少,含稠厚脓液,臭味不重,痰液呈脓性,静置后可分层,反复咳血,时有发热。患者发育差,发绀,消瘦,贫血。病久可有杵状指(趾)、胸廓畸形,最终可致肺源性心脏病。

(二)实验室检查

1.血常规

血红蛋白含量降低,急性感染时白细胞计数及中性粒细胞增高。可见核左移。

2.痰培养

痰培养可获致病菌,多为混合感染。

3.X 线胸部平片

此检查早期见肺纹理增多,粗而紊乱。典型后期变化为两中下肺野蜂窝状阴影,常伴肺不张、心脏及纵隔移位。继发感染时可见支气管周围炎症改变,必要时可行肺部 CT 检查。

4.支气管造影

造影示支气管呈柱状、梭状、囊状扩张,是确诊及决定是否手术与手术范围的重要手段,宜在感染控制后进行。

二、鉴别诊断

本病与慢性肺结核、慢性支气管炎、肺脓肿、先天性肺囊肿、肺隔离症、肺吸虫病等的鉴别主要在于X线表现不同。此外,痰液检查、结核菌素试验、肺吸虫抗原皮试等亦可帮助诊断。

三、治疗

(一)一般治疗

多晒太阳,呼吸新鲜空气,注意休息,加强营养。

(二)排出支气管分泌物

(1)顺位排痰法每天进行2次,每次20分钟。

(2)痰稠者可服氯化铵,30～60 mg/(kg·d),分3次口服。

(3)雾化吸入:在雾化液中加入异丙肾上腺素有利痰液排出。

(三)控制感染

急性发作期选用有效抗生素,针对肺炎链球菌及流感嗜血杆菌有效的抗生素,如阿莫西林、磺胺二甲嘧啶、新的大环内酯类药物、第二代头孢菌素是合理的选择。疗程不定,至少7～10天。

(四)人免疫球蛋白

对于低丙种球蛋白血症的患者,人免疫球蛋白替代治疗能够防止支气管扩张病变的进展。

(五)咳血的处理

一般可予止血药,如酚磺乙胺、卡巴克络等。大量咳血可用垂体后叶素0.3 U/kg,溶于10%葡萄糖注射液内缓慢静脉滴注。

(六)手术治疗

切除病肺为根本疗法。手术指征:病肺不超过一叶或一侧、反复咳血或反复感染用药物不易控制、体位引流不合作、小儿内科治疗9～12个月以上无效、患者一般情况日趋恶化者。

第二节　支气管哮喘

支气管哮喘是一种以嗜酸性粒细胞、肥大细胞、T淋巴细胞（简称T细胞）等多种炎性细胞参与的气道慢性炎症性疾病,患者气道具有对各种激发因子刺激的高反应性。临床以反复发作性喘息、呼吸困难、胸闷或咳嗽为特点。常在夜间和/或清晨发作或加剧,多数患者可自行缓解或治疗后缓解。

一、病因

（一）遗传因素

遗传过敏体质（特异反应性体质,Atopy-特应质）对本病的形成关系很大,多数患者有婴儿湿疹、过敏性鼻炎和/或食物（药物）过敏史。本病多数属于多基因遗传病,遗传度70%～80%,家族成员中气道的高反应性普遍存在,双亲均有遗传基因者哮喘患病率明显增高。国内报道约20%的哮喘患者家族中有哮喘。

（二）环境因素

1.感染

最常见的是呼吸道感染。其中主要是病毒感染,如呼吸道合胞病毒、腺病毒、副流感病毒等,此外支原体、衣原体以及细菌感染都可引起。

2.吸入变应原

如灰尘、花粉、尘螨、烟雾、真菌、宠物、蟑螂等。

3.食入变应原

食入变应原主要是摄入异类蛋白质如牛奶、鸡蛋、鱼、虾等。

4.气候变化

气温突然下降或气压降低,刺激呼吸道,可激发哮喘。

5.运动

运动性哮喘多见于学龄儿童,运动后突然发病,持续时间较短。病因尚未完全明了。

6.情绪因素

情绪过于激动,如大笑、大哭引起深吸气,过度吸入冷而干燥的空气可激发哮喘。另外情绪紧张时也可通过神经因素激发哮喘。

7.药物

如阿司匹林可诱发儿童哮喘。

二、发病机制

20世纪70年代和80年代初的"痉挛学说",认为支气管平滑肌痉挛导致气道狭窄是引起哮喘的唯一原因,因而治疗的宗旨是解除支气管痉挛。80年代和90年代初的"炎症学说",认为哮喘发作的重要机制是炎性细胞浸润,炎性介质引起黏膜水肿,腺体分泌亢进,气道阻塞。因此,在治疗时除强调解除支气管平滑肌痉挛外,还要针对气道的变应性炎症,应用抗炎药物。这是对发病机制认识的一个重大进展。变应原进入机体可引发2种类型的哮喘反应。

(一)速发型哮喘反应

进入机体的抗原与肥大细胞膜上的特异性IgE抗体结合,而后激活肥大细胞内的一系列酶促反应,释放多种介质,引起支气管平滑肌痉挛而发病。患者接触抗原后10分钟内产生反应,10~30分钟达高峰,1~3小时变应原被机体清除,自行缓解,往往表现为突发突止。

(二)迟发型哮喘反应

变应原进入机体后引起变应性炎症,嗜酸性粒细胞、中性粒细胞、巨噬细胞等浸润,炎性介质释放,一方面使支气管黏膜上皮细胞受损、脱落,神经末梢暴露,另一方面使肺部的微血管通透性增加、黏液分泌增加,阻塞气道,使呼吸道狭窄,导致哮喘发作。患者在接触抗原后一般3小时发病,数小时达高峰。24小时后变应原才能被清除。

此外,无论轻患者或是急性发作的患者,其气道反应性均高,都可有炎症存在,而且这种炎症在急性发作期和无症状的缓解期均存在。

三、临床表现

起病可急可缓。婴幼儿常有1~2天的上呼吸道感染表现,年长儿起病较急。发作时患者主要表现为严重的呼气性呼吸困难,严重时端坐呼吸,患者焦躁不安,大汗淋漓,可出现发绀。肺部检查可有肺气肿的体征:两肺满布哮鸣音(有时不用听诊器即可听到),呼吸音减低。部分患者可闻及不同程度的湿啰音,且多在发作好转时出现。

根据年龄及临床特点分为婴幼儿哮喘、儿童哮喘和咳嗽变异性哮喘。

哮喘持续发作超过24小时,经合理使用拟交感神经药物和茶碱类药物,呼吸困难不能缓解者,称之为哮喘持续状态。但需要指出,小儿的哮喘持续状态不应过分强调时间的限制,而应以临床症状持续严重为主要依据。

四、辅助检查

(一)血常规

白细胞计数大多正常,若合并细菌感染可增高,嗜酸性粒细胞增高。

(二)血气分析

血气分析一般为轻度低氧血症,严重患者伴有二氧化碳潴留。

(三)肺功能检查

呼气峰流速减低;第一秒钟最大呼气量降低。

(四)变应原测定

变应原测定可作为发作诱因的参考。

(五)X 线检查

在发作期间可见肺气肿及肺纹理增重。

五、诊断

支气管哮喘可通过详细询问病史做出诊断。不同类型的哮喘诊断条件如下。

(一)婴幼儿哮喘

(1)年龄低于 3 岁,喘憋发作不低于 3 次。

(2)发作时双肺闻及以呼气相为主的哮鸣音,呼气相延长。

(3)具有特异性体质,如湿疹、过敏性鼻炎等。

(4)父母有哮喘病等过敏史。

(5)除外其他疾病引起的哮喘。

符合(1)、(2)、(5)条即可诊断哮喘;如喘息发作 2 次,并具有(2)、(5)条诊断可疑哮喘或喘息性支气管炎;若同时有(3)和/或(4)条者,给予哮喘诊断性治疗。

(二)儿童哮喘

(1)年龄不低于 3 岁,喘息反复发作。

(2)发作时双肺闻及以呼气相为主的哮鸣音,呼气相延长。

(3)支气管舒张剂有明显疗效。

(4)除外其他可致喘息、胸闷和咳嗽的疾病。

疑似病例可选用 1‰肾上腺素皮下注射,0.01 mL/kg,最大量不超过每次

0.3 mL,或用沙丁胺醇雾化吸入,15 分钟后观察,若肺部哮鸣音明显减少,或 FEV 上升不低于 15%,即为支气管舒张试验阳性,可诊断支气管哮喘。

(三)咳嗽变异性哮喘

各年龄均可发病。①咳嗽持续或反复发作超过 1 个月,特点为夜间(或清晨)发作性的咳嗽,痰少,运动后加重,临床无感染征象,或经较长时间的抗生素治疗无效;②支气管扩张剂可使咳嗽发作缓解(基本诊断条件);③有个人或家族过敏史,变应原皮试可阳性(辅助诊断条件);④气道呈高反应性,支气管舒张试验阳性(辅助诊断条件);⑤除外其他原因引起的慢性咳嗽。

六、鉴别诊断

(一)毛细支气管炎

此病多见于 1 岁以内的婴儿,病原体为呼吸道合胞病毒或副流感病毒,可有呼吸困难和喘鸣,但其呼吸困难发生较慢,对支气管扩张剂反应差。

(二)支气管淋巴结核

此病可引起顽固性咳嗽和哮喘样发作,但阵发性发作的特点不明显,结核菌素试验阳性,X 线检查有助于诊断。

(三)支气管异物

患者会出现哮喘样呼吸困难,但患者有异物吸入或呛咳史,肺部 X 线检查有助于诊断,纤维支气管镜检查可确诊。

七、治疗

(一)治疗原则

坚持长期、持续、规范、个体化的治疗原则。

1.发作期

快速缓解症状、抗炎、平喘。

2.持续期

长期控制症状、抗炎、降低气道高反应性、避免触发因素、自我保健。

(二)发作期治疗

1.一般治疗

注意休息,去除可能的诱因及致敏物。保持室内环境清洁,适宜的空气湿度和温度,良好的通风换气和日照。

2.平喘治疗

(1)肾上腺素能 β_2 受体激动剂:松弛气道平滑肌,扩张支气管,稳定肥大细胞膜,增加气道的黏液纤毛清除力,改善呼吸肌的收缩力。①沙丁胺醇(舒喘灵,喘乐宁)气雾剂每揿 100 μg。每次 1～2 揿,每天 3～4 次。0.5% 水溶液每次 0.01～0.03 mL/kg,最大量 1 mL,用2～3 mL生理盐水稀释后雾化吸入,重症患者每4～6 小时 1 次。片剂每次 0.1～0.15 mg/kg,每天 2～3 次。或低于 5 岁每次0.5～1 mg,5～14 岁每次 2 mg,每天 3 次;②特布他林(博利康尼)每片 2.5 mg,1～2 岁每次1/4～1/3 片,3～5 岁每次 1/3～2/3 片,6～14 岁每次 2/3～1 片,每天 3 次;③其他 β_2 受体激动剂,如美喘清等。

(2)茶碱类:氨茶碱口服每次 4～5 mg/kg,每 6～8 小时 1 次,严重者可静脉给药,应用时间长者,应监测血药浓度。

(3)抗胆碱类药:可抑制支气管平滑肌的 M 样受体,引起支气管扩张,也能抑制迷走神经反射所致的支气管平滑肌收缩。以 β_2 受体阻滞剂更为有效。可用溴化羟异丙托品(爱喘乐),对心血管系统作用弱,用药后峰值出现在 30～60 分钟,其作用部位以大中气道为主,而 β_2 受体激动剂主要作用于小气道,故 2 种药物有协同作用。气雾剂每揿20 μg,每次 1～2 揿,每天 3～4 次。

3.肾上腺皮质激素的应用

肾上腺皮质激素可以抑制特应性炎症反应,减低毛细血管通透性,减少渗出及黏膜水肿,降低气道的高反应性,故在哮喘治疗中的地位受到高度重视。除在严重发作或持续状态时可予短期静脉应用地塞米松或氢化可的松外,多主张吸入治疗。常用的吸入制剂有以下 2 种。①丙酸培氯松气雾剂:每揿 200 μg。②丙酸氟替卡松气雾剂:每揿 125 μg。以上药物根据病情每天1～3次,每次 1～2 揿。现认为每天200～400 μg 是很安全的剂量,重度年长儿可达到 600～800 μg,病情一旦控制,可逐渐减少剂量,疗程要长。

4.抗过敏治疗

(1)色甘酸钠:能稳定肥大细胞膜,抑制释放炎性介质,阻止迟发性变态反应,抑制气道高反应性。气雾剂每揿 2 mg,每次2揿,每天 3～4 次。

(2)酮替芬:为碱性抗过敏药,抑制炎性介质释放和拮抗介质,改善 β 受体功能。对儿童哮喘疗效较成人好,对已发作的哮喘无即刻止喘作用。每片 1 mg。小儿每次 0.25～0.5 mg,1～5 岁 0.5 mg,5～7 岁0.5～1 mg,7岁以上 1 mg,每天 2 次。

5.哮喘持续状态的治疗

哮喘持续状态是支气管哮喘的危症,需要积极抢救治疗,否则会因呼吸衰竭导致死亡。

（1）一般治疗：保证液体入量。因机体脱水时呼吸道分泌物黏稠，阻塞呼吸道使病情加重。一般补 1/5～1/4 张液即可，补液的量根据病情决定，一般 24 小时液体需要量为 1 000～1 200 mL/m²。如有代谢性酸中毒，应及时纠正，注意保持电解质平衡。如患者烦躁不安，可适当应用镇静剂，但应避免使用抑制呼吸的镇静剂（如吗啡、哌替啶）。如合并细菌感染，应用抗生素。

（2）吸氧：保证组织细胞不发生严重缺氧。

（3）迅速解除支气管平滑肌痉挛：静脉应用氨茶碱，肾上腺皮质激素，超声雾化吸入，沙丁胺醇。若经上述治疗仍无效，可用异丙肾上腺素静脉滴注，剂量为 0.5 mg 加入 10％葡萄糖 100 mL 中（5 μg/mL），开始以每分钟 0.1 μg/kg 缓慢静脉滴注，在心电图及血气监测下，每 15～20 分钟增加 0.1 μg/kg，直到氧分压及通气功能改善，或达 6 μg/(kg·min)，症状减轻后，逐渐减量维持用药 24 小时。如用药过程中心率达到或超过 200 次/分或有心律失常应停药。

（4）机械通气：严重患者应用呼吸机辅助呼吸。

（三）缓解期治疗及预防

（1）增强抵抗力，预防呼吸道感染，可减少哮喘发病的机会。

（2）避免接触变应原。

（3）根据不同情况选用适当的免疫疗法，如转移因子、胸腺素、脱敏疗法、气管炎菌苗、死卡介苗。

（4）可用丙酸培氯松吸入，每天不超过 400 μg，长期吸入，疗程达 1 年以上；酮替芬用量同前所述，疗程 3 个月；色甘酸钠长期吸入。

总之，哮喘是一种慢性疾病，仅在发作期治疗是不够的，需进行长期的管理，提高对疾病的认识，配合防治、控制哮喘发作、维持长期稳定，提高患者生活质量，这是一个非常复杂的系统工程。

第三节　反复呼吸道感染

一、定义和诊断标准

呼吸道感染是儿童尤其是婴幼儿最常见的疾病，据统计发展中国家每年每个儿童患 4.2～8.7 次的呼吸道感染，其中多数是上呼吸道感染，肺炎的发生率则为每年每 100 个儿童 10 次。反复呼吸道感染是指 1 年内发生呼吸道感染次数过于频繁,超过一定范围。根据反复感染的部位可分为反复上呼吸道感染和反复下呼吸道感染(支气管炎和肺炎),对于反复上呼吸道感染或反复支气管炎国外文献未见有明确的定义或标准,反复肺炎国内外较为一致的标准是 1 年内患 2 次或 2 次以上肺炎或在任一时间框架内患 3 次或 3 次以上肺炎,每次肺炎的诊断需要有胸部 X 线的证据。我国儿科学会呼吸学组于 1987 年制订了反复呼吸道感染的诊断标准,并于 2007 年进行了修订,如表 2-1。

表 2-1 反复呼吸道感染判断条件

年龄(岁)	反复上呼吸道感染(次/年)	反复下呼吸道感染(次/年)	
		反复气管支气管炎	反复肺炎
0~2	7	3	2
3~5	6	2	2
6~14	5	2	2

注:①两次感染间隔时间至少 7 天以上。②若上呼吸道感染次数不够,可以将上、下呼吸道感染次数相加,反之则不能。但若反复感染是以下呼吸道为主,则应定义为反复下呼吸道感染。③确定次数须连续观察 1 年。④反复肺炎指 1 年内反复患肺炎≥2 次,肺炎须由肺部体征和影像学证实,2 次肺炎诊断期间肺炎体征和影像学改变应完全消失。

二、病因和基础疾病

小儿反复呼吸道感染病因复杂,除了与小儿时期本身的呼吸系统解剖生理特点以及免疫功能尚不成熟有关外,微量元素和维生素缺乏、环境因素、慢性上气道病灶等也是反复上呼吸道感染常见原因。对于反复下呼吸道感染尤其是反复肺炎患者,多数存在基础疾病,我们对北京儿童医院 106 例反复肺炎患者回顾性分析发现其中88.7％存在基础病变,先天性或获得性呼吸系统解剖异常是最常见的原因,其次为呼吸道吸入、先天性心脏病、哮喘、免疫缺陷病和原发纤毛不动综合征等。

(一)小儿呼吸系统解剖生理特点

小儿鼻腔短,后鼻道狭窄,没有鼻毛,对空气中吸入的尘埃及微生物过滤作用差,同时鼻黏膜嫩弱又富于血管,极易受到损伤或感染,由于鼻道狭窄经常引起鼻塞而张口呼吸。鼻窦黏膜与鼻腔黏膜相连续,鼻窦口相对比较大,鼻炎常累及鼻窦。小儿鼻咽部较狭小,喉狭窄而且垂直,其周围的淋巴组织发育不完善,防御功能较弱。婴幼儿的气管、支气管较狭小,软骨柔软,缺乏弹力组织,支撑作用薄弱,黏膜血管丰富,纤毛运动较差,清除能力薄弱,易引起感染,并引起充血、水肿、分泌物增加,易导致呼吸道阻塞。小儿肺的弹力纤维发育较差,血管丰富,间质发育旺盛,肺泡数量较少,造成肺含血量丰富而含气量相对较少,故易感染,并易引起间质性炎症或肺不张等。同时,小儿胸廓较短,前后径相对较大呈桶状,肋骨呈水平位,膈肌位置较高,使心脏呈横位,胸腔较小而肺相对较大,呼吸肌发育不完善,呼吸时胸廓活动范围小,肺不能充分地扩张、通气和换气,易因缺氧和二氧化碳潴留而出现面色青紫。以上特点容易引起小儿呼吸道感染,分泌物容易堵塞且感染容易扩散。

(二)小儿反复呼吸道感染的基础病变

1.免疫功能低下或免疫缺陷病

小儿免疫系统在出生时发育尚未完善,随着年龄增长逐渐达到成人水平,故小儿特别是婴幼儿处于生理性免疫低下状态,是易患呼吸道感染的重要因素。新生儿外周血 T 细胞数量已达成人水平,其中 CD4 细胞数较多,但 CD4 辅助功能较低且具有较高的抑制活性,一般 6 个月时 CD4 的辅助功能趋于正常。与细胞免疫相比,体液免疫的发育较为迟缓,新生儿 B 淋巴细胞(简称 B 细胞)能分化产生 IgM 的浆细胞,但不能分化产生 IgG 和 IgA 的浆细胞,有效的 IgG 类抗体应答需在生后3 个月后才出现,2 岁时分泌 IgG 的 B 细胞才达成人水平,而分泌 IgA 的 B 细胞 5 岁时才达成人水平。婴儿自身产生的 IgG 从 3 个月开始增多,1 岁时达成人的 60%,6～7 岁时接近成人水平。IgG 有 IgG1、IgG2、IgG3 和 IgG4 四个亚类,在正常成人血清中比率为 70%、20%、6% 和 4%,其中 IgG1、IgG3 为针对蛋白质抗原的主要抗体,而 IgG2、IgG4 为抗多糖抗原的重要抗体成分,IgG1 在 5～6 岁,IgG3 在 10 岁左右,IgG2 和 IgG4 在 14 岁达成人水平。新生儿 IgA 量极微,1 岁时仅为成人的 20%,12 岁达成人水平。另外,婴儿期非特异性免疫如吞噬细胞功能不足,铁蛋白、溶菌酶、干扰素、补体等的数量和活性不足。

除了小儿时期本身特异性和非特异性免疫功能较差外,许多研究表明反复呼吸道感染患者(复感儿)与健康对照组相比多存在细胞免疫、体液免疫或补体某种程度的降低,尤其是细胞免疫功能异常在小儿反复呼吸道感染中起重要作用,复感儿外周血 CD3$^+$细胞、CD4$^+$细胞百分率及 CD4$^+$/CD8$^+$ 比值降低,这种异常标志着辅助性 T 细胞功能相对不足,不利于对病毒等细胞内微生物的清除,也不利于抗体产生,因只有在抗原和辅助性 T 细胞信号的协同作用下,B 细胞才得以进入增生周期。在 B 细胞应答过程中,辅助性 T 细胞(Th)除提供膜接触信号外,还分泌多种细胞因子,影响 B 细胞的分化和应答特征。活化的 Th_1 细胞可通过分泌白细胞介素 2(IL-2),使 B 细胞分化为以分泌 IgG 抗体为主的浆细胞;而活化的 Th_2 细胞则通过分泌白细胞介素 4(IL-4),使 B 细胞分化为以分泌 IgE 抗体为主的浆细胞。活化的抑制性 T 细胞(Ts)可通过分泌白细胞介素 10 (IL-10)而抑制 B 细胞应答,就功能分类而言,CD8 T 细胞属于抑制性 T 细胞。反复呼吸道感染患者 CD8 细胞百分率相对升高必然会对体液免疫反应产生不利影响,有报道复感儿对肺炎链球菌多糖抗原产生抗体的能力不足。分泌型 IgA(SIgA)是呼吸道的第一道免疫屏障,能抑制细菌在气道上皮的黏附及定植,直接刺激杀伤细胞的活性,可特异性或非特异性地防御呼吸道细菌及病毒的侵袭,因此对反复呼吸道感染患者注意 SIgA 的检测。IgM 在早期感染中发挥重要的免疫防御作用,且 IgM 是通过激活补体来杀死微生物的。补体系统活化后可通过溶解细胞、细菌和病毒发挥抗感染免疫作用,补体成分降低或缺陷时,机体的吞噬和杀菌作用明显减弱。

呼吸系统是免疫缺陷病最易累及的器官,因此需要特别注意部分反复呼吸道感染患者不是免疫功能低下或紊乱,而是存在各种类型的原发免疫缺陷病,最常见的是 B 细胞功能异常导致体液免疫缺陷病,如 X 连锁无丙种球蛋白血症(XLA),常见变异型免疫缺陷病(CVID)、IgG 亚类缺陷症和选择性 IgA 缺乏症等。在 106 例反复肺炎患者中发现 6 例原发免疫缺陷病,其中 5 例为体液免疫缺陷病,年龄均在 8 岁以上,反复肺炎病程在 2～9 年,均在 2 岁后发病,表现间断发热、咳嗽和咳痰,肝、脾大 3 例,胸部 X 线合并支气管扩张 3 例,诊断根据血清免疫球蛋白的检查,2 例常见变异性免疫缺陷病反复检查血 IgG、IgM 和 IgA 测不出或明显降低。1 例 X 连锁无丙种球蛋白血症为 11 岁男孩,2 岁起每年肺炎 4～5 次,其兄 3 岁时死于多发性骨结核;查体扁桃体未发育,多次测血 IgG、IgM 和 IgA 含量极低,外周血 B 细胞明显减少,细胞免疫功能正常。1 例选择性 IgA 缺乏和 1 例 IgG 亚类缺陷患者年龄分别为 10 岁和 15 岁,经检测免疫球蛋白和 IgG 亚类诊断,这例 IgG 亚类缺陷患者反复发热、咳嗽 6 年半,每年患肺炎住院7～8 次。查体:双肺可闻及大量中等水泡音,杵状指(趾)。免疫功能检查 IgG 略低于正常低限,IgG2,IgG4 未测出。肺 CT 提示两下肺广泛支气管扩张。慢性肉芽肿病是一种原发吞噬细胞功能缺陷病,由于遗传缺陷导致吞噬细胞杀菌能力低下,临床表现婴幼儿期反复细菌或真菌感染(以肺炎为主)及感染部位肉芽肿形成,四唑氮蓝(NBT)试验可协助诊断,近年来我们发现多例反复肺炎和曲霉肺炎患者存在吞噬细胞功能缺陷。

继发性免疫缺陷多考虑恶性肿瘤、免疫抑制剂治疗和营养不良,目前 HIV 感染已成为获得性免疫缺陷的常见原因。有报道 2 例艾滋病患者年龄分别为 4 岁和 6 岁,病程分别为 3 个月和 2 年,均表现间断发热、咳嗽,1 例伴腹泻和营养不良,2 例均有输血史,X 线表现为两肺间质性肺炎,经查血清 HIV 抗体阳性确诊。

2.先天气道和肺发育畸形

气道发育异常包括喉气管支气管软化、气管性支气管、支气管狭窄和支气管扩张,其中以喉气管支气管软化症最为常见,软化可发生于局部或整个气道,气道内径正常,但由于缺乏足够的软骨支撑这些患者在呼气时气道发生内陷,气道阻力增加,气道分泌物排出不畅,易于感染。发现 41 例反复肺炎患者中 16 例经纤维支气管镜诊断为气管支气管软化症,其中 1 例 2 岁男孩,1 年内患肺炎 5 次,纤支镜检查提示左总支气管软化症。气管性支气管是指气管内额外的或异常的支气管分支,通常来自气管右侧壁,这种异常损害了右上肺叶分泌物的排出或造成气管的严重狭窄。先天性支气管狭窄导致的肺部感染可发生于主干支气管或中叶支气管,而肺炎和肺不张后的支气管扩张发生于受累支气管狭窄部位的远端。

支气管扩张是先天或获得性损害。获得性支气管扩张多是由于肺的严重细菌感染后导致的局部气道损害,麻疹病毒、腺病毒、百日咳杆菌、结核分枝杆菌是最常见的病原,近年发现支原体感染也是支气管扩张的常见病原。支气管扩张分为柱状和囊状扩张,早期柱状扩张损害仅涉及弹性和气道肌肉支撑组织,积极治疗可部分或完全恢复。晚期囊状扩张损害涉及气道软骨,这时支气管形成圆形的盲囊,不再与肺泡组织交流。抗菌药物不能渗入到扩张区域的脓液和潴留的黏液中,囊状支气管扩张属于不可逆性,易形成反复或持续的肺部感染。

肺发育异常包括左或右肺发育不良、肺隔离症、肺囊肿和先天性囊性腺瘤畸形均可引起反复肺炎。肺隔离症是一块囊实性成分组成的非功能性肺组织团块异常连接到正常肺,其血供来自主动脉而不是肺血管,通常表现为学龄儿童反复肺炎。支气管源性肺囊肿常位于气管周围或隆突下,囊肿被覆纤毛柱状上皮、平滑肌、黏液腺和软骨,感染可发生于囊肿本身或被囊肿压迫的周围肺。很多患者在婴儿期表现呼吸困难,这些患者肺炎的发生往往是邻近正常肺蔓延而来,而一旦感染发生由于与正常的支气管树缺乏连接使感染难于清除。先天性囊性腺瘤畸形约 80% 出生前的经超声诊断,表现为生后不久出现的呼吸窘迫,一小部分表现为由于支气管压迫和分泌物清除障碍引起的反复肺炎。

3.原发纤毛不动综合征

本病是由于纤毛先天结构异常导致纤毛运动不良,气道黏液纤毛清除功能障碍,表现为反复呼吸道感染和支气管扩张,可同时合并鼻窦炎、中耳炎。部分病例有右位心或内脏转位称为Kartagener综合征。

4.囊性纤维化

囊性纤维化属遗传性疾病,遗传缺陷引起跨膜传导调节蛋白功能障碍,气道和外分泌腺液体和电解质转运失衡,呼吸道分泌稠厚的黏液并清除障碍,在儿童中典型表现为反复肺炎、慢性鼻窦炎、脂肪痢和生长落后。囊性纤维化是欧洲和美洲白人儿童反复肺炎的常见原因,在我国则很少见。

5.先天性心脏病

先天性心脏病的患者易患反复肺炎有几个原因:心脏扩大的血管或房室压迫气管,引起支气管阻塞和肺段分泌物的排出受损,导致肺不张和继发感染;左向右分流和肺血流增多增加了反复呼吸道感染的易感性,其机制尚不清楚;长期肺水肿伴肺静脉充血使小气道直径变小,肺泡通气减少和分泌物排出减少易于继发感染等。

(三)反复呼吸道感染的原因

1.反复呼吸道吸入

许多原因可以造成反复呼吸道吸入,可能是由于结构或功能的原因不能保护气道,或由于不能把口腔分泌物(食物、液体和口腔分泌物)传送到胃,或由于不能防止胃内容物反流。肺浸润的部位取决于吸入发生时患者的体位,立位时多发生于中叶或肺底,而仰卧位时则易累及上叶。

吞咽功能障碍可由中枢神经系统疾病、神经肌肉疾病或环咽部的解剖异常引起。闭合性脑损伤或缺氧性脑损伤形成的完全性中枢神经系统功能障碍经常发生口咽分泌物控制不良,通常伴有严重的智能落后和脑性瘫痪。慢性反复发作的癫痫也可导致反复吸入发生。外伤、肿瘤、血管炎、神经变性等引起的脑神经损伤或功能障碍也与吞咽功能受损有关。某些婴儿吞咽反射成熟延迟可以引起环咽肌肉不协调导致反复吸入。神经肌肉疾病如肌营养不良可以有吞咽功能异常,气道保护反射如咳嗽呕吐反射减弱或缺乏,易于反复的微量吸入和感染。上气道的先天性或获得性的解剖损害如腭裂、喉裂和黏膜下裂引起吸入与吞咽反射不协调、气道清除能力下降和喂养困难有关。

食管阻塞或动力障碍也可引起呼吸道反复的微量吸入,血管环是外源性食管阻塞最常见的原因,经肺增强 CT 和血管重建可确诊。其他较少见原因有肠源性的重复畸形、纵隔囊肿、畸胎瘤、心包囊肿、淋巴瘤和神经母细胞瘤等。食管异物是内源性食管阻塞的最常见原因,最重要的主诉是吞咽困难、吞咽痛和口腔分泌物潴留,部分患者表现为反复喘鸣和胸部感染。食管蹼和食管狭窄也可引起食管内容物的吸入,表现为反复下呼吸道感染。

气管食管瘘与修复前和修复后的食管运动障碍有关,多数的气管食管瘘在出生后不久诊断,但小的 H 形的气管食管瘘可引起慢性吸入导致儿童期反复下呼吸道感染。许多儿童在气管食管瘘修复后仍有吸入是由于残留的问题如食管狭窄、食管动力障碍、胃食管反流和气管食管软化持续存在。胃食管反流的儿童可表现出慢性反应性气道疾病或反复肺炎。

2.支气管腔内阻塞或腔外压迫

(1)腔内阻塞:异物吸入是儿科患者腔内气道阻塞最常见的原因。常发生于 6 个月至 3 岁,窒息史或异物吸入史仅见于 40% 的患者,肺炎可发生于异物吸入数天或数周,延迟诊断或异物长期滞留于气道是肺炎反复或持续的原因。例如 1 例 2 岁女孩,临床表现为反复发热、咳嗽 4 个月,家长否认异物吸入史,外院反复诊断左下肺炎。查体左肺背部可闻及管状呼吸音及细湿啰音,杵状指(趾)。胸片示左肺广泛蜂窝肺改变,右肺大叶气肿,纤维支气管镜检查为左下异物(瓜子壳)。造成腔内阻塞的其他原因有支气管结核、支气管腺瘤和支气管内脂肪瘤等。

(2)腔外压迫:肿大的淋巴结是腔外气道压迫最常见的原因。感染发生是由于管外压迫导致局部气道狭窄引起黏液纤毛清除下降,气道分泌物在气道远端至阻塞部位的潴留,这些分泌物充当了感染的根源,同时反复抗生素治疗可引起耐药病原菌的感染。

气道压迫最常见的原因是结核分枝杆菌感染引起的淋巴结肿大,肿大的淋巴结可以发生在支气管旁、隆突下和肺门周围区域。在某些地区真菌感染如组织胞质菌病或球孢子菌病也可引起气道压迫和继发细菌性肺炎。

非感染原因引起的肺淋巴结肿大也可导致外源性气道压迫。结节病可引起淋巴组织慢性非干酪性肉芽肿样损害,往往涉及纵隔淋巴结。纵隔的恶性疾病如淋巴瘤偶然引起腔外气道压迫,但以反复肺炎为主要表现并不常见。

心脏和大血管的先天异常也可导致大气道的管外压迫,压迫导致气道狭窄或引起局部的支气管软化,感染的部位取决于血管压迫的区域。这些异常包括双主动脉弓、由右主动脉弓组成的血管环、左锁骨下动脉来源异常、动脉韧带、无名动脉压迫和肺动脉索,其中最常见的是双主动脉弓包围气管和食管,症状通常始于婴儿早期,除了感染并发症外,可能包括喘息、咳嗽和吞咽困难。肺动脉索为一实体,左肺动脉缺如,供应左肺的异常血管来自右肺动脉,这一血管压迫了右支气管。

3.支气管哮喘

支气管肺炎是哮喘的一个常见并发症,同时也有部分反复肺炎患者实际上是未诊断的哮喘,这在临床并不少见。造成哮喘误诊为肺炎原因是部分哮喘患者急性发作时,临床表现不典型,如以咳嗽为主要表现,无明显的喘息症状,由于黏液栓阻塞胸部 X 线表现为肺不张,也有部分原因是对哮喘的认识不够。

4.营养不良、微量元素及维生素缺乏

营养不良能引起广泛免疫功能损伤,由于蛋白质合成减少,胸腺、淋巴结萎缩,各种免疫激活剂缺乏,免疫功能全面降低,尤其是细胞免疫异常,营养不良引起免疫功能低下容易导致感染,反复感染又可引起营养吸收障碍而加重营养不良,造成恶性循环。

钙剂能增强气管、支气管纤毛运动,使呼吸道清除功能增强,同时又可提高肺巨噬细胞的吞噬能力,加强呼吸道防御功能。因此血钙降低必然会影响机体免疫状态导致机体抵抗力下降以及易致呼吸道感染。当患维生素 D 缺乏性佝偻病时,患者可出现肋骨串珠样改变、赫氏沟、肋骨外翻、鸡胸等骨骼的改变,能使胸廓的生理活动受到限制而影响小儿呼吸,并加重呼吸肌的负担。

微量元素锌、铁缺乏可影响机体的免疫功能与反复呼吸道感染有关。锌对免疫系统的发育和免疫功能的正常会产生一定的影响。锌参与体内 40 多种酶的合成,并与 200 多种酶活性有关。缺锌可引起体内相关酶的活性下降,导致核酸、蛋白、糖、脂肪等多种代谢障碍。同时缺锌可使机体的免疫器官胸腺、脾脏和全身淋巴器官重量减轻甚至萎缩,致使 T 细胞功能下降,体液免疫功能受损而削弱机体免疫力而导致反复呼吸道感染。

铁是人体中最丰富的微量元素,婴幼儿正处在生长发育的黄金时期,对铁的需要相对增多,如体内储蓄铁减少,不及时补充,可导致铁缺乏。铁也与多种酶的活性有关,如过氧化氢酶、过氧化物酶、单胺氧化酶等。缺铁时这些酶的活性降低,影响机体的代谢过程及肝内 DNA 的合成,儿茶酚胺的代谢受抑制,并且铁能直接影响淋巴组织的发育和对感染的抵抗力。缺铁性贫血或铁缺乏症儿童的特异性免疫功能(包括细胞和体液免疫功能)和非特异性免疫功能均有一定程度的损害,故易发生反复呼吸道感染。有研究表明反复呼吸道感染患者急性期血清铁水平明显低于正常,感染发生频度与血清铁下降程度有关,补充铁剂后感

染次数明显减少,再感染症状也明显减轻。

铅暴露对儿童及青少年健康可产生多方面危害,除了对神经系统、精神记忆功能、智商及行为能力等方面的影响外,铅暴露对幼儿免疫系统功能也有影响,且随着血铅水平的增高,这种影响越显著;有研究表明铅能抑制某些免疫细胞的生长和分化,削弱机体的抵抗力,使机体对细菌、病毒感染的易感性增加;血铅含量与血 IgA、IgG 水平存在较明显的负相关,因此血铅升高也是反复呼吸道感染的一个原因。

维生素 A 对维持呼吸道上皮细胞的分化及保持上皮细胞的完整性具有重要的作用。正常水平的维生素 A 对维持小儿的免疫功能具有重要的作用。而当维生素 A 缺乏时,呼吸道黏膜上皮细胞的生长和组织修复发生障碍,带纤毛的柱状上皮细胞的纤毛消失,上皮细胞出现角化,脱落阻塞气道管腔,而且腺体细胞功能丧失,分泌减少,呼吸道局部的防御功能下降。此时病毒和细菌等微生物易于侵入造成感染。有研究表明反复呼吸道感染患者维生素 A 的水平降低,且降低水平与疾病严重程度呈正相关,回升情况与疾病的恢复水平平行,补充维生素 A 可降低呼吸道感染的发生率。

5.环境因素

环境的变化与呼吸道的防卫有密切关系,尤其是小儿对较大的气候变化的调节能力较差,在北方多见于冬春时,南方多见于夏秋两季气温波动较大时。当白天与夜间温差加大、气温多变、忽冷忽热时,小儿机体内环境不稳定,对外界适应力差,很易患呼吸道感染。此外空气污染程度与小儿的呼吸道感染密切相关,居住在城镇比在农村儿童发病率高,与城镇内汽车尾气、工业污水、废气等对空气污染有关,家庭内化纤地毯、室内装修、油漆和被动吸烟等,有害气体吸入呼吸道,直接破坏支气管黏膜的纤毛上皮,降低呼吸道黏膜抵抗力,易患呼吸道感染。居住人口密集,人员流动多,空气流动差,也会增加发病率。

家庭中有呼吸系统病患者、入托、家里饲养宠物也是易患反复呼吸道感染的环境因素,原因是这些情况下儿童易受生活环境中病原体的传染、变应原刺激以及脱离家庭进入陌生的环境(托儿所)发生心理、生理、免疫方面的改变和缺少了家里父母的悉心照顾。

6.上呼吸道慢性病灶

小儿上呼吸道感染如治疗不及时,可形成慢性病灶如慢性扁桃体炎、鼻炎和鼻窦炎,细菌长期处于隐伏状态,一旦受凉、过劳或抵抗力下降时,就会引起反复发病。小儿鼻窦炎症状表现不典型,常因鼻涕倒流入咽以致流涕症状不明显,而以咳嗽为主要症状。脓性分泌物流入咽部或吸入支气管导致咽炎、腺样体炎、支气管炎等疾病。因此慢性扁桃体炎,慢性鼻-鼻窦炎和过敏性鼻炎是部分患者反复呼吸道感染的原因。

三、诊断思路

对于反复呼吸道感染患者首先是根据我国儿科呼吸组制订的标准确定诊断,然后区分该患者是反复上呼吸道感染,还是反复下呼吸道感染(支气管炎,肺炎),或者是二者皆有。

对于反复上呼吸道感染患者,多与免疫功能不成熟或低下、护理不当、入托幼机构的起始阶段、环境因素(居室污染和被动吸烟)、营养因素(微量元素缺乏,营养不良)有关,部分儿童与慢性病灶有关,如慢性扁桃体炎、慢性鼻窦炎和过敏性鼻炎等,进一步检查包括血常规、微量元素和免疫功能检查,摄鼻窦片,请五官科会诊等。

对于反复支气管炎的学前儿童,多由于反复上呼吸道感染治疗不当,使病情向下蔓延,少数有潜在基础疾病,如先天性喉气管支气管软化症,伴有反复喘息的患者尤其应与婴幼儿哮喘、支气管异物相鉴别。反复支气管炎的学龄儿童,多与反复上呼吸道感染治疗不当、鼻咽部慢性病灶、咳嗽变应性哮喘和免疫功能低下引起一些病原体反复感染有关;进一步的检查包括血常规、免疫功能、变应原筛查、病原学检查(咽培养、支原体抗体等)、肺功能、五官科检查(纤维喉镜),必要时行支气管镜检查。

对于反复肺炎患者多数存在基础疾病,应进行详细检查,首先根据胸部 X 线平片表现区分是反复或持续的单一部位肺炎还是多部位肺炎,在此基础上结合病史和体征选择必要的辅助检查。对于反复单一部位的肺炎,诊断第一步应进行支气管镜检查,对于支气管异物可达到诊断和治疗目的。也可发现其他的腔内阻塞如结核性肉芽肿、支气管腺瘤或某些支气管先天异常如支气管软化、狭窄,开口异常或变异。如果支气管镜正常或不能显示,胸部 CT 增强和气管血管重建可以明确腔外压迫造成支气管阻塞(纵隔肿物、淋巴结或血管环),支气管扩张和支气管镜不能发现的远端支气管腔阻塞以及先天性肺发育异常如肺发育不良、肺隔离症、先天性肺囊肿和先天囊腺瘤样畸形等。

对于反复或持续的多部位肺炎,如果患者为婴幼儿,以呛奶、溢奶或呕吐为主要表现,考虑呼吸道吸入为反复肺炎的基础原因,应进行消化道造影、24 小时食管 pH 检测。心脏彩超检查可以排除有无先天性心脏病。免疫功能检查除了常规的 CD 系列和 Ig 系列外,应进行 IgG 亚类、SIgA、补体以及 NBT 试验检查。年长儿自幼反复肺炎伴慢性鼻窦炎或中耳炎,应考虑免疫缺陷病、原发纤毛不动综合征或囊性纤维化,应进行免疫功能检查、纤毛活检电镜超微结构检查或汗液试验。反复肺炎伴右肺中叶不张,应考虑哮喘,应进行变应原筛查、气道可逆性试验或支气管激发试验。有输血史,反复间质性肺炎应考虑 HIV 感染进行血 HIV 抗体检测。反复肺炎伴贫血应怀疑特发性肺含铁血黄素沉着症,应进行胃液或支气管肺泡灌洗液含铁血黄素细胞检查。

四、鉴别诊断

(一)支气管哮喘

哮喘常因呼吸道感染诱发,因此常被误诊为反复支气管炎或肺炎。鉴别主要是哮喘往往有家族史,患者多为特应性体质如易患湿疹、过敏性鼻炎,肺部可多次闻及喘鸣音,变应原筛查阳性,肺功能检查可协助诊断。

(二)特发性肺含铁血黄素沉着症

急性出血等易误诊为反复肺炎,特点为反复发作的小量咯血,往往为痰中带血,同时伴有小细胞低色素性贫血,咯血和贫血不成比例,胸片双肺浸润病灶短期内消失。慢性反复发作后胸片呈网点状或粟粒状阴影,易误诊为粟粒型肺结核。

(三)闭塞性毛细支气管炎并(或)机化性肺炎

闭塞性毛细支气管炎、闭塞性毛细支气管炎并(或)机化性肺炎多为特发性,感染、有毒气体或化学物质吸入等也可诱发,临床表现为反复咳嗽、喘息、肺部听诊可闻及喘鸣音和固定的中小水泡音。肺功能提示严重阻塞和限制性通气障碍。肺片和高分辨 CT 表现为过度充气,毛细支气管阻塞及支气管扩张。

(四)肺结核

小儿肺结核临床多以咳嗽和发热为主要表现,如纵隔淋巴结明显肿大可压迫气管、支气管出现喘息症状,易于误诊为反复肺炎和肺不张。鉴别主要通过结核接触史、卡介苗接种史和结核菌素试验以及肺 CT 上有无纵隔和肺门淋巴结肿大等。

五、治疗

小儿反复呼吸道感染病因复杂,因此积极寻找病因,进行针对性的病因治疗是这类患者基本的治疗原则。

（一）免疫调节治疗

当免疫功能检查，发现患者存在免疫功能低下时，可使用免疫调节剂进行免疫调节治疗。所谓免疫调节剂泛指调节、增强和恢复机体免疫功能的药物。此类药物能激活一种或多种免疫活性细胞，增强机体的非特异性和特异性免疫功能，包括增强淋巴细胞对抗原的免疫应答能力，提高机体内 IgA、IgG 水平，从而使患者低下的免疫功能好转或恢复正常，以达到减少呼吸道感染的次数。目前常用的免疫调节剂有以下几种，在临床中可以根据经验和患者具体情况选用。

1.细菌提取物

（1）必思添：含有两个从克雷伯肺炎杆菌中提取的糖蛋白，能增强巨噬细胞的趋化作用和使白细胞介素-1（IL-1）分泌增加，从而提高特异性和非特异性细胞免疫及体液免疫，增加 T 细胞活性，提高 NK 细胞、多核细胞、单核细胞的吞噬功能。用法为每月服用 8 天，停 22 天，第 1 个月为 1 mg，2 次/天；第 2、第 3 个月为 1 mg，每天 1 次，空腹口服，连续 3 个月为 1 个疗程。这种疗法是通过反复刺激机体免疫系统，使淋巴细胞活化，并产生免疫回忆反应，达到增强免疫功能的作用。

（2）泛福舒：自 8 种呼吸道常见致病菌（流感嗜血杆菌、肺炎链球菌、肺炎和臭鼻克雷伯杆菌、金黄色葡萄球菌、化脓性和绿色链球菌、脑膜炎奈瑟菌）提取，具有特异和非特异性免疫刺激作用，能提高反复呼吸道感染患者 T 细胞反应性及抗病毒活性，能激活黏膜源性淋巴细胞，刺激补体及细胞活素生成及促进气管黏膜分泌分泌型免疫球蛋白。实验表明，口服泛福舒后能提高 IgA 在小鼠血清中的浓度及肠、肺中的分泌。用法为每天早晨空腹口服 1 粒胶囊（3.5 mg/cap），连服 10 天，停 20 天，3 个月为 1 个疗程。

（3）兰菌净：为呼吸道常见的 6 种致病菌（肺炎链球菌、流感嗜血杆菌 b 型、卡他布兰汉姆菌、金黄色葡萄球菌、A 组化脓性链球菌和肺炎克雷伯菌）经特殊处理而制成的含有细菌溶解物和核糖体提取物的混悬液，抗原可透过口腔黏膜，进入白细胞丰富的黏膜下层，通过刺激巨噬细胞，释放淋巴因子，激活 T 细胞和促进 B 细胞成熟，并向浆细胞转化产生 IgA。研究证实，舌下滴入兰菌净可提高唾液分泌型 IgA（SIgA）水平，尤适用于婴幼儿 RRI。用法为将药液滴于舌下或唇与牙龈之间，＜10 岁 7 滴/次，早晚各 1 次，直至用完 1 瓶（18 mL），≥10 岁 15 滴/次，早晚各 1 次，直至用完 2 瓶（36 mL）。用完上述剂量后停药 2 周，不限年龄再用 1 瓶。

（4）卡介苗：系减毒的卡介苗及其膜成分的提取物，能调节体内细胞免疫、体液免疫、刺激单核-吞噬细胞系统，激活单核-吞噬细胞功能，增强 NK 细胞活性，诱生白细胞介素、干扰素来增强机体抗病毒能力，可用于 RRI 治疗。2～3 次/周，每次 0.5 mL（每支 0.5 mg），肌内注射，3 个月为 1 个疗程。

2.生物制剂

（1）丙种球蛋白（IVIG）：其成分 95％为 IgG 及微量 IgA、IgM。IgG 除能防止某些细菌（金黄色葡萄球菌、白喉杆菌、链球菌）感染外，对呼吸道合胞病毒、腺病毒、埃可病毒引起的感染也有效。IVIG 的生物功能主要是识别、清除抗原和参与免疫反应的调节。用于替代治疗性连锁低丙种球蛋白血症或 IgG 亚类缺陷症，血清 IgG＜2.5 g/L 者，常用剂量为每次 0.2～0.4 g/kg，1 次/月，静脉滴注。也可短期应用于继发性免疫缺陷患者，补充多种抗体，防止感染或控制已发生的感染。但选择性 IgA 缺乏者禁用。另外需注意掌握适应证，避免滥用。

（2）干扰素（IFN）：能诱导靶器官的细胞转录出翻译抑制蛋白（TIP）-mRNA 蛋白，它能指导合成 TIP，TIP 与核蛋白体结合使病毒的 mRNA 与宿主细胞核蛋白体的结合受到抑制，因而妨碍病毒蛋白、病毒核酸以及复制病毒所需要的酶合成，使病毒的繁殖受到抑制。其还具有明显的免疫调节活性及增强巨噬细胞功能。每天 1 次，每次（10～50）×10^4，肌内注射，3～5 天为 1 个疗程。也可用干扰素雾化吸入防治呼吸道感染。

（3）转移因子：从健康人白细胞、脾、扁桃体提取的小分子肽类物质，作用机制可能是诱导原有无活性的淋巴细胞合成细胞膜上的特异性受体，使之成为活性淋巴细胞，这种致敏淋巴细胞遇到相应抗原后能识别自己，排斥异己而引起一系列细胞反应，致敏的小淋巴细胞变为淋巴母细胞，并进一步增生、分裂，并释放出多种免疫活性介质，以提高和触发机体的免疫防御功能，改善机体免疫状态。用法为 1～2 次/周，每次 2 mL，肌内注射或皮下注射，3 个月为 1 个疗程。转移因子口服液含有多种免疫调节因子，与注射制剂有相似作用，且无明显不良反应，更易被患者接受。

（4）胸腺肽：从动物（小牛或猪）或人胚胸腺提取纯化而得。可使由骨髓产生的干细胞转变成 T 细胞，它可诱导 T 细胞分化发育，使之成为效应 T 细胞，也能调节 T 细胞各亚群的平衡，并对白细胞介素、干扰素、集落刺激因子等生物合成起调节作用，从而增强人体细胞免疫功能，用于原发或继发细胞免疫缺陷病的辅助治疗。

（5）分泌型 IgA（SIgA）：对侵入黏膜中的多种微生物有局部防御作用，当不足时,可补充 SIgA 制剂。临床应用的 SIgA 制剂如乳清液,为人乳初乳所制成,富含 SIgA。SIgA 可防止细菌、病毒吸附、繁殖,对侵入黏膜中的细菌、病毒、真菌、毒素等具有抗侵袭的局部防御作用。每次 5 mL,2 次/天口服,连服 2～3 周。

3.其他免疫调节剂

(1)西咪替丁:为 H_2 受体阻断剂,近年发现其有抗病毒及免疫增强作用。15～20 mg/(kg·d),分 2～3 次口服,每 2 周连服 5 天,3 个月为 1 个疗程。

(2)左旋咪唑:为小分子免疫调节剂,可激活免疫活性细胞,促进 T 细胞有丝分裂,长期服用可使 IgA 分泌增加,增强网状内皮系统的吞噬能力,因此能预防 RRI。2～3 mg/(kg·d),分 1～2 次口服,每周连服 2～3 天,3 个月为 1 个疗程。

(3)卡慢舒:又名羧甲基淀粉,可使胸腺增大,胸腺细胞增多,选择性刺激 T 细胞,提高细胞免疫功能,增加血清 IgG、IgA 浓度。3 岁以下每次 5 mL;3～6 岁每次 10 mL;7 岁以上每次 15 mL,口服,3 次/天,3 个月为 1 个疗程。

(4)匹多莫德:一种人工合成的高纯度二肽,能促进非特异性和特异性免疫反应,可作用于免疫反应的不同阶段,在快反应期,它可刺激非特异性自然免疫,增强自然杀伤细胞的细胞毒作用,增强多形性中性粒细胞和巨噬细胞的趋化作用、吞噬作用及杀伤作用;在免疫反应中期,它可调节细胞免疫,促进白介素-2 和 γ-干扰素的产生;诱导 T 细胞母细胞化,调节 Th/Ts 的比例使之正常化;在慢反应期,可调节体液免疫,刺激 B 细胞增生和抗体产生。该药本身不具有抗菌活性,但与抗生素治疗相结合,可有效地改善感染的症状和体征,缩短住院日,因此该药不仅可用于预防感染,也可用于急性感染发作的控制。

4.中药制剂

黄芪是一种常用的扶正中药,具有增强机体和非特异性免疫功能的作用,能使脾脏重量及其细胞数量增加,促进抗体生成,增加 NK 细胞活性和单核细胞吞噬功能。其他常用的中成药有玉屏风散(生黄芪、白术、防风等)、黄芪防风散(生黄芪、生牡蛎、山药、白术、陈皮、防风)、健脾粉(黄芪、党参、茯苓、白术、甘草)等。

(二)补充微量元素和各种维生素

铁、锌、钙以及维生素 A、维生素 B、维生素 C、维生素 D 等,可促进体内各种酶及蛋白的合成,促进淋巴组织发育,维持体内正常营养状态和生理功能,增强机体的抗病能力。

(三)去除环境因素,注意加强营养

合理饮食;避免被动吸烟及异味刺激,保持室内空气新鲜,适当安排户外活动及身体锻炼;治疗慢性鼻窦炎和过敏性鼻炎,手术治疗先天性肺囊性病和先心病等。

(四)合理使用抗病毒药以及抗菌药物

应严格掌握各种抗菌药物和抗病毒药的适应证、应用剂量和方法,防止产生耐药性或混合感染。避免滥用激素导致患者免疫功能下降继发新的感染。

第三章 儿科常见循环系统疾病

第一节 小儿心力衰竭

心力衰竭是临床上的一个综合征,指因心肌收缩或舒张功能下降,导致心排血量绝对或相对不足而不能满足机体组织代谢需要的病理状态,是各种心脏病的严重阶段,也是儿童时期危重症之一。各个年龄均可发生,以 1 岁内发病率最高。

一、诊断步骤

(一)病史采集要点

1.病史

先天性心脏病、心肌炎、心肌病、风湿性心脏病、感染性心内膜炎、川崎病、严重心律失常、心脏手术后、甲状腺功能亢进症、急性肾炎等常是心力衰竭的病因。心力衰竭往往有诱发因素,注意了解有无以下常见诱因:①感染;②过度劳累或情绪激动;③贫血;④心律失常;⑤摄入钠过多;⑥停用洋地黄过早或洋地黄过量。

2.主要临床表现

临床表现依年龄、病因、起病缓急而有所不同。新生儿表现可不典型,应注意有无嗜睡、淡漠或烦哭,吸乳困难、呕吐、呼吸浅速、呼吸困难、哭声弱、面色灰白、皮肤冷湿。婴儿起病常较急,发展迅速,可突然出现烦躁哭闹、呼吸急促费力、发绀、肢端冷,起病稍缓者喂养困难,吸乳费劲气促、体重不增、多汗、哭声变弱或声嘶。年长儿与成人相似,乏力、体力活动能力减退、头晕、心慌、气促、呼吸困难、端坐呼吸、食欲缺乏、长期咳嗽、体重短期内增加、少尿、下肢水肿、发绀等。

(二)体格检查要点

1.一般表现

慢性心力衰竭患者生长发育迟缓,体格瘦小、疲乏、面色苍白。患者烦躁、多汗、哭声低弱。

2.心血管体征

心界增大,心率增快,婴儿160次/分以上。学龄儿童100次/分以上,心音减弱,呈奔马律,心前区可闻2/6级收缩期杂音。血压偏低、脉搏细弱、奇脉、皮肤花纹、四肢冷、口唇肢端发绀。

3.其他系统

呼吸急促、浅表,三凹征,端坐呼吸,叹息,肺部喘鸣音、湿性啰音,颈静脉充盈或怒张,肝脏肿大、边缘较钝,双下肢水肿,重者有胸腔积液、腹水。

(三)门诊资料分析

1.血常规

血常规可有贫血改变。

2.尿常规

尿常规可有轻度蛋白尿和镜下血尿。

3.血心肌酶谱

血心肌酶可升高,提示心肌缺血征象。

4.心电图

除原发性心脏病心电图改变外,心力衰竭无特异性改变,可有左、右心室肥厚和 ST-T 改变,心电图改变不能表明有心力衰竭,但对心律失常及心肌缺血引起的心力衰竭有诊断及指导治疗意义。

5.X 线胸片

心尖冲动减弱,心影多增大,心胸比例增大,1 岁内超过 0.55,1 岁后超过 0.5。可见肺淤血或肺水肿、胸腔积液表现。

(四)进一步检查项目

1.补充门诊未做的项目

心肌肌钙蛋白、肝肾功能、电解质生化。

2.超声心动图

超声可估量心腔的大小和左心室射血分数。心力衰竭射血分数降低,左心室短轴缩短率下降,左心室每搏量减少,心排血指数减低,心室内径增大。超声心动图对心力衰竭的病因诊断有重要作用,如诊断先心病的结构,彩超可显示心内分流、瓣膜反流及狭窄,还可估量狭窄前后的压差,体、肺循环的流量比及心排量等。

3.血气分析

心力衰竭时不同血流动力学改变可有相应的血气及 pH 变化。容量负荷增加,肺静脉充血,影响肺内通气,氧分压降低;心排血量绝对或相对不足,组织灌注不足致组织代谢异常,易导致血氧降低、代谢性酸中毒及电解质紊乱。血气分析可反映病情严重的程度。

4.中心静脉压

中心静脉压与右心室舒张末压一致,正常 $588\sim1\,177$ Pa($6\sim12$ cmH$_2$O),增高提示右心衰竭或补液过多过快。低于588 Pa(6 cmH$_2$O)说明血容量不足。

5.肺毛细血管楔嵌压(肺楔压)

肺毛细血管正常值在 $588\sim1\,177$ Pa($6\sim12$ cmH$_2$O),反映左心房,左心房压一般反映左心室舒张末压。主要反映心脏前负荷,压力增高提示左心衰竭。高于 $1\,961$ Pa(20 cmH$_2$O)示轻至中度肺淤血,高于 $2\,452$ Pa(25 cmH$_2$O)为重度,高于$2\,942$ kPa(30 cmH$_2$O)提示肺水肿。

6.记录 24 小时出入量

避免液体入量过多而加重心脏负担。

二、诊断对策

(一)诊断要点

1.具备以下 4 项考虑心力衰竭

(1)呼吸急促:婴儿 60 次/分以上;幼儿 50 次/分以上;儿童 40 次/分以上。

(2)心动过速:婴儿 140 次/分以上;幼儿 140 次/分以上;儿童 120 次/分以上。

(3)心脏扩大:体检、X 线、胸片或超声心动图证实。

(4)烦躁、哺喂困难、体重增加、尿少、水肿、多汗、青紫、呛咳、阵发性呼吸困难(2 项以上)。

2.具备上述 4 项加以下 1 项或上述 2 项加以下 2 项即可确诊心力衰竭

(1)肝大:婴幼儿在肋下不<3 cm,儿童不<1 cm,有进行性肝大或伴有触痛者更有意义。

(2)肺水肿。

（3）奔马律。

（4）周围循环障碍。

3.心功能评级

Ⅰ级：仅有心脏病的体征（如杂音），但体力活动不受限制。

Ⅱ级：一般体力活动无症状，但较重的劳动后可引起疲乏、心悸及呼吸急促。

Ⅲ级：能耐受较轻的体力活动，短程平路尚能健步而行，但步行时间稍长，快步或常速登3楼时，发生呼吸急促、心悸等。

Ⅳ级：体力活动能力完全丧失，休息时仍有心力衰竭的症状和体征，如呼吸困难、水肿和肝大等，活动时症状加剧。

对婴儿心功能评价按以下分级。

0级：无心力衰竭表现。

Ⅰ级：即轻度心力衰竭。指征为每次哺乳量少于105 mL，或哺乳时间需30分钟以上，呼吸困难，心率超过150次/分，可有奔马律，肝脏肿大肋下2 cm。

Ⅱ级：即中度心力衰竭。指征为每次哺乳量少于90 mL，或哺乳时间需40分钟以上，呼吸超过60次/分，呼吸形式异常，心率超过160次/分，肝大肋下2～3 cm，有奔马律。

Ⅲ级：即重度心力衰竭。指征为每次哺乳量少于75 mL，或哺乳时间需40分钟以上，呼吸超过60次/分，呼吸形式异常，心率超过170次/分，肝大肋下3 cm以上，有奔马律。并有末梢灌注不良。

（二）鉴别诊断要点

婴儿心力衰竭应与毛细支气管炎、支气管肺炎相鉴别。后两种病有感染史，表现发热、咳嗽咳痰、气促气喘症状，肺部满布湿性啰音、胸片表现肺部有片状阴影、血象有炎症改变支持肺部炎症改变。吸氧后发绀可以减轻或消失，血氧分压升高，氧饱和度正常；抗感染治疗有效。但病情严重时可出现心力衰竭，可进行心脏超声检查，按心力衰竭治疗。

（三）临床类型

1.按起病急缓

其分为急性和慢性心力衰竭。

2.按受累部位

其分为左、右心及全心衰竭。

3.按心排血量

其分为高输出量和低输出量心力衰竭。

4.按心脏收缩或舒张功能

其分为收缩功能衰竭和舒张功能衰竭。

三、治疗对策

(一)治疗原则

主要有:①消除病因及诱因;②减轻心脏负荷,改善心脏功能,改善血流动力学;③保护衰竭心脏;④对症治疗。

(二)治疗计划

1.一般治疗

保证患者休息、防止躁动,必要时用镇静剂。严重心力衰竭患者常不能平卧,年长儿可取半坐位,婴儿可抱起,使下肢下垂,减少静脉回流。供给湿化氧,并做好护理工作,避免便秘及排便用力。婴儿吸吮费力,宜少量多次喂奶。给予营养丰富、易于消化的食品。急性心力衰竭或严重水肿者,应限制入量及食盐,每天入液量大约为 1 200 mL/m² 或 50～60 mL/kg。

2.洋地黄类药物

迄今为止洋地黄类仍是儿科临床上广泛使用的强心药物,其作用于心肌细胞上的 Na^+-K^+-ATP 酶抑制其活性,使细胞内 Na^+ 浓度升高,细胞内 Ca^{2+} 升高,增强心肌收缩。强心苷通过正性肌力作用、负性传导作用及负性心率作用而起效应,以往强调洋地黄对心肌的正性肌力作用,近年认识到它对神经内分泌和压力感受器的影响。心力衰竭时,洋地黄能改善压力感受器的敏感性和功能,亦可直接抑制过度的神经内分泌活性,降低去甲肾上腺素的分泌,降低血浆肾素活性,减少血管紧张素 Ⅱ 的量等。洋地黄的治疗量与正性肌力作用呈线性关系,小剂量小作用,大剂量大作用。

(1)洋地黄制剂的剂量及用法。①地高辛:有口服和静脉制剂。口服负荷量早产儿0.02 mg/kg,足月儿0.02～0.03 mg/kg,婴儿及儿童 0.025～0.04 mg/kg;维持量为 1/5～1/4 负荷量,分 2 次,每 12 小时 1 次。②毛花苷 C 仅有静脉制剂型。负荷量低于 2 岁 0.03～0.04 mg/kg,2 岁以上者 0.02～0.03 mg/kg。

急性心力衰竭常用快速洋地黄类制剂,常用毛花苷 C 0.02～0.03 mg/kg(2 岁以上),先给半量,余下半量分2次给予(间隔 4～6 小时),第二天开始用地高辛维持量。慢性心力衰竭可直接用慢饱和法强心治疗,即每天口服地高辛维持量(1/4 饱和量),分 2 次口服,经 5～7 天后达到稳定的血浓度。必须注意洋地黄的不良反应,密切观察临床表现并定期查心电图和/或地高辛浓度。用药前应了解患者近 2 周内洋地黄使用的情况,用药时根据具体情况使用合理剂量,并注意个体化。

(2)洋地黄中毒的治疗:首先应立即停药,并测定患者血清中地高辛、钾、镁浓度及肾功能,建立静脉输液并监测心电图。若中毒较轻,血清钾正常,一般在停药 12～24 小时后中毒症状消失。若中毒较重可行以下治疗。①静脉滴注氯化钾,以每小时 0.3～0.5 mmol/kg 的速度缓慢滴注,浓度不超过 0.3％,总量不超过 2 mmol/kg。有二度以上房室传导阻滞者禁用。②苯妥英钠(大仑丁) 1～2 mg/kg,缓慢注射(＞20 分钟)。

3.利尿剂

利尿剂可改善心力衰竭的临床症状,使用利尿剂是心力衰竭治疗的重要措施之一。利尿剂主要通过作用于肾小管不同部位,阻止钠和水的再吸收而产生利尿作用,可减轻水肿,减少血容量,降低回心血量;降低左心室充盈压,减轻心脏前负荷。利尿剂应根据病情轻重、利尿剂的作用机制及效应力合理选择或联合应用。急性、重症心力衰竭可静脉用袢利尿剂如呋塞米(速尿),利尿作用强大迅速。慢性心力衰竭可用噻嗪类利尿剂如氢氯噻嗪,对改善症状有益。需注意利尿后可能发生电解质失衡,尤其是低钾血症,一般联合保钾利尿剂如螺内酯、氨苯蝶啶等口服,必要时补充钾剂并调整利尿药物的种类和剂量。用法用量如下。①呋塞米(速尿):静脉注射每次 1～2 mg/kg,口服每次 1～2 mg/kg,每天 2～3 次; ②氢氯噻嗪:口服每次 1～2 mg/kg,每天 2～3 次;③螺内酯(安体舒通):口服每次 1～2 mg/kg,每天 2～3 次。

4.血管紧张素转换酶抑制剂(ACEI)类药物

ACEI 类药物具有阻断肾素-血管紧张素系统及抑制缓激肽分解的作用,从而逆转心肌重构及减轻心脏前后负担,改善心功能,是治疗慢性心力衰竭的基本用药。儿科常用药如下。①卡托普利(开博通):1～6 mg/(kg·d),分 2～3 次,从小剂量开始,根据情况调整剂量,一般隔 3～5 天加量,逐渐增加至合适剂量; ②苯那普利:长效制剂,初始剂量 0.1 mg/kg,每天 1 次口服,每周递增 1 次,每次增加 0.1 mg/kg,最大耐受量 0.3 mg/(kg·d);③依那普利:长效制剂,初始剂量 0.05 mg/(kg·d),每天 1 次口服,根据患者情况增量,最大耐受量 0.1 mg/(kg·d)。

5.血管紧张素Ⅱ受体拮抗剂

血管紧张素Ⅱ受体拮抗剂可以阻断来自不同途径的血管紧张素Ⅱ(AngⅡ)作用,用于对 ACEI 不耐受或效果不佳者,常用氯沙坦、缬沙坦,口服有效,选择性高。

6.血管扩张药物

血管扩张药物通过扩张静脉容量血管和动脉阻力血管,减轻心室前后负荷,提高心排血量,并使室壁应力下降,心肌耗氧减低而改善心功能。

(1)硝普钠:剂量为每分钟 0.2 μg/kg,用 5% 葡萄糖稀释后静脉点滴,可每分钟增加 0.1~0.2 μg/kg,直到获得疗效或血压有所降低。最大剂量不超过每分钟3~5 μg/kg。如血压过低则立即停药,并给去氧肾上腺素 0.1 mg/kg。

(2)硝酸甘油:增加一氧化氮的产生和输送,主要对静脉血管有扩张作用,作用较硝普钠弱,但对肺静脉作用明显。常用剂量 0.25~10 μg/(kg·min)。

(3)酚妥拉明:α_1 受体阻滞剂。在组织内产生一氧化氮,使动静脉血管扩张,以扩张小动脉为主,减轻心脏前后负荷,常与多巴胺类药物合用。常用剂量 2~10 μg/(kg·min),用 5% 葡萄糖稀释后静脉点滴。

7.非洋地黄类正性肌力药物

(1)β 受体激动剂:洋地黄药物治疗效果不好时,可用肾上腺素能受体(β 受体)激动剂如多巴胺和多巴酚丁胺。多巴胺和多巴酚丁胺可增加心肌收缩力、扩张血管。常常是多巴胺和多巴酚丁胺各7.5 μg/(kg·min)联合应用,取得较好效果,一般主张短期内使用。常用于低输出量急心力衰竭及心脏手术后低心排血量综合征。①多巴胺:常用剂量 5~10 μg/(kg·min);②多巴酚丁胺:2~5 μg/(kg·min)。

(2)磷酸二酯酶抑制剂:通过抑制磷酸二酯酶,减少细胞内 cAMP 降解,增加钙浓度,加强心肌收缩力,同时扩张外周血管,减轻心室前后负荷。①氨力农:静脉注射,首剂负荷量为0.5 mg/kg,继以 3~10 μg/(kg·min)输入;②米力农:静脉注射,首剂负荷量为 50 μg/kg,继以 0.25~1 μg/(kg·min)输入。

8.β 受体阻滞剂

经镇静、洋地黄、利尿、血管扩张药物治疗后,症状改善不明显,可用 β 受体阻滞剂。β 受体阻滞剂可以阻断交感神经系统过度激活,减少心肌耗氧,改善心脏舒张功能,可使 β 受体密度上调,恢复心脏对 β 受体激动剂的敏感性,并可抑制心肌肥厚及细胞凋亡和氧化应激反应,改善心肌细胞生物学特性,从而增强心脏功能,是治疗慢性心力衰竭的重要药物。常用药物如下。①倍他洛克:初始量为 0.5 mg/(kg·d),分 2 次口服,根据情况调整剂量,最大耐受量 3 mg/(kg·d),持续至少 6 个月,直至心脏缩小接近正常;②普萘洛尔:1~4 mg/(kg·d),分2~3 次用;③卡维地洛:为非选择性 β 受体阻滞剂,并有 α 受体阻滞作用,故兼有扩血管作用,可降低肺楔压。初始剂量为 0.1 g/(kg·d),分 2 次口服,每周递增

1次,每次增加0.1 mg/(kg·d),最大耐受量0.3～0.8 mg/(kg·d),分2次口服。

9.抗心律失常药物

心力衰竭时常伴有心律失常如室性早搏、室性心动过速等,应抗心律失常治疗,抗心律失常药多有负性肌力作用,可加重心力衰竭。一般认为胺碘酮较安全有效,但用量宜小。

10.护心药物

(1)1,6-二磷酸果糖(FDP):可调节葡萄糖代谢,促进磷酸果糖激酶活性,刺激无氧糖酵解,增加心肌组织磷酸肌酸及ATP含量;改善心肌细胞线粒体能量代谢;稳定细胞膜和溶酶体膜,保持其完整性;通过抑制中性粒细胞氧自由基生成,减轻心力衰竭所致的组织损伤。静脉滴注FDP用量每次100～250 mg/kg,1～2次/天,静脉注射速度为10 mL/min,7～10天为1个疗程。

(2)肌酸磷酸钠:一种高效供能物质,外源性肌酸磷酸钠可维持心肌细胞的磷酸水平,稳定细胞膜,保护心肌细胞免受氧自由基的过氧化损害。婴幼儿1 g/d,年长儿2 g/d。

(3)中成药:如参麦注射液或黄芪注射液,每天10～20 mL加入葡萄糖液中静脉滴注。

(4)辅酶Q_{10}(CoQ_{10}):能增强线粒体功能,改善心肌的能量代谢,改善心肌的收缩力。口服剂量为1 mg/(kg·d),大多数患者在3个月内显效。

(5)能量合剂:ATP 20 mg+维生素C 100～200 mg/(kg·d),加入葡萄糖液中静脉滴注。

(6)其他:γ脑钠肽等。

11.肾上腺皮质激素

肾上腺皮质激素用于急性重症心力衰竭。可改善心肌代谢,降低周围血管张力,降低毛细血管通透性,解除支气管痉挛改善通气。常用静脉滴注地塞米松,每次0.3～1 mg/kg,短期使用。

12.病因治疗

手术根治先天性心脏病,抗生素控制感染性心内膜炎,纠正贫血,抗心律失常治疗,治疗甲状腺功能亢进症、心肌炎、心肌病、风湿性心脏病等。并注意去除诱因。

13.心脏移植

心脏移植是心力衰竭终末期的治疗方法。对各种心脏病所致心力衰竭、药物不能控制时,均可做心脏移植,改善生命质量,延长生命。近年来小儿心脏移植的治疗效果显著提高,5 年存活率超过 80％,10 年存活率超过 60％。供体来源困难、排斥反应及费用昂贵是其重要缺点。

(三)治疗方案的选择

(1)所有心力衰竭患者都要做病因治疗及对症治疗。

(2)急性心力衰竭的治疗重点是循环重建和挽救生命,慢性心力衰竭还应包括提高运动耐量,改善生活质量。

(3)心脏移植是心力衰竭终末期的治疗方法。

第二节　小儿心肌梗死

小儿心肌梗死(myocardial infarction,MI)由 Stryker 于 1946 年首先描述。近年来,小儿 MI 实际发病率及检出率均较前显著增加,已成为小儿猝死的重要病种之一。从出生后第一天至青少年期,健康儿或有基础疾病者,均可发生 MI。有资料表明,未经手术的先天性心脏病患者尸解证实近 75％有 MI 的证据,无先天性心脏病小儿尸解发现冠状动脉病变为主要死因者占总数的 2％以上。

一、病因

病因与年龄相关。

(一)新生儿期

先天性心脏病,特别是冠状动脉起源异常是此期致 MI 最重要的因素。冠状动脉起源异常发生率为 1％～2％,多数患者无临床表现。Lipsett 等分析7857 例重要冠状动脉异常死亡小儿后指出,最常见的冠状动脉异常为冠状动脉异位起源于主动脉(43％)与冠状动脉左前降支发自肺主动脉(ALCAPA)(40％),ALCAPA 小儿常在出生后第 1 年内发生充血性心力衰竭,多于出生后14 年内死亡。冠状动脉异常死亡病例中 45％为猝死,部分存活至青少年期者遗留陈旧性 MI,全部病例均有前外侧壁近端的 TI-201 灌注异常。右冠状动脉异常以先天性瘘管多见。

次常见原因有肺动脉闭锁而室间隔完整,永存动脉干、大动脉转位及修复后等;少见原因如心内膜弹力纤维增生症、冠状动脉中层钙质沉着。日本

1970—1995年全国105 755例川崎病患者中1%～2%猝死,猝死主要原因为MI,尸解证明为冠状动脉血栓性脉管炎和动脉瘤破裂,年龄≤30日龄者6例,最小发病日龄为20天。

(二)1岁至青春期前

川崎病很可能是此期MI的最重要病因,亚裔小儿更易罹患。发病的第7天起即可检出冠状动脉异常扩张,其中的15%～25%患者发展为冠状动脉瘤,近70%小儿的动脉瘤在1～2年消退。MI发生率为1.9%,通常发生于患病后第一年(72.8%),其中39.5%发生在患病后3个月内。63%于休息或睡眠时发病,14%于玩耍、活动、走路时发病。22%的患者在第一次MI期间死亡。发病10天内大剂量免疫球蛋白联合阿司匹林治疗较单用阿司匹林使冠状动脉病变发生率由20%降至4%,10%的个体对该方案无效应。日本全国范围的调查发现,本病复发率约3%,12.2%的复发者伴心脏并发症,以男性、首次发病有心脏并发症者为主,但复发者无一例为MI。

其他非外科病因常见有心肌病、心肌炎(含风湿性心肌炎)、胶原血管性疾病(特别是系统性红斑狼疮、高安病、结节性动脉炎);次常见有肾病综合征、隐伏的恶性肿瘤(尤其是淋巴瘤纵隔放疗后)、败血症、William综合征(主动脉瓣上狭窄)、感染性心内膜炎、同型半胱氨酸血症,以及甲型血友病以凝血酶原复合物浓缩剂或Ⅷ因子抑制物旁路活性(FEIBA)治疗者、特发性心内膜下MI。某些非常罕见的病因有遗传性疾病如早老症、弹性纤维假黄瘤、黏多糖病、Fabry病、尿黑尿酸症、Hurler综合征、糖原累积病Ⅱ型及冠状动脉肌纤维发育不良、主动脉瓣乳头肌弹性纤维瘤继发MI、衣原体肺炎、幽门螺杆菌感染,有报道1名11岁西班牙裔男童因痉挛性喉炎吸入消旋肾上腺素后20分钟发生MI。

部分手术或创伤后导致MI的原因包括在体外循环时冠状动脉灌注不良、心脏移植并发症如排异、钝性胸部创伤。曾报告一接受骨髓移植的7岁小儿发生曲菌性全心炎,其冠状动脉见曲菌栓塞而继发急性大面积MI。

(三)青少年

青少年MI的病因除下列3点外与儿童类似:①川崎病在该年龄组发病较少;②应考虑有无吸食可卡因或嗅吸胶水的可能;③冠状动脉粥样硬化是否致小儿MI仍有争议,但已知纯合子型家族性高胆固醇血症(发病率为1/100万)、家族性混合性高脂血症、低仅脂蛋白血症、高载脂B脂蛋白血症者,其冠状动脉病变早发,并在20岁前即可发生MI。对青少年(平均16岁)杂合子型高胆固醇血症(发病率 1/500)患者以 TI-201 扫描提示 22％的病例伴 MI。某些烟雾病患者也可发生 MI。

二、临床表现

常见症状如哭闹、难以哺喂、呼吸困难、呕吐、绞痛、易激惹、休克等。4 岁以下患者 17％、而 4 岁以上患者 83％主诉有胸痛、胸部压榨感。研究发现小儿胸痛部位及放射疼痛性质对心绞痛诊断有帮助,因为小儿往往将疼痛描述为锐痛,且对此复述时有出入。疼痛放射至左肩者则更可能是心源性。摩擦音、颈静脉扩张被认为是有高度特异性的体征,而发绀、大汗、灌注不良、心动过速、啰音、焦虑等提示 MI 的敏感程度尚难确定。MI 小儿常伴发心律失常,可有上腹痛、腹部压痛、晕厥及易疲劳等不同的表现形式。由于移植后的心脏已失去神经支配,故缺血不表现为胸痛,而是咳嗽、充血性心力衰竭、心律失常或猝死。

三、辅助检查

(一)心电图(ECG)检查

小儿 MI 的 ECG 表现与成人并无大异,但正常变异时的 T 波改变、先天性心脏病者的 ECG 可类似于 MI。小儿 MI 的 ECG 诊断指标:①除 aVR 外任一导联,尤其是 I、aVL、V_5、V_6 导联,ST 段改变＞2 mV,ST 在任一导联抬高,其对应导联 ST 段压低;②异常 Q 波;③异常 T 波倒置;④室性心律失常,特别是室性心动过速;⑤QTc＞0.48 秒;⑥心肌肥厚可能提示先天性心脏病,且是 MI 的一个危险因子。

川崎病小儿 MI 的 Q 波振幅和持续时间(≥0.04 秒)对诊断特异性为 97％～100％,Q 波振幅单项指标有 86％的特异性,Q 波间期因 MI 发生部位不同其灵敏度及特异性有差异,如下壁者较低,前壁则可高达 88％。但要与非缺血的病理状态时的 Q 波改变相鉴别,如容量负荷过重所致左心室肥厚者的 V_5～V_6 导联、右心室肥厚者的 V_1～V_2 导联均可有宽大 Q 波。婴幼儿 I、aVL 或 V_5～V_7任一导联出现宽大 Q 波均提示左冠状动脉的起源异常,其他 Q 波＞0.12 秒者尚须考虑心肌炎、心肌纤维化、肥厚型心肌病、Duchenne 肌营养不良性心肌病、心内膜弹力纤维增生症,尤其是特发性主动脉下闭锁等。

ST 段除 avR 导联抬高＞2 mV 应考虑急性 MI,小儿急性 MI,ST 段与 T 波前肢形成弓背向上抬高 ST 段压低通常特异性较低,但出现与对应导联成近乎 180°相反方向"镜像"关系时对确定梗死部位有重要意义,强烈提示 MI。后壁心梗可无 ST 段抬高,而仅有 V_{4R}～V_2 导联的 ST 段压低。

Ⅱ、Ⅲ、aVF 倒置对下壁心梗诊断有很高的特异性和敏感性,如在同时见深的 Q 波,伴或不伴 T 波倒置,亦能提示 MI。

小儿 MI 室性心律失常较之成人并发症的发生更为常见,以室性心动过速、心室颤动为主,死亡率为 80%。

应用信号平均心电图后电位技术评价小儿心肌缺血及 MI,应用 VCM-3000 系统,用一频带为 40~300 Hz 的滤波器,将 200 次电位叠加、平均与记录,检查经 TI-201 心脏扫描证实的有无心肌缺血及 MI 的滤波后 QRS 间期(f-QRSd,ms)、滤波后均方根电压(RMS,μV)和 QRS 终末 40 μV 以下低振幅的间期(LAS,ms),按体表面积(BSA,m^2)分成 4 组。发现当 BSA<0.3 m^2 时如 f-QRSd >95 毫秒,RMS<30 μV,LAS>25 毫秒;当 BSA 0.3~0.5 m^2 时 f-QRSd >110 毫秒,RMS<25 μV,LAS>30 毫秒;当 BSA 0.5~1.2 m^2 时 f-QRSd >115 毫秒,RMS<20 μV,LAS>30 毫秒;当 BSA≥1.2 m^2 时 f-QRSd>125 毫秒,RMS<20 μV,LAS>30 毫秒时,均可认为是阳性后电位。其阳性率在无冠脉损害组为 0,缺血组为 56.3%,陈旧性 MI 组为 69.2%,特异性及灵敏度远高于以成人标准用于小儿者,且重复性为 100%。对难以行心血管造影检查的婴幼儿患者不失为替代方法之一。

(二)实验室检查

1.心肌酶谱(CK-MB、SGOT、LDH)

CK-MB 在评估 MI 有一定参考价值。有报道 CK-MM3/MM1 异构体在 MI 胸痛发作时即升高,2~6 小时达峰值,且易于检测。

2.心肌钙蛋白Ⅰ及 T

心肌钙蛋白Ⅰ及 T 均有显著升高,尤以前者更特异、更灵敏(两者均近乎 100%)、窗口期更长。

(三)器械检查

(1)^{201}Tl 闪烁照相或 ^{201}Tl 单光子发射体层成像(SPECT)即使在小婴儿亦能提示心脏某部位的灌注或摄取缺欠、心肌坏死时,且可鉴别充血性心肌病的病因。若由 AL-CAPA 所致者,则有灌注异常;若为其他因素所致者,则灌注正常或造影剂不规则广泛分布。宫川等提出双嘧达莫-^{201}Tl SPECT 对川崎病心脏并发症(含 MI)的诊断与长期随访安全、有效。

(2)电影磁共振通过快速连续放映,可了解心脏及瓣膜的活动情况。MRI 亦可做出 MI 诊断。

（3）二维/三维心脏超声：借以了解心室壁的运动情况及是否存在室壁瘤、二尖瓣反流。仔细观察也可发现冠状动脉的异常和乳头肌梗死。

（4）心血管造影能提示冠状动脉有无栓塞、闭锁、扩张及冠状动脉瘤和心脏的情况，儿科尤其是婴幼儿应用有一定局限性。

四、诊断与鉴别诊断

目前尚无小儿 MI 统一的诊断标准，根据文献，宜从以下诸方面考虑本病的诊断。①病史：有无提示 MI 的基础疾病（如既往有无心力衰竭样表现），既往有无胸部创伤及创伤后 ECG 表现，有无免疫紊乱及是否服用肾上腺皮质激素或免疫抑制剂，是否接受过雄激素治疗，有无相关手术史（如房室分流术后引流管闭塞致颅内压增高），有无毒蜘蛛（如黑寡妇蜘蛛或棕色寡妇蜘蛛）叮咬史；②家族史：有无心血管病危险因素（脂蛋白异常、高血压、肥胖、Ⅰ级亲属心绞痛、MI 病史等）；③症状、体征；④相关检查：ECG、心肌酶谱、心肌钙蛋白、心脏超声、^{201}Tl 及心血管造影。

符合①～③者可拟诊，结合④中至少 2 项阳性可确诊，注意排除假性 MI。

屡有报告病毒性心肌炎临床、ECG 甚至^{201}Tl 结果与 MI 近似而误诊为 MI。但前者胸痛较轻，心血管造影无异常。其他假性 MI 有肥厚性心肌病、Duchenne 型肌营养不良等。

五、治疗

对小儿治疗的研究不多，故治疗多模仿成人，包括静脉补液及多巴酚丁胺、保证心排血量、给氧、纠正电解质紊乱、缓解疼痛、溶栓（华法林、链激酶），及时处理呼吸衰竭、心律失常、心源性休克、充血性心力衰竭等并发症。有人对 15 例川崎病并发巨大冠状动脉血管瘤患者，以尿激酶（8～10^4）U/kg 行冠脉内插管溶栓治疗，10 分钟给药完毕，结果 3 例完全、5 例部分溶栓，最快者给药完毕即部分溶栓。15 例中 4 例再栓，随访 2～8 年（平均 3.3 年）无 1 例再发 MI 及死亡。禁食以保护缺血肠管。治疗中，尚应探寻小儿的病因以便针对性治疗。

六、预后

小儿 MI 后康复的概率大于成人，预后与心肌损伤及治疗措施、治疗效果有关。小儿 MI 尚难确定与基础心脏疾病类型的关系。Johnsrude 对 96 例心脏病伴发 MI 的存活者，平均随访 4.9 年，无 1 例表现严重的复发性室性心律失常及猝死。Celermajer 对 1979－1989 年 10 年的资料研究发现，17 例中有 8 例死于诊断后的 3 天至 3 年(总死亡率 47%)。其余 9 例 MI 后存活儿即使左心室射血分数仅 21%～66%,仍能较好耐受运动,其中 1 例需长期服药,但无猝死病例。24 小时 Hoher 9 例中有 7 例正常,有 1 例轻微异常。

再梗死的死亡率很高,加藤对 152 例 MI 存活者观察,24 例再发 MI,再发死亡 15 例(死亡率 62.5%),再发后存活的 9 例中又有 6 例第三次发 MI,仅 1 例幸存(死亡率 83.3%)。提示预防再梗死是 MI 后长期存活的关键。治疗与小儿 MI 相关的基础疾病可能更有效地预防 MI。

第三节　小儿肺动脉高压

肺动脉高压(PAH)是一组以肺动脉压和肺血管阻力升高伴进行性右心衰竭为主要特征的综合征。正常压力为 2～4 kPa/0.7～1.3 kPa(15～30 mmHg/5～10 mmHg),平均肺动脉压(MAP)为 1.3～2.7 kPa(10～20 mmHg)。静息时 MAP>3.3 kPa(25 mmHg),或运动时 MAP>4.0 kPa(30 mmHg)即可诊断肺动脉高压。10 余年前,一旦诊断为原发性肺动脉高压,仍认定为不治之症。近几年来,肺动脉高压的基础理论和临床研究进展很快,医学治疗手段取得重大突破,使肺动脉高压患者的生存率和生活质量有了明显的改观。

一、病因和发病机制

按照世界卫生组织(WHO)2003 年新的病因分类方法可将肺动脉高压分为五大类(表 3-1)。小儿肺动脉高压以特(原)发性肺动脉高压,左向右分流先天性心脏病(以下简称先心病)继发肺动脉高压及新生儿持续性肺动脉高压较多见。

肺动脉高压的发病机制迄今尚未完全阐明,血管收缩、血管重构和原位血栓形成是肺动脉高压发生发展的重要病理生理基础。目前认为多种因素参与了肺动脉高压的发病机制。

(一)低氧

急、慢性低氧均可引起肺动脉高压,但其确切机制尚不明了。急性低氧可使体循环血管扩张而使肺血管收缩。急性低氧后,血管收缩物质上调,肺动脉低氧敏感性及钾通道活性增加,导致平滑肌细胞膜去极化,胞质内钙离子水平增加,从而导致肺血管收缩。慢性低氧可直接干预细胞的生长,可导致血管平滑肌细胞迁移和增生,抑制内皮细胞生长,从而发生血管重构。

表 3-1 世界卫生组织(WHO)肺动脉高压分类

1.肺动脉高压	3.与肺疾病和/或低氧血症有关的肺动脉高压
1.1 特发性肺动脉高压	3.1 慢性阻塞性肺疾病
1.2 家族性肺动脉高压	3.2 肺间质病
1.3 相关性肺动脉高压	3.3 睡眠呼吸暂停综合征
a.结缔组织性血管疾病	3.4 肺泡低通气量疾病
b.左向右分流先心病	3.5 慢性高原性疾病
c.门静脉高压	3.6 新生儿肺疾病
d.人类免疫缺陷病毒(HIV)感染	3.7 肺泡-毛细血管发育不良
e.药物和毒物:食欲抑制剂及其他	3.8 其他
f.其他:甲状腺疾病,糖原累积病,脑苷脂沉积病,遗传性出血性毛细血管扩张病,血红蛋白病,骨髓增生性疾病,脾切除	4.慢性血栓/栓塞性疾病导致的肺动脉高压
1.4 新生儿持续性肺动脉高压(NPPH)	4.1 近端肺动脉血栓性阻塞
1.5 肺静脉闭塞性疾病	4.2 远端肺动脉血栓性阻塞
2.伴左心疾病的肺动脉高压	a.肺栓塞(栓子、肿瘤、寄生物)
2.1 左心房或左心室疾病	b.原位血栓形成
2.2 左心瓣膜病	5.其他(如结节病)

(二)内皮功能障碍

血管内皮在维持正常肺血管张力及肺循环病理状态(如先天性心脏病肺动脉高压)的发生中起关键作用。由内皮细胞释放的前列腺素类和一氧化氮(NO)是血管扩张的重要介质。这种扩血管作用被几种缩血管物质如内皮素-1(ET-1)、血栓素以及细胞色素 P450 途径的产物所对抗(图 3-1)。当内皮受损时,可导致血管反应性及平滑肌增生的改变,从而引起肺动脉高压病理状态的发生。

(三)血管活性物质及离子通道的改变

参与肺动脉高压形成的血管活性物质主要包括两大类:一类是收缩血管、促进血管平滑肌细胞增生的因子,如内皮素(ET)、5-羟色胺(5-HT)、前列腺素 $F_{2\alpha}$、血管内皮生长因子(VEGF)、血小板衍生性生长因子(PDGF)等;另一类是舒张血管/抑制血管平滑肌细胞增生的因子,如前列环素(PGI$_2$)、心钠素、肾上腺髓质素(ADM)及气体信号分子 NO、CO 等。这些活性物质的产生、分泌平衡失调是肺动脉高压发生的重要机制,也是当前多种药物的作用靶点。

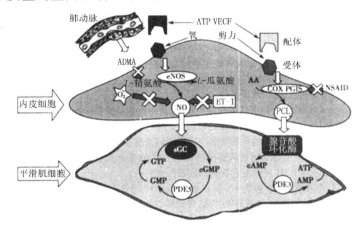

图 3-1　肺动脉内皮细胞依赖性扩血管的机制

注:内皮性 NO 合酶(eNOS)和环氧合酶受生理性激动剂 ATP 和血管内皮生长因子的刺激,并受氧和剪力应激的直接刺激。NO 和前列环素(PGI$_2$)弥散到平滑肌,在该处分别激活可溶性鸟苷酸环化酶(sGC)和腺苷酸环化酶,使 cGMP 和 cAMP 浓度增加,这些环核苷酸使平滑肌松弛。特异性磷酸二酯酶(PDE)使环核苷酸降解。精氨酸类似物,不对称性二甲基精氨酸(ADMA),超氧阴离子自由基(O$_2^-$)和内皮素(ET-1)减少 NO 的释放并使血管收缩。AA:花生四烯酸;NSAID:非甾体抗炎药物;PGIS:前列环素合成酶。

1.PGI$_2$

PGI$_2$ 通过 cAMP 依赖途径,发挥扩张血管、抑制平滑肌细胞增生和血小板聚集的作用。肺动脉高压患者花生四烯酸代谢失衡,中小肺动脉 PGI$_2$ 合成酶表达减少,从而促使肺动脉高压的形成。

2.ET

内皮素家族由 3 种密切相关的肽类即 ET-1、ET-2 和 ET-3 组成。ET-1 是在心血管系统中产生的主要异构体,ET-2 主要在肾和肠内生成,而 ET-3 主要发现于中枢神经系统内。目前对 ET-1 的了解最多,而 ET-2 和 ET-3 的作用,除在胚胎发育中的作用外,其余尚不清楚。ET 的作用主要由 ET$_A$ 和 ET$_B$ 2 种受体介导,可引起血管收缩和平滑肌细胞增生。研究发现,肺动脉高压患者血浆ET-1水平明显升高。

3.气体信号分子

内源性 NO 和 CO 在肺动脉高压的形成中有重要的调节作用。在内皮细胞中，L-精氨酸在 NO 合酶的作用下生成 NO，NO 从肺血管内皮细胞释放后，迅速弥散进入血管平滑肌细胞，激活可溶性鸟苷酸环化酶（sGC），该酶催化三磷酸鸟苷（GTP），产生环磷鸟苷（cGMP）。cGMP 增多可激活 cGMP 依赖性蛋白激酶，抑制钙离子从肌浆网释放和细胞外钙离子内流，细胞内游离钙离子浓度降低，肌球蛋白轻链膜磷酸化，从而使肺血管平滑肌松弛。此外，大量研究证实，NO 及其供体对肺血管的重构有明显抑制作用。在病理情况下，内源性 NO 生成减少，将促使肺动脉高压的形成。

CO 是继 NO 之后发现的又一种气体信号分子，具有与 NO 类似的生物学效应，能够调节机体多种生理和病理状态。近年来研究还提示，内源性 CO 通过自分泌和旁分泌作用在肺循环局部抑制肺血管平滑肌细胞增生，从而抑制肺血管的重构，但对其是否参与高肺血流所致的肺动脉高压和肺血管重构的形成，尚有争论。

硫化氢（H_2S）是体内含硫氨基酸代谢产物，过去一直被认为是一种有毒的气体，但近年来发现它具有重要的生物学功能，推测可能是 NO 和 CO 之外机体的第三种气体信号分子。H_2S 具有与 NO 和 CO 相似但不同的生物学效应。新近的研究发现，在大鼠低氧性肺动脉高压时，机体内源性 H_2S 体系下调，补充 H_2S 对低氧诱导的肺动脉高压和肺血管重构有明显的缓解作用，提示内源性 H_2S 体系的下调是肺动脉高压及肺血管重构的重要机制之一。

4.5-HT

在临床肺动脉高压患者中，血小板和血浆中的 5-HT 均明显升高。研究发现，5-HT 可引起人类肺动脉平滑肌细胞的增生和肥厚，也有促有丝分裂的作用。5-HT 还可与 PDGF、EGF 和 FGF（成纤维细胞生长因子）等生长因子协同刺激细胞的增生，比单独一种因素刺激的效果要强许多。在 5-HT 诱导的细胞增生中，似乎是 5-HT 转运体（5-HTT）而不是细胞表面的受体起了关键作用。使用基因敲除技术去掉 5-HTT 后的小鼠，在缺氧后肺血管的中层肥厚程度、血管重构的速度均明显弱于对照组，也进一步证实了 5-HTT 的作用。

5.ADM

ADM 具有扩张血管、降低血压和利尿排钠、抑制血管平滑肌细胞迁移增生等多种生物学作用。低氧肺动脉高压大鼠肺组织 ADM 及其受体表达上调，血浆 ADM 含量增高。持续给予低氧大鼠 ADM 能缓解肺血管重构和肺动脉高压的形成，提示 ADM 有望成为治疗肺动脉高压的新型药物。

6.钾通道

通过电压门控的钾通道进入细胞的钾离子电流可抑制这些钾通道引起的细胞膜去极化,调节肺动脉平滑肌细胞的静息电位,并增加细胞内钙离子浓度。现已证实,细胞内钙离子浓度的水平不仅能影响细胞的收缩,而且可直接干预细胞的增生状态。原发性肺动脉高压患者细胞内基本的钙离子水平以及静息电位要显著高于正常细胞对照组和继发性肺动脉高压细胞对照组,因为这些细胞的钾通道表达降低以及功能损害导致钾离子外流减少,且细胞内钙离子对钾通道阻断所反应的水平也相应下降。此外,钾通道对缺氧也很敏感,缺氧后钾通道的表达和活性均明显下降,随后的去极化导致电压依赖性钙通道的开放,细胞内钙水平增加,细胞内信号传导途径被启动,促进血管收缩和增生,并抑制细胞的凋亡。

(四)遗传学基础

大多数家族性肺动脉高压病例以及高达20％的散发性特发性肺动脉高压的儿童患者与骨形成蛋白受体-2(BMPR-2)基因突变有关。当前已知道超过50个功能丧失性突变发生在BMPR-2基因。BMPR-2是与调节细胞生长和分化的有关蛋白质和受体转移生长因子(TGF-β)超家族中的一员。骨形成蛋白(BMP)是许多细胞包括血管内皮细胞和平滑肌细胞释放的配体。这些配体与BMPR-1和BMPR-2结合导致称之为Smad的下游信号分子的激活。BMP-Smad信号使血管平滑肌的增生增加和凋亡减少。相反,BMP-Smad信号使内皮细胞的凋亡增加以维持内皮对蛋白质屏障和脂质屏障的完整性,这有助于保存具有薄壁低阻力的肺动脉。信号瀑布中BMPR-2的丧失有可能导致内皮细胞损伤,使蛋白质逸漏到基质并引起血管平滑肌细胞的肥大(图3-2)。

除BMPR-2突变外,在IPAH中已确定另外几种与维持血管张力有关的信号分子基因表达有突变,这些包括5-HTT、类激活素激酶-1(ALK-1)和内皮糖蛋白,血管电压门控的钾通道和eNOS,从而进一步支持TGF-B信号转导在IPAH发病中可能起重要作用。

由于临床肺动脉高压仅出现于有潜在BMPR-2突变可能的一小部分疾病基因携带者家庭内(10％~20％),因此,BMPR-2突变是致病所必需的,但还不是独立的发病因素。因而有人提出"第二次打击"学说,即BMPR-2突变的存在是前提(患者对该症易感的遗传素质),在有其他基因和基因产物等各种内在刺激和/或病毒感染、细菌感染、慢性低氧以及服用食欲抑制剂(如右旋芬氟拉明)等外在刺激的再次打击下,诱致肺动脉高压的发生。

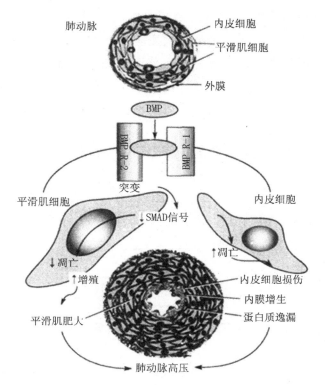

图 3-2 基因突变使*BMPR*-2 信号丧失引起肺动脉高压的机制

注：BMP 与*BMPR*-1 和*BMPR*-2 结合可激活 Smad 信号。正常时，该信号抑制平滑肌细胞的生长并保持内皮完整。该信号的丧失导致不能控制的平滑肌细胞增生和内皮细胞损伤，从而使蛋白质漏入基质并进一步刺激平滑肌细胞的生长。*BMPR*-2 突变等位基因的外显率低，并需要信号系统或环境因素中另一种突变才能启动损伤和肺动脉高压。

二、病理生理

肺动脉高压的病因多种多样，但肺血管的重构是其基本特征。所谓肺血管重构是指肺动脉在受到各种损伤或缺氧等刺激之后，血管壁组织结构及其功能发生病理改变过程，包括内皮细胞损伤、增生，平滑肌细胞增生，从而导致血管中层增厚、胶原蛋白过度沉积、小血管闭塞等。此过程一般起始于外周阻力血管，随着整个肺循环阻力持续上升到一定阶段，近端的大血管-主肺动脉壁等也开始发生重构。肺血管的重构包括：①正常无平滑肌的小肺动脉肌化；②肌型肺动脉进一步肌化；③新生内膜的形成；④丛样病变的形成。所谓丛样病变是严重肺动脉高压血管的一种重要表现形式，是肺动脉内皮细胞的无序增生，最后在小肺动脉管腔内形成一些实际没有血流通过的很多微小的无效血管。从血管的切面病理来看,即呈"丛样病变"。这种丛样病变最常发生于直径为 $200\sim400\ \mu m$ 的小血管内。不同原因的肺动脉高压丛样病变有些细微的差别,如特发性肺动脉高压患者丛样病变所发生的血管内径要比分流性先心病患者的更小。此外,有研究发现特发性肺动脉高压患者丛样病变的内皮细胞增生是单克隆增生,而先心病患者肺动脉高压丛样病变的内皮细胞增生呈多克隆样,这也是 2 种肺动脉高压最重要的差别之一。

肺动脉高压的病理生理过程可从图 3-3 略以证明。

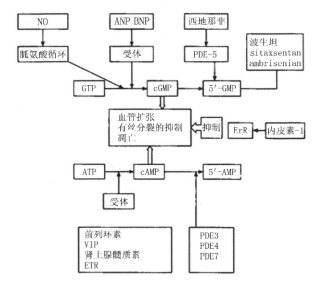

图 3-3　肺动脉高压病理生理及与治疗的关系

注:ANP:心房利钠肽;cAMP:环磷腺苷;ATP:三磷酸腺苷;BNP:脑利钠肽;GTP:三磷酸鸟苷;cGMP:环磷鸟苷;NO:一氧化氮;PDE:磷酸二酯酶;ETR:内皮素受体;VIP:血管活性肠多肽。

三、临床表现

(一)症状

儿童肺动脉高压的症状与成人不同。婴儿常表现为低心排血量、食欲缺乏、发育不良、出汗、呼吸急促、心动过速和易激惹。此外,婴儿和年长儿由于卵圆孔未闭导致左向右分流,出现劳累后发绀。无明显卵圆孔未闭分流的患者常表现为用力后晕厥。儿童期之后,其症状与成人相同,最常见的为劳累后呼吸困难,有时有胸痛。右心衰竭常见于 10 岁以上有长期严重肺动脉高压的患者,年幼儿罕见。所有年龄段的儿童均可有恶心、呕吐,这反映了心排血量的下降。胸痛可能是由于右心室缺血所致。

(二)体征

除原发病的征象外,可出现与肺动脉高压和右心衰竭有关的体征(表 3-2)。

表 3-2　肺动脉高压的主要体征

与肺动脉高压有关的体征	右心衰竭体征
P2 亢进并分裂	外周静脉瘀血
右心室肥大	右心房压力高
"a"波增强	右心室第三、第四心音
"v"波增强	三尖瓣反流
舒张期杂音(肺动脉瓣反流)	肺动脉瓣区喷射性收缩期杂音
全收缩期杂音(三尖瓣反流)	

四、诊断

(一)X 线胸片

胸片可见右心室增大,肺动脉段突出,外周肺野的情况取决于肺血流量。肺血管阻力增加导致肺血流量减少,外周肺野纹理进行性减少。末端肺血管的稀疏"截断"现象在成人常见,而儿童则罕见。

(二)心电图

可出现右心室、右心房肥厚,电轴右偏,心肌劳损,R_{V_1} 明显增高,P 波高尖,P-R 间期正常或稍延长。

(三)多普勒超声心动图

多普勒超声心动图是最常用、最有意义的无创性影像诊断方法。超声心动图在寻找儿童先天性或获得性心脏病中的作用极其重要。典型的儿童肺动脉高压超声心动图表现与成人相似:右心室、右心房扩大,左心室大小正常或缩小。多普勒可估计肺动脉压力,常用的方法有 3 种。

1.测量三尖瓣反流血流速度

肺动脉高压者常伴三尖瓣反流。在心尖部位应用连续多普勒超声可测到三尖瓣反流的最高流速,根据公式计算肺动脉收缩压(PASP):PASP $= 4V^2 \times 1.23$(V 为三尖瓣反流的最高流速)。

2.测量肺动脉瓣反流速度

大部分先天性心脏病及几乎所有合并肺动脉高压的患者伴肺动脉瓣反流。测量舒张末期的反流速度可估计肺动脉舒张末期压力。根据舒张末期反流速度

（V）可算得肺动脉与右心室的舒张期压差，然后按回归方程 $4V^2=0.61PADP-2$ 直接计算肺动脉舒张压（PADP）。

3.右心室收缩时间间期估测肺动脉压力

用超声多普勒血流频谱测量右心室射血前期（RPEP）、右心室射血时间和加速时间（AT），计算出 RPER/RVET、RPEP/AT 的比值，进行估算肺动脉平均压（PAMP）及肺动脉收缩压（PASP）。估测公式为 $PASP=5.5×RPEP/AT-0.8$，$PAMP=43.2×RPEP/AT-4.6$，当 RPER/RVET>0.3 时提示肺动脉高压。

（四）放射性核素显像

经心血池显像，通过测定右心室射血分数等估测肺动脉压力，此指标与肺动脉压力呈负相关。若 RVET≤40％，则认为有肺动脉高压的存在。此外，还可通过心肌灌注显像、肺显像方法估测肺动脉压力。

（五）磁共振成像（MRI）

MRI 能清晰地显示心脏和大血管的结构并可进行功能和代谢分析。通过主肺动脉内径及右心室壁厚度以及大血管内信号强度的时相变化可估测肺动脉压力。

（六）右心导管术

右心导管术是测定肺动脉压力最可靠的方法，可直接测定肺动脉的压力，同时还可进行药物急性扩血管试验以评价肺血管的反应性并指导药物治疗。

采用血管扩张剂进行急性扩血管试验常用药物有：①静脉用依前列醇（PGI_2），剂量为 2～12 ng/(kg·min)，半衰期 2～3 分钟；②吸入性 NO，剂量为 $(10～80)×10^{-6}$，半衰期 15～30 秒；③静脉用腺苷，剂量为 50～200 ng/(kg·min)，半衰期 5～10 秒。急性药物试验的阳性标准尚无统一意见，可接受的最低反应为 PAMP 至少降低 15％或较前下降 1.3 kPa(10 mmHg)，心排血量不变或略有增加。试验阳性者往往能通过长期口服钙通道阻滞剂取得满意疗效，而试验阴性者则治疗无效且有害。

（七）肺活检

通过上述检查诊断困难者，对先天性心脏病患者术中行肺活检有助于对其预后的判断。重度肺动脉高压患者不仅使手术治疗的并发症和死亡率增高，而且也是决定手术远期疗效的主要因素。然而常规肺活检并不能完全代表肺小血管病理改变的真实情况，这是由于肺血管病变在各个肺野分布不均匀，且所获得的组织范围有限。

诊断肺动脉高压后可按 WHO 的建议对肺动脉高压进行功能性分级(表 3-3)。

表 3-3 WHO 肺动脉高压功能性分级

分类	症状
Ⅰ	患者有肺动脉高压,日常活动不受限。日常活动不会引起呼吸困难或疲劳、胸痛或晕厥
Ⅱ	患者有肺动脉高压,日常活动轻微受限,休息后可缓解。日常活动可能会引起呼吸困难或疲劳、胸痛或晕厥
Ⅲ	患者有肺动脉高压,日常活动明显受限,休息后可缓解。轻微日常活动就会引起呼吸困难或疲劳、胸痛或晕厥
Ⅳ	患者有肺动脉高压,日常活动完全受限,并有右心功能不全,甚至休息时也会引起呼吸困难或疲劳。任何日常活动均引起不适

五、治疗

(一)病因治疗

许多小儿肺动脉高压属继发性,积极去除病因可从根本上解决肺动脉高压,如早期关闭大的左向右分流、去除左心病变等。有些单纯畸形如室间隔缺损、动脉导管未闭者在早期即可发生严重的肺动脉高压,推测这些患者在遗传学上有易于发生肺动脉高压的倾向,但其确切机制尚不清楚。建议在 1 岁以内行修补术以防止不可逆肺血管病变(即艾森曼格综合征)的发生。1 岁以内手术通常可使肺血管阻力降至正常。2 岁以后手术肺血管阻力也会下降,但不能降到正常水平。

(二)一般治疗

1.吸氧

对慢性肺实质性疾病引起的肺动脉高压,低流量供氧可改善动脉低氧血症,减轻肺动脉高压。而大多数艾森曼格综合征或原发性肺动脉高压患者并无肺泡缺氧,因此氧疗的益处不大,但对某些睡眠中动脉血氧过低的肺动脉高压患者,夜间吸氧可能有益,且可减慢艾森曼格综合征患者红细胞增多症的进展。有严重右心衰竭及静息低氧血症的肺动脉高压患者,应给予持续吸氧治疗。

2.强心药和利尿剂

联合使用强心药和利尿剂可减轻心脏前后负荷,增加心排血量。但目前认为强心药用于治疗肺动脉高压是否确有疗效,尚不清楚,且与钙通道阻滞剂联用时有可能抵消后者的扩血管作用。利尿剂用于右心衰竭时,虽能减少已增加的血容量和肝淤血,但严重肺动脉高压时,右心室功能主要依赖前负荷,因此需注意避免过多的利尿,因为这可导致血容量降低,心排血量减少,另外还干扰其他药物(如血管扩张剂)的治疗效果。

3.抗凝剂

抗凝剂主要用于特发性肺动脉高压患者,因其有微血栓形成的机制,亦可用于右心功能不全或长期静脉药物治疗者。常用药物为华法林,其最佳剂量尚未明确,一般可给予华法林至 INR 为 1.2～2 国际标准化比值。对特别好动的患者,如初学走路的儿童,INR 应控制在 1.5 国际标准化比值以下。

(三)钙通道阻滞剂(CCB)

使用钙通道阻滞剂前应做急性药物扩血管试验,该试验阳性的轻中度肺动脉高压患者可长期口服钙通道阻滞剂以改善症状和血流动力学,提高生存率。相反,如该试验为阴性,若使用钙通道阻滞剂是危险的,可出现显著的体循环血管扩张和低血压而不是肺血管的扩张。常用钙通道阻滞剂为硝苯地平[心率较慢者,可舌下含服 2.5～10 mg/(kg·d),吸收迅速]。心率较快者可用地尔硫䓬。

(四)前列腺素类药物前列环素(PGI$_2$)和前列腺素 E$_1$(PGE$_1$)

两者是血管内皮细胞花生四烯酸的代谢产物,与前列腺素受体结合后,激活腺苷酸环化酶,增加细胞内 cAMP 浓度,从而发挥扩血管作用。

1.PGE$_1$

静脉剂量 20 ng/(kg·min),最大剂量可用到 100 ng/(kg·min),每天静脉滴注 5～6 小时,7～10 天为 1 个疗程。雾化剂量为每次 15～35 μg/kg。

2.依前列醇

依前列醇为人工合成的 PGI$_2$,是最早应用于临床的 PGI$_2$ 静脉制剂。早在 20 世纪 80 年代就开始用于治疗肺动脉高压,长期应用对急性药物试验阴性者也有效果。该药半衰期短(2～5 分钟),且 pH 较高(10.2～10.8),故需建立一个中心静脉通路持续静脉泵入。初始剂量为 2～4 ng/(kg·min),在此基础上以 1～2 ng/(kg·min)逐渐加量直到临床症状明显改善或出现明显不良反应。突然停药可致部分患者肺动脉高压反弹,使症状恶化甚至死亡。主要不良反应包括面部潮红、恶心、厌食、头痛、下颌痛、腹泻、腿痛、静脉注射部位的相关感染和血栓形成等。

由于依前列醇用药的特殊要求且价格昂贵(长期大剂量注射使用每年费用约 10 万美元),故限制了其临床应用。因此近年来已研制出一系列前列环素衍生物,代表性的药物包括:①曲罗尼尔又称为 uniprot(UT-18),商品名为

remidulin。对血流动力学的影响与依前列醇相似,半衰期可达 3～4 小时,主要给药途径是皮下注射,也可静脉给药,其参考剂量为 1.25 ng/(kg・min)。皮下注射可在局部出现疼痛和红斑,儿童应用尤其受到限制。②伊诺前列素是一种化学性质稳定的 PGI_2 类似物,半衰期为 20～30 分钟,可作为依前列醇的替代品。给药途径包括静脉滴注、雾化吸入及口服。静脉滴注剂量为 0.5～5.5 ng/(kg・min);雾化剂量为每次 20 ng/mL,每次吸入 5～7 分钟。缺点是作用时间短,每天必须吸入 6～12 次。不良反应有咳嗽、皮肤潮红、下颌痛等。③贝前列素是一种化学性质稳定的口服 PGI_2 类似物,半衰期为 30～40 分钟,初始参考剂量为 1 μg/(kg・d),每天 3～4 次,逐渐增至 2 μg/(kg・d)或最大耐受量。一般用于病情较轻的肺动脉高压患者。主要不良反应包括面部潮红、头痛、颌骨疼痛、腹泻和心悸等。

(五)一氧化氮及其前体和供体

吸入性 NO 通过鸟苷酸环化酶(cGMP)途径使肺血管扩张,还可扩张通气较好部位的肺血管,促使血液氧合,改善通气/灌注值。NO 是一种自由基,在体内半衰期极短,仅 3～6 秒,在血管内很快失活,产生局部的肺血管效应。因此可选择性扩张肺血管,降低肺动脉压,而对体循环无明显影响,其效果与 PGI_2 相仿。常用吸入剂量为 20～40 ppm(1 ppm＝10^{-6})。

由于吸入性 NO 在氧合过程中具有高反应性和不稳定性,操作较复杂需气管插管和借助呼吸机,专用监控设备昂贵,且有一定不良反应等,使其临床广泛应用受到限制。故近几年来已研究出一些 NO 的供体或前体来代替 NO 治疗肺动脉高压。目前较常用的有以下 3 种。①硝酸甘油:将该药稀释浓度为 1 mg/mL,每次 10 分钟雾化吸入,每天 1 次,共 3 周;②硝普钠:将该药 5～25 mg 溶于 2 mL 0.9％氯化钠溶液中,吸入到呼吸机环路的吸气支,流速 2 L/min,每次 20 分钟,也可不经呼吸机直接雾化吸入;③左旋精氨酸:NO 合成的前体,可以口服或静脉注射,但其治疗肺动脉高压的作用还需进一步大规模、双盲对照的临床研究。

(六)内皮素受体阻滞药(ERA)

波生坦是一种能口服的非选择性 ERA,具有 ET_A 和 ET_B 双重拮抗作用。已证实该药能有效降低肺动脉压力和肺血管阻力,增加运动耐受性。在 2001 年已核准用于治疗心功能 NYHAⅢ和早期Ⅳ级的肺动脉高压患者。成人用量为每次 62.5 mg,每天 2 次,4 周后改为每次 125 mg,每天 2 次。小儿剂量尚未确定,Rosenzweig 等用波生坦长期口服治疗小儿肺动脉高压,体重 10～20 kg 者,剂量为 31.25 mg；体重 24～40 kg 者，剂量为 62.5 mg；体重＞40 kg 者，剂量为 125 mg，每天 2 次，结果发现波生坦可降低肺动脉压力和肺血管阻力，使肺动脉高压患者 1～2 年的生存率达 98%，且对心功能 I/III 级者较心功能 III/IV 级者更显著降低肺动脉高压恶化的发生率。波生坦的不良反应主要是肝功能损害，用药期间需每月复查肝功能 1 次。此外，选择性 ET_A 受体阻滞药如 sitaxsentan 和 ambrisentan 治疗肺动脉高压的研究正在进行 III 期临床试验中。

(七)磷酸二酯酶(PDE)抑制剂

西地那非是特异性 PDE_5 抑制剂，通过抑制 cGMP 的降解使细胞内 cGMP 水平增高，引起血管平滑肌松弛，肺血管扩张。此外还可增强和延长 NO 和 PGI_2 及其类似物的扩血管作用。2002 年以来，大量非随机对照研究已证实西地那非对各种原因所致的肺动脉高压均有效，儿童中也有不少应用该药治疗肺动脉高压的报道。西地那非剂量为 0.25～2 mg/kg，口服，每 6 小时 1 次，最高血药浓度可维持 60～120 分钟，主要经肝内细胞色素 P_{450} 3A4 异构酶代谢并转化为有活性的代谢产物，半衰期 4 小时。不良反应有头痛、脸红、消化不良、视觉障碍等。

米力农是 PDE_3 抑制剂，通过抑制 cAMP 的降解使细胞内 cAMP 水平增高，使血管扩张。该药常用于左向右分流先心病并肺动脉高压的围术期处理，剂量为 0.5～0.75 $\mu g/(kg \cdot min)$，静脉泵入，共 5～7 天。不良反应可有头痛、失眠、肌无力、室性心律失常加重等。

(八)血管紧张素转换酶抑制剂(ACEI)

ACEI 类药物通过抑制血管紧张素 I 转换为血管紧张素 II，使血管扩张，同时可抑制缓激肽的降解，进一步促使血管松弛，并可抑制交感神经末梢释放去甲肾上腺素，故可用于治疗肺动脉高压。常用药物为卡托普利，剂量为 0.5～2 mg/(kg·d)，口服。但该类药物治疗左向右分流先心病并肺动脉高压时应谨慎使用。对肺血管阻力无明显增高而又伴心力衰竭时，应用 ACEI 最合适。对仅有肺动脉高压而无心力衰竭者不宜使用，因此时肺循环阻力高，但体循环阻力不高，ACEI 不仅不能减少左向右分流和改善血流动力学，而且可能会使病情恶化。当左向右分流先心病发展到梗阻性肺动脉高压阶段(艾森曼格综合征)，则更不宜使用 ACEI，此时 ACEI 会导致右向左分流，血氧饱和度降低而加重缺氧。

(九)药物的联合应用

当上述单独一种药物治疗无效时，可考虑 2 种或 2 种以上药物联合应用。

迄今只少数前瞻性试验探讨了不同作用类型的药物联合应用治疗肺动脉高压。现有可联用的方法有4种，即ERA和前列腺素类，ERA和PDE$_5$抑制剂，PDE$_5$抑制剂和前列腺素类，或以上3种药物同时使用。

（十）新的治疗药物及展望

除上述药物的联合应用外，目前还有一些动物试验及初步临床研究结果提示未来的治疗方法。

1.抗氧化剂

越来越多的研究证明反应性氧族在肺动脉高压的形成中参与了肺血管收缩和重构。超氧阴离子自由基（O_2^-）是肺血管压力负荷增加时，肺动脉产生的一种氧自由基，它在超氧化物歧化酶作用下转变为过氧化氢，或在NO作用下转变成氧化亚硝酸盐。这2种物质在血管内弥散，引起平滑肌细胞增生肥大和血管重构，最终导致肺动脉高压。重组人超氧化物歧化酶（rhSOD）可减轻实验性胎粪吸入性肺损伤的程度。新生儿持续性肺动脉高压的动物实验也已证明气管中应用rhSOD（2.5～10 mg/kg）后能显著降低肺动脉压力和改善氧合。

2.弹性蛋白酶抑制剂

Rabinovitch等研究提示，弹性蛋白酶抑制剂活性增强可能在肺血管疾病的病理生理机制中起重要作用，野百合碱诱发的小鼠重度肺血管病变可被逆转。这一研究支持了弹性蛋白酶和肺血管疾病间的因果联系。弹性蛋白酶的抑制引起基质金属蛋白酶活性下降，黏蛋白-C的下调，β_3-整合素和EGF受体的解离。这些研究结果提示即使在重度肺血管疾病阶段，给予弹性蛋白酶抑制剂治疗，肺血管病变仍有可能完全逆转。

3.辛伐他汀

辛伐他汀为一种有效的降脂药物，有研究表明该药可阻断Rho激酶介导的一系列细胞内信号通路，最终抑制平滑肌细胞的增生、迁移，而发挥对肺动脉高压的治疗作用。目前有关辛伐他汀治疗肺动脉高压的大样本、随机对照研究正在进行中。

4.内皮祖细胞（endothelia progenitor cell，EPC）

内皮祖细胞是一种起源于骨髓原始细胞，类似于胚胎期的成血管细胞，在一定条件下可定向分化为成熟的内皮细胞。研究表明EPC在体内可募集、归巢到血管损伤区，促进血管损伤后内皮的修复，减少内皮的增生。

5.血管活性肠肽（VIP）

VIP能抑制血小板活性和血管平滑肌细胞的增生，可作为肺血管扩张剂。

研究证明吸入 VIP 可改善原发性肺动脉高压患者的血流动力学。

6.选择性 5-HT 重吸收抑制剂

如氟西汀对肺动脉高压有保护作用,目前正在进行肺动脉高压治疗的临床试验。

7.基因疗法

在鼠韵肺动脉高压模型中,静脉滴注载有血管内皮生长因子或 eNOS 基因的同源平滑肌细胞的基因疗法可逆转肺动脉高压,且已证明,使用新的信号分子——免死蛋白以选择性减少平滑肌细胞凋亡的基因疗法可逆转小鼠已建立的肺动脉高压。

以上这些研究结果,目前尚不能用于人类肺动脉高压的治疗,但提示将来进一步的策略有可能纠正血管重构并降低肺动脉压力,为治疗肺动脉高压开辟了新的思路。

(十一)心房间隔造口术(atrial septostomy,AS)

肺动脉高压患者的生存主要受右心室功能的影响,复发性晕厥或严重右心衰竭的患者预后很差。一些实验和临床观察提示,心房间隔缺损在严重肺动脉高压中可能是有益的,有卵圆孔未闭的肺动脉高压患者比无心内分流者活得更长。采取刀片球囊心房间隔造口术或最近报道的逐级球囊扩张心房间隔造口术,人为地在心房间隔处造口,允许血液右向左分流,虽以体循环动脉氧饱和度降低为代价,但可增加体循环输出量,提高体循环的氧转运。尽管手术本身存在风险,但对于选择后的严重肺动脉高压病例,AS 仍可能是一种有用的替代疗法。AS 的指征为:①尽管给予最大限度的药物治疗,包括口服钙通道阻滞剂或持续静脉注射依前列醇,仍然反复发生晕厥或右心室衰竭;②作为保持患者到移植的干预措施;③没有其他选择时。

(十二)肺或心肺移植

对长期扩血管疗法无效以及继续有症状或右心衰竭的患者可做肺或心肺联合移植术,以改善肺动脉高压患者的生活质量和生存率。心肺联合移植可应用于原发性肺动脉高压、心脏瓣膜病所致的肺动脉高压、复杂性心脏畸形导致的艾森曼格综合征和复杂性肺动脉闭锁的患者。单纯肺移植可应用于肺部疾病导致的肺动脉高压而心脏正常的患者。国际心肺移植登记协会公布,肺移植的生存率 1 年为 70%,5 年为 50%。

第四章 儿科常见泌尿系统疾病

第一节 肾病综合征

　　肾病综合征简称肾病,是由多种原因引起的肾小球滤过膜通透性增高,致使大量血浆蛋白质从尿中丢失,从而引起一系列病理生理改变的一种临床综合征。其临床特征为大量蛋白尿、低清蛋白血症、高脂血症和不同程度的水肿。

　　本病是小儿常见的肾疾病,发病率仅次于急性肾炎。多见于学龄前儿童,3～5岁为发病高峰。男女比例为3.7∶1。肾病综合征按病因可分为原发性、继发性和先天性3种类型。原发性肾病综合征约占小儿时期肾病综合征总数的90％以上,故本节主要介绍原发性肾病综合征。

一、病因及发病机制

　　尚未完全阐明。近年来研究已证实肾小球毛细血管壁结构或电荷变化可导致蛋白尿。微小病变时肾小球滤过膜阴离子大量丢失,静电屏障破坏,使大量带阴电荷的中分子血浆清蛋白滤出,形成高选择性蛋白尿。亦可因分子滤过屏障损伤,大中分子量的多种蛋白从尿中丢失,形成低选择性蛋白尿。非微小病变型的肾小球则常见免疫球蛋白和/或补体成分在肾内沉积,局部免疫病理过程损伤滤过膜正常屏障作用,形成蛋白尿。而微小病变型的肾小球则无以上沉积,其滤过膜静电屏障损伤可能与细胞免疫功能紊乱有关。患者外周血淋巴细胞培养上清液经尾静脉注射可使小鼠发生肾病的病理改变和大量蛋白尿,表明T细胞异常参与了本病的发病。

　　近年来研究发现肾病综合征的发病具有遗传基础。国内报道糖皮质激素敏感型患者以HLA-DR7抗原频率高达38％,频复发患者则与HLA-DR9相关。另外肾病综合征还有家族性表现,且绝大多数是同胞患病。在流行病学调查中发现,黑种人患肾病综合征症状表现重,对激素反应差。提示肾病综合征发病与

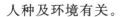

人种及环境有关。

二、病理生理

原发性肾损害使肾小球通透性增加引起蛋白尿,而低蛋白血症、高脂血症及水肿是继发的病理生理改变。其中大量蛋白尿是肾病综合征最主要的病理生理改变,也是导致本病其他三大特点的根本原因。

(一)低蛋白血症

低蛋白血症是肾病综合征病理生理改变的中心环节,对机体内环境(尤其是渗透压和血容量)的稳定及多种物质代谢产生多方面的影响。主要原因是:①大量血浆蛋白从尿中丢失;②大部分从肾小球滤过的清蛋白被肾小管重吸收并分解成氨基酸;③另外一些因素,如肝清蛋白的合成和分解代谢率的改变,使血浆清蛋白失衡,也可形成低蛋白血症。

(二)高脂血症

高脂血症是肾病综合征的实验室特征,血浆胆固醇、三酰甘油、低密度脂蛋白(LDL)和极低密度脂蛋白(VLDL)均增高;血清高密度脂蛋白(HDL)正常。但高胆固醇血症和高三酰甘油血症的严重性与低蛋白血症和蛋白尿的严重性密切相关。高脂血症的原因:①大多数认为是由于低蛋白血症刺激肝合成大量各种蛋白质,其中也包括脂蛋白,因其分子量较大,不能从肾小球滤出,使之在血中蓄积而增高;②还可能由于肾病时脂蛋白酯酶活力下降,造成脂蛋白分解代谢障碍所致。持续高脂血症,脂质由肾小球滤出导致肾小球硬化和肾间质纤维化。

(三)水肿

水肿是肾病综合征的主要临床表现。其发生机制是复杂的,可能是多因素综合作用的结果,不同的患者,不同的病期机制不一。主要理论有:①低蛋白血症使血浆胶体渗透压下降,血浆中水分自血管渗入组织间隙直接造成局部水肿,当血浆清蛋白低于 25 g/L 时,液体在间质区滞留,低于 15 g/L 时,则有腹水或胸腔积液形成;②由于血浆胶体渗透压下降,体液转移使有效血液循环量减少,刺激容量和压力感受器,引起肾素-血管紧张素-醛固酮和抗利尿激素分泌增加,心钠素减少导致水、钠潴留;③低血容量,交感神经兴奋性增高,近端肾小管吸收 Na^+ 增加;④某些肾内因子改变了肾小管管周体液平衡机制使近曲小管吸收 Na^+ 增加。

(四)其他

(1)肾病综合征患者体液免疫功能下降与血清 IgG 和补体系统 B、D 因子从尿中大量丢失有关,亦与 T 细胞、B 细胞、IgG 合成转换有关。

(2)抗凝血酶Ⅲ丢失,Ⅳ、Ⅴ、Ⅶ因子、纤维蛋白原增多,使患者处于高凝状态。

(3)钙结合蛋白降低,血清结合钙也降低;当 25-$(OH)D_3$ 结合蛋白同时丢失时,游离钙亦降低;另一些结合蛋白的降低可使结合型甲状腺素(T_3、T_4)、血清铁、铜及锌等微量元素下降,转铁蛋白减少可发生小细胞低色素性贫血。

PNS 主要病理改变在肾小球,大致有 5 种类型:微小病变,局灶性节段性肾小球硬化,膜性增生性肾小球肾炎,系膜增生性肾小球肾炎,膜性肾病。儿童肾病综合征最主要的病理变化是微小病变型:光镜下检查肾小球无明显变化,或仅有轻微病变。电镜下可见肾小球脏层上皮细胞足突广泛融合变平。免疫荧光显微镜观察绝大多数未见到任何免疫球蛋白或补体成分在肾小球内沉积。有时在系膜区和肾小球血管极处有少量 IgM 沉积,并有 IgE 沉积的报告。除肾小球病变外,肾病综合征也可有不同程度的肾小管和间质病变,如肾小管上皮变性,间质水肿、单核细胞浸润和纤维化等。

三、临床表现

一般起病隐匿,常无明显诱因。30％左右有病毒或细菌感染病史。单纯性肾病较多见,约占 68.4％。发病年龄多见于 2～7 岁小儿,男性多于女性,约为 2∶1。主要表现为水肿,呈凹陷性。轻者表现为晨起眼睑水肿,重者表现为全身水肿,常合并腹水、胸腔积液。男孩阴囊水肿可使皮肤变薄而透明,甚至有液体渗出。水肿同时伴有尿量减少,尿色变深。一般无明显血尿及高血压。

肾炎性肾病约占 31.6％。发病年龄多为 7 岁以上小儿。水肿不如单纯性肾病明显,多伴有血尿、不同程度的高血压和氮质血症。此外,患者长期从尿中丢失蛋白可引起蛋白营养不良,出现面色苍白、皮肤干燥、精神萎靡、倦怠无力等症状。

四、并发症

肾病综合征治疗过程中可出现多种并发症,是导致病情加重或肾病复发的重要原因,应及早诊断和及时处理。

(一)感染

感染是最常见的并发症。常见感染有呼吸道、皮肤、泌尿道和原发性腹膜炎等,尤以上呼吸道感染最多见,占 50％以上。其中病毒感染常见,细菌感染以肺炎链球菌为主,结核分枝杆菌感染亦应引起重视。另外医院内感染不容忽视,以呼吸道和泌尿道感染最多见,致病菌以条件致病菌为主。

(二)电解质紊乱和低血容量休克

常见的电解质紊乱有低钠、低钾和低钙血症。最常见的为低钠血症,患者表现为厌食、乏力、嗜睡、血压下降甚至出现休克、抽搐等。可能因患者不恰当长期禁盐、过多使用利尿剂及感染、呕吐及腹泻等因素有关。另外由于低蛋白血症,血浆胶体渗透压下降、显著水肿而常有血容量不足,尤其在各种诱因引起低钠血症时易出现低血容量休克。

(三)血栓形成

肾病时血液高凝状态易致各种动、静脉血栓形成。以肾静脉血栓最常见,表现为突发腰痛、腹痛、肉眼血尿或血尿加重,少尿甚至发生肾衰竭。但临床以不同部位血栓形成的亚临床型更多见,包括下肢动脉或深静脉血栓、肺栓塞和脑栓塞等。

(四)急性肾衰竭

5%微小病变型肾病可并发急性肾衰竭。

(五)肾小管功能障碍

除原有肾小球基础病变外,由于大量尿蛋白的重吸收,可导致肾小管(尤其是近曲小管)功能障碍,出现肾性糖尿或氨基酸尿,严重者呈 Fanconi 综合征。

五、辅助检查

(一)尿液分析

尿蛋白定性多为+++以上,24 小时尿蛋白定量≥50 mg/kg,尿蛋白/尿肌酐(mg/mg)>3.5。单纯性肾病偶见少量红细胞,肾炎性肾病可见较多红细胞及透明管型、颗粒管型。

(二)血浆蛋白、胆固醇和肾功能测定

血浆总蛋白低于 50 g/L,清蛋白低于 30 g/L 可诊断为肾病综合征的低总蛋白血症和低清蛋白血症。血清蛋白电泳显示:清蛋白和 γ 球蛋白明显降低,α_2 和 β 球蛋白明显增高。IgG 降低。血浆胆固醇和 LDL、VLDL 增高,HDL 多正常。血沉多在 100 mm/h 以上。单纯性肾病尿量极少时有暂时性 BUN、Cr 升高,肾炎性肾病时则有 BUN、Cr 升高,晚期可有肾小管功能损害。

(三)血清补体测定

单纯性肾病血清补体正常,肾炎性肾病血清补体多下降。

(四)经皮肾穿刺组织病理学检查

大多数肾病综合征患者不需要进行诊断性肾活检。肾病综合征肾活检指征:①对糖皮质激素治疗耐药或频繁复发者;②临床或实验室证据支持肾炎性肾病或继发性肾病综合征者。

六、诊断与鉴别诊断

依据中华医学会儿科学会肾病学组 2000 年 11 月再次修订的儿童肾小球疾病临床分类诊断标准:大量蛋白尿(尿蛋白＋＋＋～＋＋＋＋,1 周内 3 次,24 小时尿蛋白定量≥50 mg/kg);血浆清蛋白低于 30 g/L;血浆胆固醇高于 5.7 mmol/L;不同程度水肿。上述 4 项中大量蛋白尿和低清蛋白血症是必备条件。

凡具有以下 4 项之一或多项者属于肾炎性肾病:①2 周内分别进行 3 次以上离心尿检查,其红细胞≥10 个/HP,并证实为肾小球源性血尿者;②反复或持续高血压,学龄儿童≥17.3/12.0 kPa (130/90 mmHg),学龄前儿童≥16.0/10.7 kPa (120/80 mmHg),并排除糖皮质激素等原因所致;③肾功能不全,并排除由于血容量不足等原因所致;④持续低补体血症。

PNS 还需与继发于全身性疾病的肾病综合征鉴别,如狼疮性肾炎、过敏性紫癜性肾炎、乙型肝炎病毒相关性肾炎、药源性肾炎等,均可伴有肾病样表现。有条件的医疗单位应开展肾活检以确定病理诊断。

七、治疗

本病病情迁延,易复发,要求家长和患者树立信心,坚持系统而正规的治疗,同时应积极防治并发症。目前小儿肾病综合征的治疗主要是以糖皮质激素为主的综合治疗。

(一)一般治疗

1.休息

除高度水肿或严重高血压、并发感染外,一般不需卧床休息。病情缓解后逐渐增加活动量。

2.饮食

显著水肿和高血压者应短期限制水、钠摄入,病情缓解后不必继续限盐,活动期病例供盐1～2 g/d。蛋白质摄入 1.5～2 g/(kg·d),以高生物价的优质蛋白如乳、鱼、蛋、牛肉等为宜。应用糖皮质激素期间每天应给予维生素 D 400 U

及适量钙剂。

3.防治感染

肾病患者一旦发生感染应及时治疗,但不主张预防性应用抗生素。各种预防接种可导致肾病复发,故应推迟到完全缓解且停用激素 3 个月后进行。患者应避免去人多的公共场所,更不宜与急性传染病患者接触。

4.利尿消肿

一般对激素敏感伴轻度水肿者,应用激素 7~14 天后多数可利尿消肿。但对激素耐药或使用激素之前,水肿较重伴尿少者可使用利尿剂,但需密切观察出入水量、体重变化及电解质紊乱。开始可用氢氯噻嗪 1~2 mg/(kg·d),每天 2~3 次。对顽固性水肿,一般利尿无效者,可用低分子右旋糖酐每次 5~10 mL/kg,加入多巴胺 10 mg、酚妥拉明 10 mg 静脉滴注,多巴胺滴速控制在 3~5 μg/(kg·min),滴毕静脉注射呋塞米每次 1~2 mg/kg。近年注意到反复输入血浆或清蛋白可影响肾病的缓解,对远期预后不利。只有当血浆清蛋白<15 g/L、一般利尿无效、高度水肿或伴低血容量者可给无盐清蛋白 0.5~1 g/kg 静脉滴注,滴后静脉注射呋塞米。

(二)糖皮质激素

临床实践证明,激素仍是目前诱导肾病缓解的首选药物。应用糖皮质激素总原则为始量要足,减量要慢,维持要长。

1.初治病例诊断确定后尽早选用泼尼松治疗

(1)短程疗法:泼尼松 1.5~2 mg/(kg·d),最大量 60 mg/d,分 3 次服用,共 4 周。4 周后不管效应如何,均改为 1.5 mg/kg 隔天晨顿服,共 4 周,全疗程共 8 周,然后骤然停药。因短程疗法易复发,国内较少采用,欧美国家多用此法。

(2)中、长程疗法:国内大多采用此方案,用于各种类型的肾病综合征。先以泼尼松 2 mg/(kg·d),最大量 60 mg/d,分次服用。若 4 周内尿蛋白转阴,则自转阴后至少巩固 2 周后方始减量,以后改为隔天 2 mg/kg 早餐后顿服,继用 4 周,以后每 2~4 周减总量 2.5~5 mg,直至停药。疗程必须达 6 个月(中程疗法),开始治疗后 4 周尿蛋白未转阴者可继续服至尿蛋白阴转后 2 周,一般不超过 8 周。以后再改为隔天 2 mg/kg 早餐后顿服,继用 4 周,以后每 2~4 周减量一次,直至停药。疗程 9 个月(长程疗法)。

糖皮质激素疗效判断:①糖皮质激素敏感型,以泼尼松足量治疗≤8 周尿蛋白转阴者;②糖皮质激素耐药型,以泼尼松足量治疗 8 周尿蛋白仍阳性者;③糖皮质激素依赖型,对糖皮质激素敏感,但减量或停药 2 周内复发,恢复用量或再次用药又缓解并重复2~3次者;④频复发:指病程中半年内复发≥2次,或1年内复发≥3次。

2.频复发和糖皮质激素依赖性肾病的治疗

(1)调整糖皮质激素的剂量和疗程,糖皮质激素治疗后或在减量过程中复发的病例,原则上再次恢复到初始治疗剂量或上一个疗效剂量。或改隔天疗法为每天疗法,或将糖皮质激素减量的速度放慢,延长疗程。同时注意查找患者有无感染或影响糖皮质激素疗效的其他因素。

(2)更换糖皮质激素制剂,对泼尼松疗效较差的病例,可换用其他制剂,如地塞米松、阿赛松、康宁克A等,亦可慎用甲泼尼龙冲击治疗。

(三)免疫抑制剂治疗

主要用于肾病综合征频繁复发、激素依赖、激素耐药或激素治疗出现严重不良反应者,在小剂量激素隔天使用的同时选用。最常用为环磷酰胺(CTX),剂量为2~2.5 mg/(kg·d),分3次口服,疗程8~12周,总量不超过200 mg/kg。或用环磷酰胺冲击治疗,剂量10~12 mg/(kg·d)加入5%葡萄糖盐水100~200 mL内静脉滴注1~2小时,连续2天为1个疗程,每2周重复1个疗程,累积量<150 mg/kg。CTX近期不良反应有胃肠道反应、白细胞减少、脱发、肝功能损害、出血性膀胱炎等,少数可发生肺纤维化。远期不良反应是对性腺的损害。因此应根据病情需要小剂量、短疗程、间断用药,用药期间多饮水;每周查血常规,白细胞<4.0×10 g/L时暂停用药,避免青春期前和青春期用药。

其他免疫抑制剂有苯丁酸氮芥、雷公藤多苷、环孢素A或霉酚酸酯等,可酌情选用。

(四)其他治疗

1.抗凝疗法

肾病综合征往往存在高凝状态及纤溶障碍,易并发血栓形成,需用抗凝和溶栓治疗。

(1)肝素:1 mg/(kg·d)加入10%葡萄糖液50~100 mL中静脉滴注,每天1次,2~4周为1个疗程。亦可用低分子肝素。病情好转后改口服抗凝药物维持治疗。

(2)尿激酶:一般剂量(3~6)×10⁴U/d加入10%葡萄糖液100~200 mL中静脉滴注,1~2周为1个疗程,有直接激活纤溶酶溶解血栓的作用。

(3)口服抗凝药:双嘧达莫5~10 mg/(kg·d),分3次饭后服,6个月为1个疗程。

2.免疫调节剂

左旋咪唑 2.5 mg/kg,隔天用药,疗程 6 个月。一般作为激素的辅助治疗,特别是常伴感染、频复发或激素依赖病例。不良反应有胃肠不适,流感样症状、皮疹、周围血中性粒细胞下降,停药后即可恢复。亦可用大剂量丙种球蛋白,用于激素耐药和血浆 IgG 过低者。国内多主张400 mg/(kg·d),共 5 天。

3.血管紧张素转换酶抑制剂(ACEI)治疗

对改善肾小球局部血流动力学,减少尿蛋白,延缓肾小球硬化有良好作用。尤其适用于伴有高血压的肾病综合征。常用制剂有卡托普利、依那普利、福辛普利等。

八、预后

肾病综合征的预后转归与其病理变化和对糖皮质激素治疗反应密切相关。微小病变型预后最好,局灶节段性肾小球硬化预后最差。微小病变型 90%～95% 的患者对首次应用糖皮质激素有效。其中 85% 可有复发,病后第 1 年比以后更常见。3～4 年未复发者,其后有 95% 的机会不复发。微小病变型预后较好,但要注意严重感染和糖皮质激素的严重不良反应。巨小球硬化者如对糖皮质激素敏感,可改善其预后。

第二节　肾小管性酸中毒

肾小管性酸中毒(RTA)是由于近端肾小管再吸收 HCO_3^- 和/或远端肾小管泌 H^+ 功能障碍所致酸碱平衡失调的一组临床综合征。其主要表现为:①慢性高氯性酸中毒;②电解质紊乱;③肾性骨病;④尿路症状等。原发性者为先天缺陷,多有家族史,早期无肾小球功能障碍。继发性者可见于许多肾脏和全身疾病。

RTA 一般分为 4 个临床类型:①远端肾小管酸中毒(RTA-Ⅰ)。②近端肾小管酸中毒(RTA-Ⅱ)。③混合型肾小管酸中毒(RTA-Ⅲ)。④高钾型肾小管酸中毒(RTA-Ⅳ)。

一、远端肾小管酸中毒（Ⅰ型）

远端肾小管酸中毒（DRTA）是由于远端肾小管排泌 H^+ 障碍，尿 NH_4^+ 及可滴定酸排出减少所致酸碱平衡失调，引起一系列临床表现。

（一）病因

1.原发性

原发性见于先天性肾小管功能缺陷，多为常染色体显性遗传，也有隐性遗传和特发病例。

2.继发性

继发性见于很多疾病，如肾盂肾炎、特发性高 γ-球蛋白血症、干燥综合征、原发性胆汁性肝硬化、系统性红斑狼疮、纤维素性肺泡炎、甲状旁腺功能亢进、甲状腺功能亢进症、维生素 D 中毒、特发性高钙尿症、肝豆状核变性、药物性或中毒性肾病、肾髓质囊性病、珠蛋白生成障碍性贫血、碳酸酐酶缺乏症等。

（二）发病机制

正常情况下远曲小管 HCO_3^- 重吸收很少，排泌的 H^+ 主要与管腔液中 Na_2HPO_3 交换 Na^+，形成 NaH_2PO_4，与 NH_3 结合形成 NH_4^+。$H_2PO_4^-$ 与 NH_4^+ 不能弥散至细胞内，因此产生较陡峭的小管腔液—管周间 H^+ 梯度。dRTA 时各种原因导致了远端肾小管排泌 H^+ 和维持小管腔液，管周间 H^+ 梯度功能障碍，使尿液酸化功能障碍，尿 $pH > 6$，净酸排泄减少，故使 H^+ 储积，而体内 HCO_3^- 储备下降，血液中 Cl^- 代偿性增高，发生高氯性酸中毒。由于排泌 H^+ 障碍，Na^+-H^+ 交换减少。必然导致 Na^+-K^+ 交换增加，大量 K^+、Na^+ 被排出体外，造成低钾、低钠血症，患者由于长期处于酸中毒状态，致使骨质脱钙、骨骼软化而变形，骨质游离出的钙可导致肾钙化或尿路结石。

（三）临床表现

1.原发性病例

可在出生后即有临床表现。

（1）慢性代谢性酸中毒：患者表现为厌食、恶心、呕吐、腹泻、便秘、生长发育迟缓，尿 $pH > 6$。

（2）电解质紊乱：主要为高氯血症和低钾血症，患者出现全身肌无力和周期性瘫痪。

（3）骨病：常表现为软骨病或佝偻病，出牙延迟或牙齿早脱，维生素 D 治疗效果差。患者常有骨痛和骨折,小儿可有骨畸形和侏儒等。

(4)尿路症状:由于肾结石和肾钙化,患者可有血尿、尿痛等表现,易导致继发感染与梗阻性肾病。肾脏浓缩功能受损时,患者还常有多饮、多尿、烦渴等症状。

2.继发性病例

在基础疾病的基础上出现的上述与原发性病例相似的临床表现。

(四)实验室检查

1.血液生化检查

包括:①血浆 pH、HCO_3^- 或 CO_2-CP 降低。②血 Cl^- 升高;血 K^+、Na^+、Ca^{2+}、P^{3+} 均可有降低;阴离子间隙正常。③AKP 升高。

2.尿液检查

包括:①尿比重低。②pH>6。③尿 K^+、Na^+、Ca^{2+} 和 P^{3+} 增多。④尿铵显著减少。

3.HCO_3^- 排泄分数(FE HCO_3^-)

检测值<5%。

4.氯化铵负荷试验

尿 pH 始终>5.5。

5.肾功能检查

早期肾小球功能正常而肾小管功能降低;待肾钙化后,肾小球滤过率降低,血 Cr 和 BUN 升高。

(五)影像学检查

1.X 线检查

骨骼显示密度普遍降低和佝偻病表现,可见陈旧性骨折;腹部平片可见肾发育不良及泌尿系统结石影,晚期见肾钙化。

2.超声波检查

约 1/4 病例可见肾发育不良,半数可见双侧肾脏钙盐沉积,表现为双肾集合系统回声增强、肾结构模糊;也可见尿路结石及其引起的肾盂积水。

(六)治疗

1.纠正酸中毒

给予 2.5～7 mmol/(kg·d)的碱性药物。常用口服碳酸氢钠或用复方枸橼酸溶液(Shohl 液,含枸橼酸 140 g,枸橼酸钠 98 g,加水 1 000 mL),每毫升 Shohl

液相当于 1 mmol 的碳酸氢钠盐。开始剂量2～4 mmol/(kg·d)，最大可用至5～14 mmol/(kg·d)，直至酸中毒纠正。

2.纠正电解质紊乱

低钾血症可服 10％枸橼酸铋钾 0.5～1 mmol/(kg·d)，每天 3 次。不宜用氯化钾，以免加重高氯血症。

3.肾性骨病的治疗

可用维生素 D、钙剂。维生素 D 剂量(5～10)×10^4 U/d，或 1,25(OH)$_2$D$_3$。但应注意：①从小剂量开始，缓慢增量；②监测血药浓度及血钙、尿钙浓度，及时调整剂量，防止高钙血症的发生。

4.利尿剂

氢氯噻嗪 1～3 mg/(kg·d)，分 3 次口服。

5.补充营养

保证热量，控制感染及原发疾病的治疗。

二、近端肾小管酸中毒(Ⅱ型)

近端肾小管酸中毒(PRTA)是由于近端肾小管重吸收 HCO$_3^-$ 功能障碍所致。

(一)病因

1.原发性

多为常染色体显性遗传，亦可与隐性遗传和 X-连锁遗传有关，多见于男性，部分为散发性病例。

2.继发性

可继发于重金属盐中毒、过期四环素中毒、甲状旁腺功能亢进、高球蛋白血症、半乳糖血症、胱氨酸尿症、肝豆状核变性、干燥综合征、肾髓质囊性病变、多发性骨髓瘤等。

(二)临床表现

临床症状与Ⅰ型肾小管酸中毒相似，但较轻。其特点为：①生长发育落后，但大多数无严重的骨骼畸形，肾结石、肾钙化少见；②明显的低钾表现；③高氯性代谢性酸中毒；④常有多尿、脱水、烦渴症状；⑤少数病例只有尿的表现，而无代谢性酸中毒。

(三)实验室检查

1.血液生化检查

包括:①血 HCO_3^- 和 K^+ 显著降低,CO_2-CP 低下。②血氯显著增高,但阴离子间隙可以正常。

2.尿液检查

包括:①尿比重和渗透压降低。②血 HCO_3^- <16 mmol/L 时,尿 pH 可降至 5.5 以下。

3.FE HCO_3^-

FE HCO_3^- >15%。

4.氯化铵负荷试验

尿 pH 能降至 5.5 以下,即氯化铵试验阴性。

(四)治疗

1.纠正酸中毒

补碱 10~15 mmol/(kg·d)。

2.低钠饮食加氢氯噻嗪

1~3 mg/(kg·d)口服。

第三节 泌尿系统结石

小儿和成人相似,在泌尿系统各部位均可发生尿路结石。含钙结石占 50%~80%,尿酸结石占 5%~10%。小儿尿结石较少见。小儿尿石症中以膀胱结石和尿道结石较多见,主要是男孩发病。

一、肾结石

(一)临床表现

1.急性发作

(1)腰部绞痛:突然发病,主要位于患侧腰部,并向下腹部及股部放射,疼痛可持续数分钟至几小时。部分患者可合并恶心、呕吐、腹胀、出汗等症状。

(2)血尿:多在绞痛发作时出现。

(3)发热、脓尿:说明尿路有继发感染。

2.缓解期或静止期

(1)腰部隐痛或不痛:后者见于肾内结石或大而不活动之结石。

(2)血尿:多在患者剧烈活动后出现。

(3)泌尿系统感染征象:除脓尿外,尚有低热、食欲缺乏、生长发育迟缓等。

(二)诊断与鉴别诊断

X线片有时可发现结石影,可以做出确切诊断。部分患者可通过 IVP、B超、CT 协助诊断,了解有无泌尿系统畸形,了解有无肾积水,提供鉴别肿瘤、血块、结石的资料。MSCT 对 X 线片阴性结石的诊断更为准确。尿常规检查以镜下血尿为主。

根据患者临床症状和上述检查结果可以获得诊断。但注意排除肾肿瘤、肾结核钙化。右肾结石须与胆囊结石鉴别。

(三)治疗

1.急性发作期镇痛

可使用哌替啶、山莨菪碱(654-2)、阿托品解痉镇痛,尚可选用以下方法。

(1)吲哚美辛(消炎痛)疗法:该药有解除输尿管结石引起绞痛的作用,每次 0.5~1 mg/kg,每天2~3 次,可内服,也可以用肛门栓剂。

(2)黄体酮疗法:该药能使泌尿系统平滑肌普遍松弛扩张,并有利尿作用。5~20 mg/次,肌内注射,每天2 次,连续 3~7 天。

(3)硝苯地平(心痛定)疗法:该药为钙拮抗药,可使输尿管平滑肌松弛,每次 2.5~10 mg,舌下含服。

(4)针刺:可选用肾俞、三阴交、京门穴。

2.中药

疼痛止后可服中药,以清热利湿、排尿通淋为治则。

3.抗感染

可酌情选用青霉素、头孢呋辛钠、头孢曲松钠等。

4.手术治疗

结石大或有梗阻导致肾积水及急性梗阻性无尿、少尿应考虑手术。

5.体外冲击波碎石术(ESWL)

注意事项如下:①术前做静脉肾盂造影,排除结石以下有尿路梗阻之可能;②身高不到 1.2 m 的患者应慎重实施;③排除肾功能不全、心力衰竭、心律不齐等禁忌证;④结石过大可配合其他方法一起治疗;⑤2次治疗间隔不应少于7～10天;⑤及时治疗碎石术后出现的血尿、绞痛、发热等情况。

6.改变尿pH

服用碳酸氢钠或枸橼酸钠碱化尿液。

7.肾结石微创PCNL治疗

出血量极少,手术时间短,术后恢复快,可以多次、反复地进行,适用于2～4岁的小儿。

8.注意治疗原发病

如甲状旁腺功能亢进症、尿路梗阻、异物等。

二、输尿管结石

(一)临床表现

输尿管结石多发生在输尿管下段,可出现典型的绞痛,并常伴有血尿。

(二)诊断与鉴别诊断

根据患者临床症状和X线片、IVP、B超检查可以获得诊断。但注意右侧输尿管结石易与急性阑尾炎相混淆,两者的鉴别要点见表4-1。

表 4-1 右侧输尿管结石易与急性阑尾炎混淆的鉴别要点

鉴别要点	右侧输尿管结石	急性化脓性阑尾炎	急性梗阻性阑尾炎
疼痛主要部位	下腰部及右下腹	右下腹	右下腹
疼痛特点	阵发性绞痛	阵发性疼痛,有转移痛特点	阵发性绞痛
合并放射痛	(+)	(-)	(-)
右下腹压痛	轻,与腹痛不成比例	(++)	(++)
腹肌紧张	轻或无	(+)	腹肌敏感
服镇静药后触诊	腹软	压痛,肌紧张同前	有时可触及痉挛索状物
血尿特点	可有肉眼血尿	偶见镜下血尿	无
外周血象	白细胞计数略升高	白细胞计数升高	白细胞计数正常或略升高
体温	合并尿路感染者升高	升高	正常或略高
X线片	可有结石影(阳性结石)	(-)	偶见粪石影,但不及结石影像重
B超	X线阴、阳性结石均可显影	阑尾肿胀,有时见大网膜包裹	阑尾腔远端肿胀明显,有时见粪石影

注:(-)无症状;(+)有较典型症状;(++)症状明显。

(三)治疗

同肾结石之处理。若结石直径<4 mm,中药配合针刺治疗效果较好。若结

石直径,>4 mm,自然排出的可能性很小,应采取外科干预,包括 ESWL 和 URS(输尿管镜技术)及手术取石。

三、膀胱结石

(一)临床表现

膀胱结石多见于 2～7 岁男孩。主要症状是排尿困难和排尿痛,有时有尿中断或尿淋漓现象。常有继发感染,出现脓尿和尿频,血尿不太多见。较大的结石,肛门指诊有时可触及。

泌尿系统平片及膀胱区 B 超检查对诊断大有帮助。

(二)治疗

主要原则同肾结石。此外应注意:①遇有尿中断病例,可令患者变换体位排尿;②遇有膀胱颈部结石嵌顿者,因合并急性尿潴留,可考虑耻骨上膀胱穿刺或行急诊膀胱切开取石术;③较小的膀胱结石可试用中药排石;④部分结石经纤维膀胱镜碎石后排出。

四、尿道结石

(一)临床表现

主要症状为排尿困难和排尿痛,有时有排尿中断或尿滴沥现象。尿道结石一般是单个,多从上段尿路进入尿道,引起急性尿潴留。

1.前尿道结石

常在阴茎腹侧触及结石,部分病例结石卡在尿道口处,可直接看到。

2.后尿道结石

有时在会阴部触及。

3.导尿管触及结石

尿潴留时,插导尿管经常受阻,插金属导尿管有触及结石感觉。

(二)诊断

本病诊断多无困难。化验尿时除有红细胞外尚有白细胞。B 超及 X 线平片对诊断大有帮助。

(三)治疗

尿道结石,男性尿道有 3 处狭窄部位,就是尿道出口、尿道膜部和尿道外口处。尿道结石多发生在此 3 个部位。如结石在后尿道部位,可用尿道探子将结石推入膀胱,再切开膀胱取石。如结石在接近尿道口附近,可应用纹氏钳将结石取出。结石在尿道膜部或球部且嵌顿在尿道内引起尿潴留者,则需在局部切开取石,用可吸收线缝合尿道,尿道内放硅胶尿管 2 周。

第四节　泌尿系统感染

泌尿系统感染(UTI)是由病原体直接侵入尿路,在尿液中生长繁殖,并侵犯尿路黏膜或组织而引起损伤。感染可累及上、下泌尿道,因定位困难统称为泌尿系统感染。

一、病因及分类

(一)病因

小儿容易发生尿路感染有其自身的生理解剖特点,因此在临床上也与成人不尽相同。

1.生理解剖特点

小儿时期的生理解剖具有特殊性,因而易患泌尿系统感染。

(1)婴幼儿输尿管相对较长而弯曲,管径相对宽,管壁肌肉及弹力纤维发育不良,因而易被压扁、扭曲,发生尿流不畅,易致感染。女婴尿道短粗,外口暴露,易被粪便污染。卫生习惯不良也是造成感染的因素之一。

(2)婴幼儿泌尿道局部的抗感染能力差,如上皮的抗病能力、局部的 pH、分泌型 IgA 都与成人不完全一样,也是促发尿路感染的又一个因素。

2.病理因素

各种原因引起的尿滞留,包括先天性和后天性 2 种。

(1)先天尿路畸形:肾盂输尿管连接处狭窄、后尿道瓣膜、严重尿道下裂、尿道外口瓣膜、多囊肾、马蹄肾等。

(2)后天性因素:有尿路结石、神经性膀胱、腹腔肿物压迫尿路、肿瘤造成尿路梗阻等。

此外,泌尿道器械检查、导尿、寄生虫感染、维生素 A 缺乏,以及全身健康状况不良等也是导致尿路感染的诱因。

3.常见的致病菌

80％～90％由肠道杆菌致病。在首发的原发性尿路感染病例中,最常见的是大肠埃希菌,其次为变形杆菌、克雷伯杆菌及副大肠埃希菌等。少数为粪链球菌和金黄色葡萄球菌等,偶由病毒、支原体或真菌引起。

(1)治疗不彻底或伴尿路结构异常者,细菌易产生耐药性,可致反复感染,迁延不愈,转为慢性。

(2)有时由于抗生素的作用,细菌产生变异,细胞膜破裂,不能保持原有状态,但在肾脏髓质高渗环境中仍可继续生存,如停药过早,细菌恢复原状仍可致病。

4.感染途径

(1)上行感染为致病菌从尿道口上行引起膀胱、肾盂和肾间质的感染,多见于女孩。

(2)血行感染多发生在新生儿及小婴儿,常见于脓疱病、肺炎、败血症病程中,细菌随血清进入肾实质及肾盂引起泌尿系统感染。

(3)少数可由淋巴通路及邻近器官或组织直接波及所致。

(4)尿路器械检查也可为感染途径。

(二)分类

(1)小儿泌尿系统感染按病情缓急可分为急性和慢性泌尿系统感染。急性泌尿系统感染是指病程在 6 个月以内;慢性泌尿系统感染是指病程在 6 个月以上,病情迁延者。

(2)根据感染部位分为上尿路感染即肾盂肾炎,下尿路感染即膀胱炎和尿道炎。

(3)按功能和解剖学上是否存在异常可分为复杂性和非复杂性泌尿系统感染。伴有泌尿系统解剖和功能异常者为复杂性泌尿系统感染,反之为非复杂性泌尿系统感染。

(4)按症状有无分为症状性泌尿系统感染和无症状性泌尿系统感染。发病有症状者称症状性泌尿系统感染,多见于医院就诊的患者;无自觉症状仅在尿筛查时发现,称无症状性泌尿系统感染。

(5)按发作的特点分为初发和再发,再发又可分为复发和再感染。复发是指尿路感染治疗后,菌尿一度消失,但停药 4～6 周后同一细菌引起的菌尿再次出现。每次培养所得细菌同属一个血清类型,则证实为真正复发,提示治疗失败或不彻底。再感染是指经治疗后症状消失,菌尿转阴,于停药 6 周后症状再现,菌

落计数超过 $10^5/mL$，但菌种（株）与前次不同。

二、诊断

（一）临床表现

因年龄和泌尿系统感染部位不同而异，年长儿与成人相似，年幼儿以全身症状为主要表现，泌尿系统症状不易表达或不明显。

1.新生儿期

通过血行或上行感染，男性发病多于女性，全身症状明显，表现如败血症，有体重下降、发热或体温不升、苍白、发绀、黄疸、呕吐、腹泻、嗜睡感、激动及喂养困难等（30％血培养与尿培养一致）。

2.婴幼儿期

以上行感染多见，女孩占多数，全身中毒症状严重而尿路局部症状轻微或缺如。常以发热最突出，而呕吐、腹泻、食欲缺乏、精神萎靡或烦躁、面色苍白等其他全身症状也较明显，偶发惊厥。排尿时哭闹、尿频、新近出现遗尿或有顽固性尿布疹应想到本病。

3.学龄前和学龄期

年长儿上尿路感染除发热、寒战、腹痛等全身症状外，常伴腰痛和肾区叩击痛；下尿路感染以尿频、尿急、尿痛、排尿困难或一过性血尿为主。

（二）实验室检查

1.尿常规

清洁中段尿，离心后白细胞计数 $\geqslant 10$ 个/HPF 或不离心白细胞计数 $\geqslant 5$ 个/HPF，偶见成堆，红细胞少见，可有微量蛋白和白细胞管型。

2.尿培养及菌落计数

中段尿培养有细菌生长，且菌落计数超过 $10^5/mL$ 可确诊，$10^4 \sim 10^5/mL$ 为可疑，低于 $10^4/mL$ 多是污染。若细菌数低于 $10^5/mL$ 而症状明显，2 次培养得同一细菌，仍有诊断价值。若高度怀疑尿路感染而常规培养阴性，必要时应做L 型菌培养和厌氧菌培养。

3.尿涂片检菌

油镜下每视野找到 1 个细菌，提示培养计数超过 $10^5/mL$。

4.耻骨上膀胱穿刺尿液培养

只要有细菌生长即可确诊。

5.离心尿沉渣涂片

革兰染色找菌,细菌超过1个/HPF,结合临床尿感症状即可确诊。

(三)影像学检查

以了解肾脏大小、有无瘢痕形成、肾脏受累程度及是否有畸形、梗阻、结石、积水及肿物等影响治疗及加重感染的因素。

影像学检查包括双肾 B 超检查、静脉尿路造影,如怀疑膀胱输尿管反流（VUR）,应做排泄性膀胱尿道造影。磁共振在评价肾瘢痕时敏感性为100%,然而特异性只有78%,故在评价肾瘢痕时不可能取代^{99m}Tc-二巯基丁二酸扫描。

三、鉴别诊断

(一)急性肾小球肾炎

初期偶有膀胱刺激症状,但水肿较明显,伴少尿、高血压,尿常规红细胞较多,血补体 C_3 可下降,但无菌尿。肾穿刺肾脏病理组织学检查和细菌培养有助于两者鉴别。

(二)肾结核

若累及膀胱,可有血尿、脓尿和膀胱刺激症状。但起病缓慢,有结核中毒症状,PPD 试验阳性,尿培养找到结核分枝杆菌,肾盂造影显示肾盂、肾盏破坏有助于诊断。

(三)出血性膀胱炎

可作为尿路感染的特殊类型,在成人多由大肠埃希菌引起,儿童多由腺病毒11 型、21 型引起。急性起病,男性多见,有严重的肉眼血尿和膀胱刺激症状,膀胱区有压痛。尿常规检查有大量的红细胞、少量白细胞,尿培养阴性。症状在3～4 天内自然缓解,病程不超过 7 天,B 超检查肾脏正常,膀胱壁不规则增厚。

四、规范化治疗

(一)一般治疗

急性感染时应卧床休息,多饮水,勤排尿,减少细菌在膀胱内停留时间。女孩应注意外阴部清洁,积极治疗蛲虫。

(二)抗感染治疗

应早期积极应用抗生素治疗。

1.药物选择的一般依据

(1)对肾盂肾炎应选择血浓度高的药物,而下尿路感染则应选择尿浓度高的药物如呋喃类或磺胺类抗菌药。

(2)尿培养及药物敏感结果。

(3)肾损害少的药物。

2.急性初次感染

经以下药物治疗,症状多于2～3天内好转、菌尿消失。如治疗2～3天症状仍不见好转或菌尿持续存在,多表明细菌对该药可能耐药,应及早调整,必要时可两种药物联合应用。

(1)磺胺甲噁唑(又名复方新诺明):为初次感染首选药,每天25～50 mg/kg,分2次口服。

(2)呋喃妥因:每天5～10 mg/kg,分3次口服。

(3)氨苄西林:每天50～100 mg/kg,分2～3次口服,也可肌内注射或静脉注射。

(4)头孢噻肟钠:每天100～200 mg/kg,分3次静脉注射。

(5)头孢曲松钠:每天50～75 mg/kg,分2次肌内注射或静脉注射。

急性期用药2～3周,重症6～8周。停药2周后尿培养2次阴性为临床痊愈。

(三)积极矫治尿路畸形

膀胱输尿管反流(VUR)最常见,其次是尿路梗阻和膀胱憩室,一经证实应及时予以矫治,否则泌尿系统感染难被控制。

五、预后

患者可有复发或再感染,但大多预后良好,慢性病例1/4可治愈,其中部分患者感染后有肾瘢痕形成,影响肾的发育,迁延多年发展至肾功能不全。特别对伴有先天性尿路畸形或尿路梗阻者,如未及时矫治,预后不良。

由于本病容易复发,因此对患者定期随访很重要。急性疗程结束后每月随访1次,共3个月。如无复发,可认为治愈。反复发作者每3～6个月复查1次,共2年或更长。

第五章 儿科常见神经系统疾病

第一节 小儿惊厥

惊厥是小儿时期常见的急症,由大脑细胞群神经元的过量异常放电所致的大脑功能的暂时性紊乱,表现为全身或局部肌肉抽搐,可伴有不同程度的意识障碍。若惊厥持续超过 30 分钟,或频繁惊厥中间无清醒期者,称为惊厥持续状态;当惊厥持续 20 分钟以上者,可致脑损伤。有时惊厥后产生暂时性肢体瘫痪,称为 Todd 麻痹。

一、病因

小儿惊厥可由各种原因引起,可发生于各年龄组,但以 2 岁内多见。

(一)感染性疾病

多数伴发热,但严重感染可以不发热。感染性又分为颅内感染与颅外感染。

1.颅内感染性疾病

细菌性脑膜炎、脑脓肿、结核性脑膜炎、颅内静脉窦炎;病毒性脑炎、脑膜炎;隐球菌性脑膜炎;脑寄生虫病,如脑型肺吸虫病、血吸虫病、棘球蚴病、脑型疟疾及脑囊虫病等。

2.颅外感染性疾病

可以是因感染所致的高热引起惊厥(热性惊厥)或为感染的中毒症状。常见的颅外感染有呼吸道感染(上呼吸道感染、急性扁桃体炎、中耳炎、肺炎等)、消化道感染(细菌性、病毒性胃肠炎)、泌尿道感染(急性肾盂肾炎)、全身性感染和传染病(败血症、幼儿急疹、麻疹、猩红热、伤寒、感染性中毒性脑病及 Reye 综合征)。

(二)非感染性疾病

多为无热惊厥,但非感染性惊厥亦可为发热诱发。

1.颅内非感染性疾病

主要为癫痫,可为原发性(多为遗传性)癫痫,亦可为症状性癫痫(颅脑外伤、颅内出血、脑肿瘤、脑血管病变、中枢神经感染后、中枢神经系统畸形、脑变性、脱髓鞘病及急性脑水肿等)引起。

2.颅外非感染性疾病

(1)代谢性:低血糖症、水中毒、低钠血症、高钠血症、低镁血症、低钙血症等。

(2)遗传代谢缺陷:半乳糖血症、苯丙酮尿症、维生素 B_6 依赖症、枫叶糖尿症、高氨基酸血症等。

(3)中毒性:药物中毒有中枢兴奋剂、氨茶碱、抗组胺药、山道年、异烟肼等;食物中毒如毒蕈、白果、核仁、木薯、发芽马铃薯、霉变甘蔗等;农药与杀鼠药如有机磷、有机氯、磷化锌、安妥等。

(4)各种原因引起的脑缺氧(窒息和心源性急性脑缺氧等)。

二、诊断

详细询问病史,如惊厥发作年龄、发作形式、发作频度、发作持续时间,是否伴有发热,病变是静止还是进行性的;体格检查应全面,包括全身和神经系统的检查,注意与惊厥有关的异常特征,如智力、行为、皮肤异常色素斑(脱色斑与牛奶咖啡色斑)、头颅大小及外形、肝脾大、肢体活动情况、前囟、眼底及病理反射等;根据具体情况,选择性做实验室的辅助检查,以明确病因诊断。

(一)惊厥发作

对于任何突然的发作,形式刻板,伴有意识障碍,都应想到惊厥发作的可能。若医师能亲自看到发作过程,患者瞳孔散大,且对光反应消失,而患者对发作过程不能回忆,则惊厥的诊断即可成立。脑电图检查是诊断小儿惊厥性疾病的重要辅助检查,若临床上有发作,脑电图呈痫样放电或弥漫性改变,惊厥的诊断可以确定。

须与惊厥鉴别的阵发性发作的疾病有以下几种。

1.屏气发作

屏气发作见于 6 个月至 4 岁小儿,因疼痛,或要求得不到满足时,突然急哭、屏气、发绀,严重者可有意识丧失和抽惊痉,但睡眠时不发作,脑电图检查正常。

2.昏厥

昏厥多见于年长的女孩,发作前有长时间的站立,或有紧张、恐惧心理,发作时往往眼前发黑、面色苍白,然后倒下,脑电图检查多为正常。

3.多发性抽动

多发性抽动多发生于 2～15 岁,常表现为不自主的眨眼、缩鼻子、张嘴或努嘴、摇头、耸肩等,突然发作,但发作时患者意识清楚,若思想集中时可自控片刻,入睡后消失,脑电图检查正常或未见痫样放电。

4.交叉性擦腿动作

交叉性擦腿动作见于婴幼儿,主要见于女孩,发作时面部涨红、多汗,两大腿夹紧、并屈腿上下摩擦外阴部,发作时患者意识清楚,但当转移注意力时可中止发作。

5.癔症性抽搐

一般为年长儿,有情感性诱因,发作时患者四肢似呈大幅度抽动,但患者意识清楚,瞳孔不散大,对光反应敏感,发作后无昏睡,脑电图阴性,精神暗示治疗可终止,且患者不会跌倒、自伤和大、小便失禁等。

6.睡眠障碍

夜惊是入睡后不久突然坐起来、恐惧状,数分钟后安静下来入睡。梦游是睡眠中小儿突然坐起来,下床做一些无目的动作。睡眠肌阵挛是入睡后不久肢体不规则的抽动。夜惊、梦游和睡眠肌阵挛常常和复杂部分性发作相混淆,而睡眠脑电图诱发试验对鉴别诊断很有价值。

(二)分析惊厥的病因

首先区别是感染性还是非感染性,感染性是颅内感染还是颅外感染,同样地,对非感染性惊厥者要区别是颅内病变还是全身性系统性疾病。

重要的惊厥病因特点如下。

1.热性惊厥

这是小儿惊厥最常见的病因,3％～4％小儿有过热性惊厥。热性惊厥最常见于 6 个月至 5 岁的小儿,最后复发年龄不超过 6～7 岁;先发热后惊厥,发热 ≥38.5 ℃,惊厥发作多在初热的24 小时内;惊厥呈全身性,伴意识丧失,惊厥持续 10 分钟内,不超过 15 分钟,发作后很快清醒;多伴有呼吸道、消化道感染,而无中枢神经系统感染及其他脑损伤;惊厥发作后 2 周脑电图正常;患者体格检查和精神运动发育正常,往往有家族遗传倾向史。在下列情况患者虽为发热惊厥,但不能诊断为热性惊厥。①中枢神经系统感染;②中枢神经疾病,如颅脑外伤、颅内出血、占位、脑水肿及癫痫发作伴发热者;③严重的全身性代谢紊乱,如低血糖、低钠血症、苯丙酮尿症;④明显遗传性疾病,如结节性硬化、多发性神经纤维瘤病等神经皮肤综合征;⑤新生儿期的有热惊厥。热性惊厥根据发作特点和预后不同分为两型。单纯性热性惊厥的发作为全身性,持续数秒至数分钟,不超过15分钟,24小时内多无复发,发作后无神经系统异常;复杂性热性惊厥的发作呈局灶性,持续15分钟以上,24小时内有重复发作,发作后为暂时性麻痹。前者发展为癫痫2%～3%,后者发展为癫痫有50%左右。

2.急性中毒性脑病

某些急性感染过程中,可能由于病原体毒素、机体的变态反应、脑血管痉挛、脑缺血缺氧、脑水肿、水和电解质紊乱等引起的脑病,可见于急性细菌性痢疾、肺炎、百日咳、伤寒、败血症等疾病的极期,除有原发性疾病的症状、体征外,常伴有急性的意识障碍、惊厥、昏迷等。腰穿示脑脊液压力增高,而脑脊液中蛋白和细胞数多为正常或升高。

3.癫痫

大发作时意识丧失、瞳孔散大、对光反应消失、口吐白沫、四肢抽动、大、小便失禁,具有反复发作史,间歇期脑电图呈两侧对称性同步放电。局灶运动性发作,呈部分性抽搐,多不伴意识障碍,脑电图呈局灶性痫样放电。

4.中枢神经系统感染

一般均有感染症状,如发热、意识障碍、中枢感染后的颅内高压症,如头痛、呕吐及脑膜刺激征,拟为中枢感染时应做腰穿,送脑脊液常规、生化和找病原体。脑炎者应做EEG,化脓并发脑脓肿时做脑CT扫描。

5.神经皮肤综合征

神经皮肤综合征包括结节性硬化、多发性神经纤维瘤病、脑面血管瘤病及色素失禁症等,体检时应注意皮肤有无皮脂腺瘤、树叶状色素脱色斑、牛奶咖啡斑及面部葡萄酒色的血管痣,多有遗传性家族史。

6.低钙惊厥

低钙惊厥为婴儿期常见的无热惊厥原因之一,可由维生素D缺乏性佝偻病、甲状旁腺功能减退(原发性或手术后)、慢性肾功能不全以及酸中毒纠正后发生的低钙惊厥,可表现手足搐搦症、喉痉挛或全身性惊厥。大多数有佝偻病体征,血钙1.7～2.0 mmol/L(7～8 mg/dL),血磷高于正常,心电图呈Q-T延长。

7.低血糖症

婴幼儿和新生儿时期低血糖可出现惊厥,甚至意识障碍。大多由功能性或肝脏疾病引起,病前常有纳呆或减食、饥饿、感染、吐泻等前驱症状,多为晨起惊厥,年长儿可伴有面色苍白、出汗、恶心、心悸等。血糖测定是必要的。

8.维生素 B₆ 依赖症

由于母孕期呕吐而服用大量维生素 B_6,可使新生儿对其依赖,惊厥常发生于出生后数小时至数天内。而维生素 B_6 缺乏所致惊厥,常发生于 10 个月内,若静脉注射维生素 B_6 25～100 mg,可使惊厥停止,可作为诊断性治疗。

9.Reye 综合征

常发生于婴幼儿,前驱期常有轻微的上呼吸道感染症状,继之出现顽固性呕吐、抽搐、昏迷,而肝脏增大,血清 GPT 增高,血氨明显升高,血糖常降低。

10.阿-斯综合征

阿-斯综合征是完全性房室传导阻滞引起的急性脑缺血所致,当心脏停搏5～10 秒就可致昏厥,停搏 15 秒以上就发生惊厥,心脏听诊和心电图检查异常。

11.高血压脑病

高血压脑病主要由急性肾炎、慢性肾炎、长期大剂量激素应用、嗜铬细胞瘤及肾血管畸形等所致,往往先有复视、一过性失明、头痛、呕吐、眼底动脉痉挛及视盘水肿,或视网膜出血、渗出,血压明显升高,当血压骤升时引起惊厥,甚至昏迷。

(三)病因鉴别诊断

1.年龄组

新生儿期,新生儿出生后 3 天内主要有产伤、颅内出血、窒息、低血糖,4～7 天常见病因有低钙血症、低镁血症、核黄疸、化脑和颅脑畸形;婴幼儿期,婴儿常为热性惊厥、化脑、中毒性脑病及癫痫;学龄前期,小儿多为中毒、颅脑外伤、中枢感染、肿瘤及癫痫。

2.发病季节

热性惊厥终年可见;春季惊厥常由低钙惊厥、流脑引起;夏季有乙脑、中毒性菌痢及肠道病毒性脑炎。

3.起病方式

急性非反复发作的常见病因有热性惊厥、中枢神经系统感染、颅内出血、外伤及中毒等;慢性且反复发作的常见病因有癫痫、外伤后、中枢感染后及脑变性病等。惊厥伴有局灶性体征时多考虑脑内炎症、脑血管病变、脑肿瘤、脑脓肿等;急性起病,惊厥伴发热,多注意中枢神经系统感染,腰穿应列为常规检查。

三、治疗

惊厥发作时应尽快地控制,并积极寻找病因给予治疗。

(一)一般处理

(1)保持安静,禁止一切不必要的刺激。

(2)加强护理,防止外伤。

(3)保持呼吸道通畅,及时吸去喉部分泌物,防止吸入性窒息。

(4)严重者给氧,减少缺氧性脑损伤。

(二)止痉

特别对惊厥持续状态或频繁惊厥者应尽早控制惊厥。一般先给一次控制惊厥的负荷量,以尽快达到有效的血药浓度,然后再给予维持量,以保证维持有效的血药浓度。

1.地西泮

为首选药,因静脉给药数秒钟可进入脑组织,数分钟内于血和脑组织达到峰值,因再分布于30分钟后很快下降,其剂量为每次 $0.25 \sim 0.5$ mg/kg,速度1分钟不大于 1 mg,必要时可在 $15 \sim 30$ 分钟后重复静脉注射,最大剂量每次不超过 10 mg。不应肌内注射,因不易吸收,但直肠给药吸收亦快。一般在经用本药止痉后,用苯巴比妥每次 10 mg/kg 维持。

2.苯巴比妥钠

止惊效果好,维持时间长,不良反应少。苯巴比妥钠一次负荷量 $15 \sim 20$ mg/kg,12 小时后给维持剂量 $4 \sim 5$ mg/kg,5 岁不超过 250 mg,12 岁不超过 500 mg。

3.氯硝西泮

作用快,持续时间长达 $18 \sim 24$ 小时,剂量每次 $0.05 \sim 0.1$ mg/kg,静脉滴注/肌内注射,每天 1 次。

4.水合氯醛

每次 50 mg/kg 保留灌肠,止痉作用亦快,必要时 $30 \sim 60$ 分钟后重复。

5.丙戊酸钠静脉注射液

作用快,持续作用 $10 \sim 12$ 小时,对心脏呼吸无抑制作用,每天剂量通常在 $20 \sim 30$ mg/kg,当与肝酶诱导作用的抗惊厥药物合用时,每天剂量应增加 $5 \sim 10$ mg/kg,与苯巴比妥联合应用时,苯巴比妥剂量应减少。

(三)对症治疗

热性惊厥者应给予药物降温和物理降温;伴有颅内压增高或频繁惊厥发作或癫痫持续状态者应给予甘露醇降颅压,同时纠正水和电解质紊乱。

(四)病因治疗

对于病因应积极寻找并治疗,这在治疗惊厥时是不可忽视的。积极治疗中枢神经系统感染;纠正低血糖症、低镁血症、低钙血症;去除颅内肿瘤和颅内血肿;对于癫痫反复发作者应予以规范的抗癫痫药物治疗。

第二节　小 儿 癫 痫

癫痫是一组反复发作的神经元异常放电所致的暂时性中枢神经系统功能失常的慢性疾病。癫痫的患病率,发达国家为 5.0‰(4‰～8‰),发展中国家为7.2‰,不发达国家为11.2‰,估计全球约有 5 000 万癫痫患者,中国在 3.6‰～7.0‰。儿童是癫痫的发病高峰年龄,其中男性最为明显,9 岁以前发病者接近50%,以后发病率随年龄升高而下降。癫痫的发病率与性别有关,男性的患病率与发病率均明显高于女性。我国 6 城市调查表明,男女发病率和患病率之比均为 1.3∶1。

癫痫的死亡率明显高于非癫痫患者,多死于并发症肺炎;由癫痫发作直接导致死亡的占 6%～9%;死于意外事故,特别是溺水占 10%～20%;原因不明的突然死亡,约占 10%。国内报道癫痫的死亡率为(2.42～7.82)10 万,真正因癫痫死亡(死于癫痫持续状态)的只占所有死因的 20%,40.2%因意外事件死亡,死于自杀者占 5.51%,不明原因死亡为 4.13%。癫痫的发病率,城市略高于农村。不同地区之间患病率存在明显差异,不同种族之间的患病率也存在差异。

一、癫痫发作与分类

癫痫发作是大脑神经元异常放电引起的发作性脑功能异常。发作大多短暂并有自限性、重复性。由于异常放电所累及的脑功能区不同,临床可有多种发作表现,包括局灶性或全身性的运动、感觉异常,或行为认知、自主神经功能障碍。全身性发作时涉及较大范围皮层功能障碍,往往伴有程度不同的意识障碍。结合发作时的临床表现和相伴随的脑电图特征,国际抗癫痫联盟于 1981 年提出对发作类型的国际分类,迄今仍是临床工作的重要指南。1983 年我国小儿神经学术会议将其简化,如表 5-1 所示。

表 5-1　痫性发作的国际分类

Ⅰ.局灶性发作	Ⅱ.全部性发作	Ⅲ.不能分类的发作
单纯局灶性(不伴意识障碍)	强直-阵挛发作	
运动性发作	强直性发作	
感觉性发作	阵挛性发作	
自主神经性发作	失神发作	
精神症状发作	典型失神	
复杂局灶性(伴有意识障碍)	不典型失神	
单纯局灶性发作继发意识障碍	肌阵挛发作	
发作起始即有意识障碍的局灶性发作	失张力发作	
局灶性发作继发全身性发作	痉挛发作	

二、分类与病因

(一)分类

根据病因,可粗略地将癫痫分为 3 大类。

1.特发性癫痫

特发性癫痫又称原发性癫痫,是指由遗传因素决定的长期反复癫痫发作,不存在症状性癫痫可能性者。

2.症状性癫痫

症状性癫痫又称继发性癫痫。痫性发作与脑内器质性病变密切关联。

3.隐源性癫痫

虽未能证实有肯定的脑内病变,但很可能为症状性者。

(二)病因

随着脑的影像学和功能影像学技术发展,近年对癫痫的病因有了重新认识。与遗传因素相关者约占癫痫总病例数的 20%～30%,故多数(70%～80%)患者为症状性或隐源性癫痫,其癫痫发作与脑内存在或可能存在的结构异常有关。国内有报道 0～9 岁小儿症状性癫痫的病因是:围生期损伤 21.0%,脑发育不良18.9%,颅内感染 10.5%,脑外伤 9.1%,颅内软化灶 8.4%,海马病变 4.9%,脑肿瘤 2.8%,脑血管病2.1%,其他 22.4%。

1.脑内结构异常

先天或后天性脑损伤可产生异常放电的致痫灶或降低了痫性发作阈值,如各种脑发育畸形、染色体病和先天性代谢病引起的脑发育障碍、脑变性和脱髓鞘性疾病、宫内感染、肿瘤、颅内感染、产伤或脑外伤后遗症等。

2.遗传因素

遗传因素包括单基因遗传、多基因遗传、染色体异常伴癫痫发作、线粒体脑病等。过去主要依赖连锁分析和家族史来认定其遗传学病因。近年来依靠分子生物学技术，至少有10种特发性癫痫或癫痫综合征的致病基因得到克隆确定，其中大多数为单基因遗传，系病理基因致神经细胞膜的离子通道功能异常，降低了痫性发作阈值而患病。

3.诱发因素

许多体内、外因素可促发癫痫的临床发作，如遗传性癫痫常好发于某一特定年龄阶段，有的癫痫则主要发生在睡眠或初醒时；女性患者青春期来临时节易有癫痫发作或加重等。此外，饥饿、疲劳、睡眠不足、过度换气、预防接种等均可能成为某些癫痫的诱发因素。

三、临床表现

（一）局灶性（部分性、局限性）发作

1.单纯局灶性发作

发作中无意识丧失，也无发作后不适现象。持续时间 10～20 秒，其中以局灶性运动性发作最常见，表现为面、颈或四肢某部分的强直或阵挛性抽动，特别易见头、眼持续性同侧偏斜的旋转性发作。年长儿可能会诉说发作初期有头痛、胸部不适等先兆。有的患者于局限性运动发作后出现抽搐后肢体短暂麻痹，持续数分钟至数小时后消失，称为 Todd 麻痹。局灶性感觉发作（躯体或特殊感觉异常）、自主神经性发作和局灶性精神症状发作在小儿时期少见，部分与其年幼无法表达有关。

2.复杂局灶性发作

复杂局灶性发作见于颞叶和部分额叶癫痫发作。可从单纯局灶性发作发展而来，或一开始即有意识部分丧失伴精神行为异常。50％～75％的儿科病例表现为意识浑浊情况下自动症，如吞咽、咀嚼、解衣扣、摸索行为或自言自语等。少数患者表现为发作性视物过大或过小、听觉异常、冲动行为等。

3.局灶性发作演变为全部性发作

由单纯局灶性或复杂局灶性发作扩展为全部性发作。

（二）全部性发作

指发作中两侧半球同步放电，均伴有程度不等的意识丧失。

1.强直-阵挛发作

强直-阵挛发作是临床常见的发作类型,包括原发性以及从局灶性扩展而来的继发性全面性强直-阵挛发作。发作主要分为两期:①开始为全身骨骼肌伸肌或屈肌强直性收缩伴意识丧失、呼吸暂停与发绀,即强直期。②紧接着全身反复、短促的猛烈屈曲性抽动,即阵挛期。常有头痛、嗜睡、疲乏等发作后现象。发作中 EEG 呈全脑棘波或棘-慢复合波放电,继发性者从局灶放电扩散到全脑。部分年长儿能回忆发作前先有眼前闪光、胸中一股气向上冲等先兆,直接提示继发性全面性癫痫的可能性。

2.失神发作

发作时突然停止正在进行的活动,意识丧失但不摔倒,手中物品不落地,两眼凝视前方,持续数秒钟后意识恢复,对刚才的发作不能回忆,过度换气往往可以诱发其发作。EEG 有典型的全脑同步 3 Hz 棘-慢复合波。

3.非典型失神发作

非典型失神发作与典型失神发作表现类似,但开始及恢复速度均较典型失神发作慢,EEG 为 1.5～2.5 Hz 的全脑慢-棘慢复合波。多见于伴有广泛性脑损害的患者。

4.肌阵挛发作

为突发的全身或部分骨骼肌触电样短暂(＜0.35 秒)收缩,常表现为突然点头、前倾或后仰,而两臂快速抬起。重症者致跌倒,轻症者感到患者"抖"了一下。发作中通常伴有全脑棘-慢或多棘-慢波爆发。大多见于有广泛性脑损伤的患者。

5.阵挛性发作

仅有肢体、躯干或面部肌肉节律性抽动而无强直发作成分。

6.强直性发作

突发的全身肌肉强直收缩伴意识丧失,使患者固定于某种姿势,但持续时间较肌阵挛长,5～60 秒。常见到角弓反张、伸颈、头仰起、头躯体旋转或强制性张嘴、睁眼等姿势。通常有跌倒和发作后症状。发作间期 EEG 背景活动异常,伴多灶性棘-慢或多棘-慢波爆发。

7.失张力性发作

全身或躯体某部分的肌肉张力突然短暂性丧失伴意识障碍。全身性失张力发作者表现为患者突然跌倒、头着地甚至头部碰伤。部分性失张力发作者表现为点头样或肢体突然下垂动作。EEG 见节律性或不规则、多灶性棘慢复合波。

8.痉挛

这种发作最常见于婴儿痉挛,表现为同时出现点头、伸臂(或屈肘)、弯腰、踢腿(或屈腿)或过伸样等动作,其肌肉收缩的整个过程1～3秒,肌收缩速度比肌阵挛发作慢,持续时间较长,但比强直性发作短。

(三)癫痫(或惊厥)持续状态和癫痫综合征

1.癫痫(或惊厥)持续状态

凡一次性癫痫发作(或惊厥发作)持续30分钟以上,或反复发作而间歇期意识无好转超过30分钟者,均称为癫痫或惊厥持续状态(SE)。各种癫痫发作均可发生持续状态,但临床以强直-阵挛持续状态最常见。

2.小儿时期常见的几种癫痫和癫痫综合征

大多数癫痫患者均以前述某一种发作类型为其主要临床表现。全身性发作中,以原发性或继发性强直-阵挛发作或阵挛性发作最常见。局灶性发作中以局灶性运动和复杂局灶性发作居多,后者又称颞叶癫痫。部分患者因具有一组相同发作症状与体征,同属于某种特殊癫痫综合征,在治疗和预后的估计上有其特殊性。为此,国际抗癫痫联盟于1989年进一步提出了癫痫和癫痫综合征的分类。以下介绍儿科常见的几种癫痫综合征。

(1)伴中央颞区棘波的儿童良性癫痫:儿童最常见的一种癫痫综合征,占小儿时期癫痫的15％～20％。约30％患者有类似家族史,多认为属常染色体显性遗传,但外显率低且有年龄依赖性。通常于2～14岁发病,9～10岁为发病高峰期,男孩略多于女孩。3/4的发作在入睡后不久及睡醒前。发作大多起始于口面部,呈局灶性发作,如唾液增多、喉头发声、不能主动发声或言语以及面部抽搐等,但很快继发全身性强直-阵挛发作伴意识丧失,此时才被家人发现,因此经常被描述为全身性抽搐。体检无异常。发作间期EEG背景正常,在中央区和颞中区可见棘、尖波或棘-慢复合波,一侧、两侧或交替出现,30％的患者仅在睡眠记录中出现异常(图5-1)。本病预后良好,药物易于控制,生长发育不受影响,大多在15～19岁停止发作,但不到2％的病例可能继续癫痫发作。

(2)儿童失神癫痫:大多于3～13岁发病,6～7岁为高峰,近2/3为女孩,有明显遗传倾向。表现为频繁的失神发作,每天数次甚至上百次。每次发作数秒钟,不超过30秒,因而不跌倒,也无明显体位改变。患者对发作中情况不能回忆,无头痛、嗜睡等发作后症状,体格检查无异常。EEG为特征性全部性棘-慢复合波爆发,过度换气常可诱发特征EEG爆发图形和临床发作(图5-2)。药物易于控制,预后大多良好。

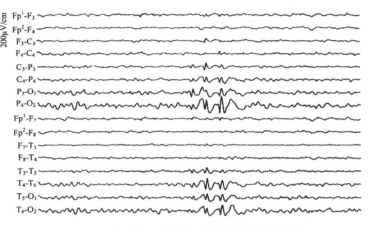

图 5-1 伴中央颞棘波的小儿良性癫痫脑电图

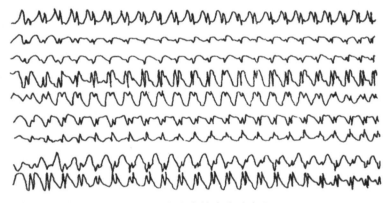

图 5-2 小儿失神癫痫脑电图

(3)婴儿痉挛(又称 West 综合征):以 1 岁前婴儿期起病(生后 4～8 月为高峰)、频繁的痉挛发作、特异性高幅失律 EEG 图形以及病后精神运动发育倒退为其基本临床特征。痉挛发作主要表现为屈曲型、伸展型和混合型 3 种形式,但以混合型和屈曲型居多。屈曲型痉挛发作时,婴儿呈点头哈腰屈(或伸)腿状。伸展型发作时婴儿呈角弓反张样。痉挛多成串地发作,每串连续数次或数十次,动作急速,可伴有婴儿哭叫。常于思睡和睡醒时加重。高幅失律 EEG 对本病诊断有价值,在不同步、不对称,并有爆发抑制交替倾向的高波幅慢波背景活动中,混有不规则的、多灶性棘、尖与多棘慢波爆发(图 5-3)。睡眠记录更易获得典型高幅失律图形。其病因复杂,大致可分为隐源性和症状性两大类。后者是指发病前已有宫内、围生期或生后脑损伤证据,如精神运动发育迟缓、异常神经系统体征或头颅影像学改变等,治疗效果差,80%以上存在遗留智力低下。约 20%的婴儿痉挛病例属隐源性,病前无脑损伤证据可寻,若早期治疗 40%患者可望获得基本正常的智能和运动发育。

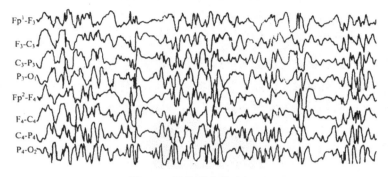

图 5-3　婴儿痉挛脑电图

（4）Lennox-Gastaut 综合征（LGS）：以儿童期（1～8 岁）起病、频繁而多样的发作形式、EEG 呈慢-棘慢（<3 Hz）复合波及智力运动发育倒退为基本特征。25%以上有婴儿痉挛病史。一天内可同时有多种形式发作,其中以强直性最多见,次为肌阵挛或失张力发作,还可有强直-阵挛、不典型失神等。非快速眼动（NREM）睡眠期较清醒时有更频繁发作。多数患者的智力和运动发育倒退。EEG 显示在异常慢波背景活动上重叠 1.5～2.5 Hz 慢-棘慢复合波（图 5-4）。治疗困难,1/3 以上患者对多种抗癫痫药物无效,是儿童期一种主要的难治性癫痫。

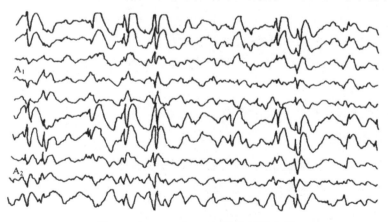

图 5-4　Lennox-Gastaut 综合征脑电图

（5）全面性癫痫伴热性惊厥附加症（GEFS⁺）：近年来,国际多数学者建议不再把热性惊厥（FS）诊断为癫痫,但认定为一种儿童时期常见的癫痫综合征

GEFS$^+$。然而,与一般 FS 不同,GEFS$^+$ 患者于 6 岁后继续有频繁的、伴发热或无热的痫性发作,总发作次数超过一般 FS,甚至可达数十次。低于 3 Hz 的慢棘-慢复合波为本病的 EEG 特征。GEFS$^+$ 常有癫痫或 FS 家族史,一个家族中可有多种发作形式,多数仅表现为一般 FS,但部分于 6 岁后继续频繁的 FS(强直-阵挛性发作)发作,称为 FS$^+$。

GEFS$^+$ 的发生受遗传因素影响,一些人根据家系分析认定属常染色体显性遗传,由于不完全外显率,导致了临床各种表型。但有学者主张为复杂性多基因遗传,以此解释 GEFS$^+$ 的表型异质性。近年来初步锁定本病的两个基因座分别在 19q 和 2q 上。

四、诊断

确立癫痫诊断,应力求弄清以下 3 个问题:①其发作究竟是否为痫性发作;②若系痫性发作,进一步弄清是什么发作类型,抑或属于某一特殊的癫痫综合征;③尽可能明确或推测癫痫发作的病因。

(一)相关病史

1.发作史

癫痫患者可无明显异常体征,详细而准确的发作史对诊断特别重要。癫痫发作应具有发作性和重复性这一基本特征。问清楚从先兆、发作起始到发作全过程,有无意识障碍,是局限性还是全身性发作,发作次数及持续时间,有无任何诱因,以及与睡眠的关系等。

2.提示与脑损伤相关的个人与过去史

如围生期异常、运动及智力发育落后、颅脑疾病与外伤史等。

3.家族病史

癫痫、精神病及遗传代谢病家族史。

(二)体格检查

体格检查尤其是与脑部疾病相关的阳性体征,如头围、智力低下、瘫痪、锥体束征或各种神经皮肤综合征等。

(三)辅助检查

癫痫定位检查的方法分为 3 类:①脑电生理检查,如各种 EEG。②脑形态学检查,如 CT、MRI 等。③脑功能显像,如 MAR、DSA、脑代谢显像及脑神经受体显像。

1.EEG

EEG 是诊断癫痫最重要的实验室检查,不仅对癫痫的确诊,而且对临床发作分型和转归分析均有重要价值。EEG 中出现棘波、尖波、棘-慢复合波等痫样放电者,有利癫痫的诊断。多数痫样波的发放是间歇性的,EEG 描记时间越长,异常图形发现率越高。若仅做常规清醒描记,EEG 阳性率不到 40%,加上睡眠等各种诱发试验可增至 70%。故一次常规 EEG 检查正常不能排除癫痫的诊断。必要时可进一步做动态脑电图(AEEG)或录像脑电图(VEEG),连续做 24 小时或更长时程记录,可使阳性率提高至80%~85%。若在长时程记录中出现"临床发作",不仅能获得发作期痫性发放图形,还可弄清楚癫痫波发放的皮层起源区,区分原发与继发性癫痫。实时的观察"临床发作"录像,能更好确认发作类型。若"临床发作"中无癫痫发作 EEG 伴随,癫痫发作的可能性就很小了。

2.影像学检查

当临床表现或 EEG 提示为局灶性发作或局灶-继发全身性发作的患者,应做颅脑影像学包括 CT、MRI 甚至功能影像学检查。

五、鉴别诊断

(一)婴幼儿擦腿综合征

发作时婴儿双腿用劲内收,或相互摩擦,神情贯注,目不转睛,有时两上肢同时用劲,伴出汗。本病发作中神志始终清楚,面红而无苍白青紫,可随时被人为中断,发作期和发作间期 EEG 正常,可与癫痫区别。

(二)婴幼儿屏气发作

多发生于 6~18 个月婴儿。典型表现是当遇到不愉快而引起啼哭时,立即出现呼吸停止,青紫和全身肌张力低下,可有短暂意识障碍,一般不超过 1 分钟。再现自主呼吸后随即一切恢复正常。与癫痫的区别在于本病明显以啼哭为诱因,意识丧失前先有呼吸暂停及青紫,EEG 无异常,随年龄增大发作逐渐减少,5 岁以后不再发作。

(三)睡眠障碍

1.夜惊

常见于 4~7 岁儿童,属非动眼睡眠期(NREM)的睡眠障碍。深睡中患者突然坐起哭叫,表情惊恐,伴有瞳孔散大、出汗、呼吸急促等交感神经兴奋表现,不易唤醒。数分钟后即再度安静入睡。次日对发作无记忆。根据其发作的自限性,EEG 正常,可与癫痫区别。

2.梦魇

以学龄前或学龄期儿童居多。常发生在后半夜和动眼睡眠期(REM),患者因噩梦而引起惊恐状发作。与夜惊不同,梦魇中患者易被唤醒,醒后对刚才梦境能清楚回忆,并因此心情惶恐无法立即再睡。根据其 EEG 正常,对发作中梦境的清楚回忆,可与癫痫鉴别。

3.梦游症

梦游症也是 NREM 深睡期障碍。患者从睡中突然起身,从事一些无目的的活动,如穿衣、搜寻、进食甚至开门窗等。发作中表情呆滞,自言自语地说一些听不懂的言词。醒后对发作无记忆。与精神运动性癫痫发作的区别在于各次发作中梦游症的异常行为缺少一致性,发作中 EEG 正常,患者易被劝导回床,也无发作后意识恍惚或乏力等表现。

(四)偏头痛

本病是小儿时期反复头痛发作的主要病因。典型偏头痛主要表现为视觉先兆、偏侧性头痛、呕吐、腹痛和嗜睡等。儿童以普通型偏头痛多见,无先兆,头痛部位也不固定。常有偏头痛家族史,易伴恶心、呕吐等胃肠道症状。实际上临床极少有单纯的头痛性或腹痛性癫痫者,偏头痛决不会合并惊厥性发作或自动症,EEG 中也不会有局灶性痫性波放电。

(五)抽动性疾病

抽动是指突发性不规则肌群重复而间断的异常收缩(即所谓运动性抽动)或发声(即声音性抽动)。大多原因不明,精神因素可致发作加剧。主要表现为以下 3 种形式。①简单性抽动:仅涉及一组肌肉的短暂抽动如眨眼、头部抽动或耸肩等,或突然爆发出含糊不清的单音如吸气、清喉、吸吮、吹气甚至尖叫声。②复杂性抽动:多组肌群的协同动作,如触摸、撞击、踢腿、跳跃等,缺乏目的性,成为不适时机的异常突发动作,或模仿性姿势。③Tourette 综合征:指多种运动性和语声性抽动症状持续 1 年以上的 21 岁以下儿童及青少年患者。可能与遗传因素有关。发作程度时轻时重,形式常有变化。5~10 岁发病,男孩更多见。初期可能仅为简单性抽动,以后发展为复杂性抽动,病情波动,并反复迁延不愈,甚至持续到成年。

(六)晕厥

晕厥是暂时性脑血流灌注不足引起的一过性意识障碍。年长儿多见,尤其是青春期。常发生在患者持久站立,或从蹲位骤然起立以及剧痛、劳累、阵发性心律不齐、家族性 QT 间期延长等情况中。晕厥前,患者常有眼前发黑、头晕、苍白、出汗、无力等先兆,继而短暂意识丧失,偶有肢体强直或抽动,清醒后对发作情况不能回忆,并有疲乏感。与癫痫不同,晕厥患者意识丧失和倒地均逐渐发生,发作中少有躯体损伤,EEG 正常,头竖直-平卧倾斜试验呈阳性反应。

(七)癔症性发作

可与多种癫痫发作类型混淆。但癔症发作并无真正意识丧失,发作时慢慢倒下不会有躯体受伤,无大、小便失禁或舌咬伤。抽搐动作杂乱无规律,瞳孔散大,深、浅反射存在,发作中面色正常,无神经系统阳性体征,无发作后嗜睡,常有夸张色彩。发作期与发作间期 EEG 正常,暗示治疗有效,与癫痫鉴别不难。

六、治疗

早期合理的治疗,能使 90% 以上癫痫患者的发作得到完全或大部分控制,多数患者可不再复发。家长、学校及社会应树立信心,批驳"癫痫是不治之症"这一错误观念。在帮助患者接受正规治疗同时,应安排规律的生活、学习、作息,并注意其安全。

(一)药物治疗

合理使用抗癫痫药物是当前治疗癫痫的主要手段。

1.早期治疗

反复的癫痫发作将导致新的脑损伤,早期规则治疗者成功率高。但对首次发作轻微,且无其他脑损伤伴随表现者,也可待第二次发作后再用药。抗癫痫药物的使用可参考表 5-2。

2.根据发作类型选药

常用药物中,丙戊酸(VPA)与氯硝西泮(CZP)是对大多数发作类型均有效的广谱抗癫痫药;而抗癫痫新药中,主要是托吡酯(妥泰,TPM)和拉莫三嗪(LTG),这两种药物具有较广谱抗癫痫作用(表 5-3)。

3.单药或联合用药的选择

近 3/4 的病例仅用一种抗癫痫药物即能控制其发作。对于应用一种药物不能控制着,应考虑选择2~3种作用机制互补的药物联合治疗。

4.用药剂量个体化

从小剂量开始,依据疗效、患者依从性和药物血浓度逐渐增加并调整剂量,达最大疗效或最大血浓度时为止。一般经 5 个半衰期服药时间可达该药的稳态血浓度。

表 5-2　传统抗癫痫药物与抗癫痫新药

	药物	剂量 （mg/kg·d）	有效血度 （μg/mL）	消除半衰期 （h）	主要不良反应
传统抗癫痫药物	丙戊酸钠（VPA）	15～40	50～100	11～20	食欲和体重增加、肝功能损害等
	卡马西平（CBZ）	15～30	4～12	8～20	头晕、皮疹、白细胞减少、肝功能损害等
	苯妥英钠（PHT）	3～8	10～20	22	齿龈增生、共济失调、皮疹、白细胞减少
	苯巴比妥（PB）	3～5	20～40	48	多动、注意力不集中、皮疹
	乙琥胺（ESX）	20	40～120	55	胃肠道反应、头痛、白细胞减少
抗癫痫新药	氯硝西泮（CZP）	0.02～0.2	20～80	20～60	嗜睡、共济失调、流涎、全身松软
	硝西泮（NZP）	0.2～1	—	8～36	同 CZP
	托吡酯（妥泰）（TPM）	3～6	—	15	嗜睡、思维慢、食欲减退、体重减低、少汗
	拉莫三嗪（LTG）	5～15	1.5～3.0	20～30	皮疹、嗜睡、头痛、共济失调、胃肠反应
	氨基烯酸（VGB）	40～80		5～6	嗜睡、精神压抑、视野缺失
	奥卡西平（OCBZ）	10～30	—	8～15	同 CBZ，但较 CBZ 轻

表 5-3　不同癫痫发作类型的药物选择

发作类型	抗癫痫药物	
	常用抗癫痫药物	抗癫痫新药
强直-阵挛性发作（原发和继发）	VAP、CBZ、PB、PHT、CZP	TPM、LTG
肌阵挛、失张力、强直性或不典型失神发作	VPA、CZP、NZP	TPM、LTG
失神发作	ESM、VPA、CZP	LTG
局灶性发作、继发性强直-阵挛发作	CBZ、VPA、PHT、PB、CZP	TPM
婴儿痉挛	ACTH、CZP、VPA、NZP	VGB、TPM、LTG

5.长期规则服药以保证稳定血药浓度

一般应在服药后完全不发作2～4年,又经3～6月逐渐减量过程才能停药。婴幼儿期发病、不规则服药、EEG持续异常以及同时合并大脑功能障碍者,停药后复发率高。青春期来临易致癫痫复发、加重,故要避免在这个年龄期减量与停药。

6.定期复查

密切观察疗效与药物不良反应。除争取持续无临床发作外,至少每年应复查一次常规EEG检查。针对所用药物主要不良反应,定期监测血常规、血小板计数或肝肾功能。在用药初期,联合用药、病情反复或更换新药时,均应监测药物血浓度。

(二)手术治疗

有20%～30%的患者对各种抗癫痫药物(AEDS)治疗无效而被称为难治性癫痫,对其中有明确局灶性癫痫发作起源的难治性癫痫,可考虑手术治疗。手术适应证:①难治性癫痫,有缓慢发展的认知障碍及神经功能受损表现;②病灶切除后不致引起难于接受的新病灶;③证实无代谢性疾病;④体检发现有定位及定侧的皮质功能障碍;⑤MRI定位在一个半球的局部病变;⑥三大常规检查(MRI、PET、VEEG)有一致性定侧及定位表现。

近年来对儿童难治性癫痫的手术治疗有增多趋势,其中2/3因颞叶病灶致癫痫难治而行病灶切除,术后约60%发作缓解,36%有不同程度改善。其他手术方式包括非颞叶皮层区病灶切除术、病变半球切除术以及不切除癫痫灶的替代手术(如胼胝体切断术、软脑膜下皮层横切术)。

手术禁忌证包括伴有进行性大脑疾病、严重精神智能障碍(IQ<70),或活动性精神病,或术后会导致更严重脑功能障碍的难治性癫痫患者。

(三)癫痫持续状态(ES)的急救处理

1.尽快控制ES发作

立即静脉注射有效而足量的抗癫痫药物,通常首选地西泮,大多在1～2分钟止惊,每次剂量0.3～0.5 mg/kg,一次总量不超过10 mg。原液可不稀释直接静脉推注,速度不超过1～2 mg/min(新生儿0.2 mg/min)。必要时0.5～1小时后可重复1次,24小时内可用2～4次。静脉注射困难时同样剂量经直肠注入比肌内注射见效快,5～10分钟可望止惊。静脉推注中要密切观察有无呼吸抑制。与地西泮同类的有效药物还有劳拉西泮或氯硝西泮。此外,苯妥英钠、苯巴比妥都属于抢救 ES 的第一线药物,其作用各有特色,可单独或联合应用。

2.支持治疗

主要包括:①生命体征监测,重点注意呼吸、循环衰竭或脑疝体征;②保持呼吸道通畅,吸氧,必要时人工机械通气;③监测与矫治血气、血糖、血渗透压及血电解质异常;④防治颅压增高。

(四)其他

1.干细胞移植

人类颞叶癫痫的主要病理改变是海马硬化,即选择性神经细胞丢失和胶质细胞增生。用移植细胞替代丢失的神经元,可修复损伤的神经系统,阻断颞部癫痫的发生与发展,并克服药物治疗和手术治疗的缺点,从根本上治愈癫痫。供体细胞主要是胚胎细胞,如将绿色荧光蛋白(GFP)转基因骨髓基质干细胞(BMSCS)移植至致病鼠后能够存活、迁移,并能够改善癫痫鼠的脑细胞功能。这可成为一种有效的癫痫治疗手段。

2.神经肽 Y(NPY)

在中枢神经系统中,有相当数量的不同类型的中间神经元以它们各自所表达的一系列神经肽的不同而被区分,而中间神经元在调节中枢神经兴奋性的过程中,神经肽起着非常关键的作用。神经肽 Y 能够强有力地抑制人类齿状回的兴奋性突触传递,在动物模型中具有强大的抗痫作用。

第三节　化脓性脑膜炎

化脓性脑膜炎亦称细菌性脑膜炎,是由各种化脓菌引起的以脑膜炎症为主的中枢神经系统感染性疾病。婴幼儿多见,2 岁以内发病者约占该病的 75%,发病高峰年龄是 6~12 个月,冬春季是本病的好发季节。本病的主要临床特征是发热、头痛、呕吐、惊厥、意识障碍、精神改变、脑膜刺激征阳性及脑脊液的化脓性改变等。近年来,该病的治疗虽有很大进展,但仍有较高的死亡率和致残率,早期诊断和及时治疗是改善预后的关键。

一、病因

（一）病原学

许多化脓菌都可引起脑膜炎，但在不同的年代，不同的地区，引起脑膜炎的各种细菌所占比例有很大差异。在我国脑膜炎奈瑟菌、肺炎链球菌和流感嗜血杆菌引起者占小儿化脑的 2/3 以上。近年来国内有人统计流感嗜血杆菌引起的本病比肺炎链球菌引起的还多，而国外由于 B 型流感嗜血杆菌菌苗接种工作的开展，近年来该菌引起的本病明显减少。不同年龄小儿感染的致病菌也有很大差异，新生儿及出生 2～3 个月以内的婴儿化脓性脑膜炎，常见的致病菌是大肠埃希菌、B 组溶血性链球菌和葡萄球菌，此外还有其他肠道革兰阴性杆菌、李氏单胞菌等。出生 2～3 个月后的小儿化脓性脑膜炎多由 B 型流感嗜血杆菌、肺炎链球菌和脑膜炎奈瑟菌引起，5 岁以上儿童患者的主要致病菌是脑膜炎奈瑟菌和肺炎链球菌。

（二）机体的免疫与解剖缺陷

小儿机体免疫力较弱，血-脑屏障功能也差，因而小儿，特别是婴幼儿化脓性脑膜炎的患病率高。如果患有原发性或继发性免疫缺陷病，则更易感染，甚至平时少见的致病菌或条件致病菌也可引起化脓性脑膜炎，如表皮葡萄球菌、铜绿假单胞菌等。另外颅底骨折、颅脑手术、脑脊液引流、皮肤窦道、脑脊膜膨出等，均易继发感染而引起化脓性脑膜炎。

二、发病机制

多数化脓性脑膜炎是由于体内感染灶（如上呼吸道、皮肤）的致病菌通过血行播散至脑膜。脑膜炎的产生通常需要以下 4 个环节：①上呼吸道或皮肤等处的化脓菌感染；②致病菌由局部感染灶进入血流，产生菌血症或败血症；③致病菌随血流通过血-脑屏障到达脑膜；④致病菌大量繁殖引起蛛网膜和软脑膜为主要受累部位的化脓性脑膜炎。小儿化脓性脑膜炎最常见的前驱感染是上呼吸道感染，多数病例局灶感染的症状轻微甚至缺如。

细菌由局部病灶进入血循环后能否引起持续性的菌血症取决于机体的抵抗力和细菌致病力的相对强弱。机体抵抗力包括特异抗体的产生、单核-巨噬细胞系统和补体系统功能是否完善等。随年龄增长，机体特异性抗体如抗 B 型流感嗜血杆菌荚膜多核糖磷酸盐（PRP）抗体水平增加，因而脑膜炎的发生随之减少。细菌的致病力主要决定于其数量及是否具有荚膜。荚膜是细菌对抗机体免疫反应的主要因子,对于巨噬细胞的吞噬作用和补体活性等可发挥有效的抑制作用,有利于细菌的生存和繁殖。婴幼儿抵抗力弱,且往往缺乏抗荚膜抗体 IgA 或 IgM,因而难以抵抗病原的侵入。病原体通过侧脑室脉络丛及脑膜播散至蛛网膜下腔,由于小儿脑脊液中补体成分和免疫球蛋白水平相对低下,使细菌得以迅速繁殖。革兰阴性菌细胞壁的脂多糖(LPS)和肺炎链球菌细胞壁成分磷壁酸、肽聚糖等均可刺激机体引起炎症反应,并可促使局部肿瘤坏死因子(TNF)、白细胞介素-1(IL-1)、血小板活化因子(platelet activating factor,PAF)、前列腺素 E_2(PGE$_2$)等细胞因子的释放,从而导致中性粒细胞浸润、血管通透性增加、血-脑屏障的改变和血栓形成等病理改变。由细胞因子介导的炎症反应在脑脊液无菌后仍可持续存在,这可能是化脓性脑膜炎发生慢性炎症性后遗症的原因之一。

少数化脓性脑膜炎可由于邻近组织感染扩散引起,如鼻窦炎、中耳炎、乳突炎、头面部软组织感染、皮毛窦感染、颅骨或脊柱骨髓炎、颅脑外伤或脑脊膜膨出继发感染等。此外,脉络丛及大脑皮质表面的脓肿破溃也可引起化脓性脑膜炎。

三、病理

患者蛛网膜下腔增宽,蛛网膜和软脑膜普遍受累。血管充血,脑组织表面、基底部、脑沟、脑裂等处均有不同程度的炎性渗出物覆盖,脊髓表面也受累,渗出物中有大量的中性粒细胞、纤维蛋白和部分单核细胞、淋巴细胞,用革兰染色可找到致病菌。病变严重时,动静脉均可受累,血管周围及内膜下有中性粒细胞浸润,可引起血管痉挛、血管炎、血管闭塞、坏死出血或脑梗死。感染扩散至脑室内膜则形成脑室膜炎,在软脑膜下及脑室周围的脑实质亦可有细胞浸润、出血、坏死和变性,形成脑膜脑炎。脓液阻塞、粘连及纤维化,可使马氏孔、路氏孔或大脑导水管流通不畅,引起阻塞性脑积水。大脑表面或基底部蛛网膜颗粒因炎症发生粘连、萎缩而影响脑脊液的回吸收时,则形成交通性脑积水。颅内压的增高,炎症的侵犯,或有海绵窦栓塞时,可使视神经、动眼神经、面神经和听神经等受损而引起功能障碍。由于血管的通透性增加及经脑膜间的桥静脉发生栓塞性静脉炎,常见硬膜下积液,偶有积脓。

由于炎症引起的脑水肿和脑脊液循环障碍可使颅内压迅速增高,如有抗利尿激素的异常分泌或并发脑脓肿、硬膜下积液等,更加重脑水肿和颅内高压,甚至出现脑疝。由于血管通透性增加,可使脑脊液中蛋白增加;由于葡萄糖的转运障碍和利用增加,使脑脊液中葡萄糖含量降低,甚至出现乳酸酸中毒。

由于脊神经及神经根受累可引起脑膜刺激征。血管病变可引起脑梗死、脑缺氧,加之脑实质炎症,颅内高压,乳酸酸中毒,脑室炎以及中毒性脑病等,可使化脓性脑膜炎患者在临床上出现意识障碍、惊厥、运动障碍及感觉障碍等。

四、临床表现

(一)起病

多数患者起病较急,发病前数天常有上呼吸道感染或胃肠道症状。暴发型流行性脑脊髓膜炎则起病急骤,可迅速出现进行性休克、皮肤出血点或瘀斑、弥散性血管内凝血及中枢神经系统功能障碍。

(二)全身感染中毒症状

全身感染或菌血症,可使患者出现高热、头痛、精神萎靡、疲乏无力、关节酸痛、皮肤出血点、瘀斑或充血性皮疹等。小婴儿常表现为拒食、嗜睡、易激惹、烦躁哭闹、目光呆滞等。

(三)神经系统表现

1.脑膜刺激征

表现为颈项强直、Kernig 征和 Brudzinski 征阳性。

2.颅内压增高

主要表现为头痛和喷射性呕吐,可伴有血压增高、心动过缓。婴儿可出现前囟饱满且紧张,颅缝增宽。重症患者可有呼吸循环功能受累、昏迷、去脑强直,甚至脑疝。眼底检查一般无特殊发现。若有视盘水肿,则提示颅内压增高时间较长,可能已有颅内脓肿、硬膜下积液或静脉栓塞等发生。

3.惊厥

20%~30%的患者可出现全身性或部分性惊厥,以 B 型流感嗜血杆菌及肺炎链球菌脑膜炎多见。惊厥的发生与脑实质的炎症、脑梗死及电解质代谢紊乱等有关。

4.意识障碍

颅内压增高、脑实质病变均可引起嗜睡、意识模糊、昏迷等意识改变,并可出现烦躁不安、激惹、迟钝等精神症状。

5.局灶体征

部分患者可出现第Ⅱ、Ⅲ、Ⅳ、Ⅵ、Ⅶ、Ⅷ对脑神经受累、肢体瘫痪或感觉异常等,多由血管闭塞引起。

新生儿特别是早产儿化脓性脑膜炎常缺乏典型的症状和体征，颅内压增高和脑膜刺激征常不明显，发热可有可无，甚至体温不升。主要表现为少动、哭声弱或呈高调、拒食、呕吐、吸吮力差、黄疸、发绀、呼吸不规则，甚至惊厥、休克、昏迷等。

五、并发症

(一)硬膜下积液

30%～60%的化脓性脑膜炎患者出现硬膜下积液，1岁以内的流感嗜血杆菌或肺炎链球菌脑膜炎患者较多见。其发生机制尚未完全明确，可能与以下2个因素有关：①化脓性脑膜炎时，血管通透性增加，血浆成分易进入硬膜下腔而形成积液；②在化脓性脑膜炎的发病过程中，硬脑膜及脑组织表浅静脉发生炎性栓塞，尤其是以穿过硬膜下腔的桥静脉炎性栓塞的影响更大，可引起渗出或出血，局部渗透压增高，因此水分进入硬膜下腔形成积液。

硬膜下积液多发生在化脓性脑膜炎起病7～10天后，其临床特征是：①化脓性脑膜炎在积极的治疗过程中体温不降，或退而复升。②病程中出现进行性前囟饱满、颅缝分离、头围增大、呕吐、惊厥、意识障碍，或叩诊有破壶音等。怀疑硬膜下积液时可做头颅透光检查，必要时行B超检查或CT扫描，前囟穿刺可以明确诊断。正常小儿硬膜下腔液体低于2 mL，蛋白质定量在0.4 g/L以下。并发硬膜下积液时，液体量增多，蛋白含量增加，偶可呈脓性，涂片可找到细菌。

(二)脑室管膜炎

致病菌经血行播散、脉络膜裂隙直接蔓延或经脑脊液逆行感染等均可引起脑室管膜炎。临床多见于诊断治疗不及时的革兰阴性杆菌引起的小婴儿脑膜炎。一旦发生则病情较重，发热持续不退、频繁惊厥、甚至出现呼吸衰竭。临床治疗效果常不满意，脑脊液始终难以转为正常，查体前囟饱满，CT扫描显示脑室扩大。高度怀疑脑室管膜炎时可行侧脑室穿刺，如果穿刺液白细胞数$\geqslant 50 \times 10^6/L$，糖$< 1.6$ mmol/L，蛋白质> 0.4 g/L，或细菌学检查阳性，即可确诊。

(三)抗利尿激素异常分泌综合征

如果炎症累及下丘脑或垂体后叶，可引起抗利尿激素不适当分泌，即抗利尿激素异常分泌综合征（SIADH）。SIADH引起低钠血症和血浆渗透压降低，可加重脑水肿，促发惊厥发作并使意识障碍加重。

(四)脑积水

炎性渗出物粘连堵塞脑脊液之狭小通道可引起梗阻性脑积水,颅底及脑表面蛛网膜颗粒受累或静脉窦栓塞可导致脑脊液吸收障碍,引起交通性脑积水。严重脑积水可使患者头围进行性增大,骨缝分离,前囟扩大而饱满,头皮静脉扩张,叩颅呈破壶音,晚期出现落日眼,神经精神症状逐渐加重。

(五)其他

如颅神经受累可引起耳聋、失明等;脑实质受损可出现继发性癫痫、瘫痪、智力低下等。

六、辅助检查

(一)外周血常规

白细胞计数明显增高,分类以中性粒细胞为主。重症患者特别是新生儿化脓性脑膜炎,白细胞计数也可减少。

(二)脑脊液检查

1.常规检查

典型化脓性脑膜炎的脑脊液压力增高、外观混浊;白细胞计数明显增多,多在 $1\ 000 \times 10^6/L$ 以上,分类以中性粒细胞为主;糖含量明显降低,常在 1.1 mmol/L 以下;蛋白质含量增高,多在 1 g/L 以上。脑脊液沉渣涂片找菌是明确化脓性脑膜炎病原的重要方法,将脑脊液离心沉淀后涂片,用革兰染色,检菌阳性率可达 70%～90%。脑脊液涂片是否阳性取决于其细菌含量,每毫升细菌数 $<10^3$ cfu 时阳性率仅 25%,若 $>10^5$ cfu/mL 则阳性率可达 95%。脑脊液培养是确定病原菌的可靠方法,在患者情况许可的情况下,尽可能地于抗生素使用前采集脑脊液标本,以提高培养阳性率。

2.脑脊液特殊检查

(1)特异性细菌抗原测定:利用免疫学方法检查患者脑脊液中的细菌抗原,有助于快速确定致病菌。如对流免疫电泳法(CIE),可快速确定脑脊液中的流感嗜血杆菌、肺炎链球菌和脑膜炎奈瑟菌等。乳胶凝集试验,可检测 B 组溶血性链球菌、流感杆菌和脑膜炎奈瑟菌。免疫荧光试验也可用于多种致病菌抗原检测,特异性及敏感性均较高。

(2)脑脊液中乳酸脱氢酶(LDH)、乳酸、C 反应蛋白(CRP)、TNF、免疫球蛋白及神经元特异性烯醇化酶(NSE)等测定,虽无特异性,但对于化脓性脑膜炎的诊断和鉴别诊断均有参考价值。

(三)其他检查

(1)血培养:早期未用抗生素的患者,血培养阳性的可能性大;新生儿化脓性脑膜炎时血培养的阳性率较高。

(2)皮肤瘀点涂片检菌是流行性脑脊髓膜炎重要的病原诊断方法之一。

(3)局部病灶分泌物培养:如咽培养、皮肤脓液或新生儿脐部分泌物培养等,对确定病原均有参考价值。

(4)影像学检查:急性化脓性脑膜炎一般不常规做 CT 扫描,但对于出现异常定位体征、治疗效果不满意、持续发热、头围增大或有显著颅内压增高等情况而疑有并发症的患者,应尽早进行颅脑 CT 检查。

七、诊断

因为早期诊断及时治疗对化脓性脑膜炎患者非常重要,所以发热患者,一旦出现神经系统的异常症状和体征时,应尽快进行脑脊液检查,以明确诊断。有时在疾病早期脑脊液常规检查可无明显异常,此时若高度怀疑化脓性脑膜炎,可在 24 小时后再复查脑脊液。另外经过不规则抗生素治疗的化脓性脑膜炎,其脑脊液改变可以不典型,涂片与细菌培养均可为阴性,此时必须结合病史、症状、体征及治疗过程综合分析判断。

对于化脓性脑膜炎的诊断和致病菌的确认,脑脊液检查是非常重要的。但是对于颅内压增高明显、病情危重的患者做腰穿应特别慎重。如颅内压增高的患者必须做腰穿时,应先静脉注射 20％甘露醇,待颅内压降低后再行穿刺,以防发生脑疝。

八、鉴别诊断

各种致病微生物如细菌、病毒、真菌等引起的脑膜炎,在临床表现上都有许多相似之处,其鉴别主要靠脑脊液检查(表 5-4)。经过治疗的化脓性脑膜炎患者或不典型病例,有时与病毒性脑膜炎或结核性脑膜炎容易混淆,应注意鉴别。

(一)病毒性脑膜炎

一般全身感染中毒症状较轻,脑脊液外观清亮,细胞数零至数百个,以淋巴细胞为主,蛋白质轻度升高或正常,糖含量正常,细菌学检查阴性。有时在疾病的早期,细胞数可以较高,甚至以中性粒细胞为主,此时应结合糖含量和细菌学检查及临床表现等综合分析。

表 5-4 神经系统常见感染性疾病的脑脊液改变

	压力 kPa	外观	潘氏试验	白细胞数 (×10^6/L)	蛋白质 (g/L)	糖 (mmol/L)	氯化物 (mmol/L)	其他
正常	0.69～1.96 新生儿 0.29～0.78	清	—	0～10 小婴儿 0～20	0.2～0.4 新生儿 0.2～1.2	2.8～4.5 婴儿 3.9～5.0	117～127 婴儿 110～122	
化脓性脑膜炎	升高	浑浊	＋＋ ～＋ ＋＋	数百至数万多核为主	明显增加	减低	正常或减低	涂片,培养可发现致病菌
结核性脑膜炎	升高阻塞时低	不太清毛玻璃样	＋ ～＋ ＋＋	数十至数百淋巴为主	增高,阻塞时明显增高	降低	降低	涂片或培养可见抗酸杆菌
病毒性脑炎脑膜炎	正常后升高	多数清	± ～ ＋＋	正常至数百淋巴为主	正常或稍增高	正常	正常	病毒分离有时阳性
真菌性脑膜炎	高	不太清	＋ ～＋ ＋＋	数十至数百单核为主	增高	降低	降低	墨汁染色查病原
脑脓肿	常升高	清或不太清	－ ～ ＋＋	正常至数百	正常或稍高	正常	正常	
中毒性脑病	升高	清	— ～＋	正常	正常或稍高	正常	正常	

(二)结核性脑膜炎

该病与经过不规则治疗的化脓性脑膜炎有时容易混淆,但结核性脑膜炎多数起病较缓(婴幼儿可以急性起病),常有结核接触史和肺部等处的结核病灶。脑脊液外观呈毛玻璃状,细胞数多低于 $500×10^6$/L,以淋巴细胞为主,蛋白质较高,糖和氯化物含量降低;涂片无化脓菌可见;静置 12～24 小时可见网状薄膜形成,薄膜涂片检菌可提高阳性率。PCR 技术、结核分枝杆菌培养等均有利于诊断。另外 PPD 试验和血沉检查有重要参考价值。

(三)新型隐球菌性脑膜炎

起病较慢,以进行性颅内压增高而致剧烈头痛为主要表现,脑脊液改变与结核性脑膜炎相似,脑脊液墨汁染色见到厚荚膜的发亮圆形菌体,培养或乳胶凝集阳性可以确诊。

(四)Mollaret 脑膜炎

病因不明,反复出现类似化脓性脑膜炎的临床表现和脑脊液改变,但脑脊液病原学检查均为阴性,可找到 Mollaret 细胞,用肾上腺皮质激素治疗有效,应注意与复发性化脓性脑膜炎鉴别。

九、治疗

(一)抗生素治疗

1.用药原则

对于化脓性脑膜炎患者应尽早使用抗生素治疗;以静脉用药为主;力争选药准确,而且所选药物应对血-脑屏障有良好的通透性,联合用药时还应注意药物之间的相互作用;用药量要足,疗程要适当;注意药物毒副作用。

2.药物选择

(1)病原菌未明时:以往多选用氨苄西林或氯霉素,或氨苄西林与青霉素合用。氨苄西林每天300 mg/kg,分次静脉注射;氯霉素每天 60～100 mg/kg,分次静脉点滴。有的病原菌对青霉素类耐药,氯霉素不良反应较大,而第三代头孢菌素抗菌谱广,疗效好,因此目前主张选用对血-脑屏障通透性较好的第三代头孢菌素,如头孢曲松钠或头孢噻肟钠。头孢噻肟钠每天 200 mg/kg,分次静脉点滴;头孢曲松钠半衰期较长,每天 100 mg/kg。近年来肺炎链球菌、大肠埃希菌引起的脑膜炎,耐药病例逐渐增多,应予注意。

(2)病原菌明确后:应参照细菌药物敏感试验结果选用抗生素。①流感嗜血杆菌脑膜炎:如对氨苄西林敏感可继续应用,如不敏感或有并发症可改用第二、三代头孢菌素。②肺炎链球菌脑膜炎:对青霉素敏感者可继续应用大剂量青霉素,青霉素耐药者可选用头孢曲松钠、头孢噻肟钠、氯霉素、万古霉素等。③脑膜炎奈瑟菌脑膜炎:首选青霉素,耐药者可给予第三代头孢菌素治疗。④大肠埃希菌脑膜炎:对氨苄西林敏感者可继续应用,耐药者可换用头孢呋辛、头孢曲松或加用氨基糖苷类抗生素。必要时可给予美罗培南等药物治疗。

其他病原菌引起的化脓性脑膜炎,抗生素的选用可参考表5-5。但各类抗生素,特别是氨基糖甙类抗生素应根据国家有关规定选用。

表 5-5　治疗化脓性脑膜炎的抗生素选择

致病菌	抗生素选择
流感嗜血杆菌	氨苄西林、头孢呋辛、头孢曲松、氯霉素
肺炎链球菌	苄星青霉素、头孢噻肟、头孢曲松、美罗培南、万古霉素
脑膜炎奈瑟菌	苄星青霉素、磺胺嘧啶、氯霉素、头孢呋辛、头孢曲松
大肠埃希菌	头孢呋辛、头孢曲松、阿米卡星、美罗培南
金黄色葡萄球菌	萘夫西林、氨基糖苷类、头孢噻肟头孢呋辛、万古霉素、利福平

3.疗程

与病原种类、治疗早晚、是否有并发症及机体的抵抗力等因素有关。一般认为流感嗜血杆菌脑膜炎和肺炎链球菌脑膜炎治疗不少于 2~3 周,脑膜炎奈瑟菌脑膜炎疗程 7~10 天,而大肠埃希菌和金黄色葡萄球菌脑膜炎疗程应达 3~4 周以上。因为化脓性脑膜炎是一种严重的中枢神经系统感染,其预后与治疗密切相关,尽管国外有人主张治疗顺利的化脓性脑膜炎疗程 10~12 天,但国内仍要求严格掌握停药指征,即症状消失、热退 1 周以上,脑脊液完全恢复正常后方可停药。对于无并发症的流感嗜血杆菌、肺炎链球菌和脑膜炎奈瑟菌引起的脑膜炎,一般不需反复复查脑脊液,仅需在临床症状消失、接近完成疗程时复查一次,若已正常即可在疗程结束后停药;否则需继续治疗。若治疗不顺利,特别是新生儿革兰阴性杆菌脑膜炎,遇有治疗后症状无好转,或好转后又恶化者,应及时复查脑脊液,并进行必要的影像学检查,以指导下一步的治疗。近年来鞘内注射抗生素的疗法在临床上应用得越来越少,只有遇难治性病例时方可考虑,但一定要注意药物剂量和操作方法。

(二)肾上腺皮质激素

可以降低多种炎症递质如 PGE_2、TNF、IL-1 的浓度,减少因抗生素快速杀菌所产生的内毒素;降低血管通透性,减轻脑水肿,降低颅内压;减轻颅内炎症粘连,减少脑积水和脑神经麻痹等后遗症;减轻中毒症状,有利于退热。因此对于化脓性脑膜炎患者常给予肾上腺皮质激素治疗。通常用地塞米松每天 0.2~0.6 mg/kg,分次静脉注射,连用 3~5 天。

(三)对症和支持疗法

(1)对急性期患者:应严密观察病情变化,如各项生命体征及意识、瞳孔的改变等,以便及时给予相应的处理。

(2)及时处理颅内高压、高热、惊厥和感染性休克:有颅内高压者,应及时给予脱水药物,一般用 20%甘露醇每次 0.5～1.0 g/kg,4～6 小时 1 次。对于颅内压增高严重者,可加大剂量(每次不超过 2 g/kg)或加用利尿药物,以防脑疝的发生。高热时给予物理降温或药物降温。有惊厥者及时给予抗惊厥药物如地西泮、苯巴比妥等。流行性脑脊髓膜炎较易发生感染性休克,一旦出现,应积极给予扩容、纠酸、血管活性药物等治疗。

(3)支持疗法:要注意热量和液体的供应,维持水电解质平衡。对于新生儿或免疫功能低下的患者,可少量输注新鲜血液或静脉输注丙种球蛋白等。

(四)并发症的治疗

1.硬膜下积液

少量液体不需要处理,积液较多时特别是已引起颅内压增高或局部刺激症状时,应进行穿刺放液。开始每天或隔天 1 次,每次一侧不超过 20～30 mL,两侧不超过 50～60 mL。放液时应任其自然流出,不能抽吸。1～2 周后酌情延长穿刺间隔时间。若穿刺达 10 次左右积液仍不见减少,可暂停穿刺并继续观察,一旦出现症状再行穿刺,这些患者有时需数个月方可治愈。有硬膜下积脓时可予局部冲洗并注入适当抗生素。

2.脑室管膜炎

除全身抗生素治疗外,可做侧脑室穿刺引流,减低脑室内压,并注入抗生素。注入抗生素时一定要严格掌握剂量,如庆大霉素每次 $(0.1～0.3)×10^4$ U,阿米卡星每次 5～20 mg,青霉素每次 $(0.5～10)×10^4$ U,氨苄西林每次 50～100 mg等。

3.脑性低钠血症

应适当限制液体入量,酌情补充钠盐。

4.脑积水

一旦发生应密切观察,随时准备手术治疗。

十、预防

应以普及卫生知识,改善人类生活环境,提高人体免疫力为主。①要重视呼吸道感染的预防,因为化脓性脑膜炎多数由上呼吸道感染发展而来,因此对婴幼儿的上呼吸道感染必须予以重视。平时让小儿多做户外锻炼,增强体质;在上呼吸道感染和化脓性脑膜炎的好发季节,注意易感小儿的保护,如衣着适宜,避免相互接触传染等。②预防注射：国内已有流脑菌苗用于易感人群。③药物预防：对于流脑密切接触者,可给予适当的药物预防。

第四节　吉兰-巴雷综合征

吉兰-巴雷综合征又称急性感染性多发性神经根神经炎,是一种周围神经系统疾病。当脊髓灰质炎(小儿麻痹症)在我国被消灭以后,它已成为引起儿童弛缓性麻痹的主要疾病之一;主要以肢体对称性、弛缓性麻痹为主;侵犯颅神经、脊神经,以运动神经受累为主。重症患者累及呼吸肌。本病为急性发病,有自限性,预后良好。本病病因尚未阐明,疑本病与病毒或感染有关。目前认为本病是一种器官特异性的自身免疫性疾病。

一、病因

本病发病率每年为(1～4)/10万。可发生于任何年龄,但以儿童和青年为主。男性和女性均可发病,男性略多于女性。发病无季节性差异,但国内北方地区以夏秋季节多发。尽管吉兰-巴雷综合征发病机制仍未完全阐明,但免疫学致病机制近年来被推崇和广泛接受。研究结果表明中国北方儿童吉兰-巴雷综合征发病与空肠弯曲菌感染及卫生状况不良有关。事实上,50％以上的吉兰-巴雷综合征患者伴有前驱感染史,如呼吸道病毒、传染性单核细胞增多症病毒、巨细胞病毒、流感病毒,特别是空肠弯曲菌引起的肠道感染。这些感染源与人体周围神经的某些部分很相似,引起交叉反应。

二、临床表现

据国内统计,55％患者于神经系统症状出现前1～2周有前驱感染史如上呼吸道感染、风疹、腮腺炎或腹泻等,前驱病恢复后,患者无自觉症状,或仅感疲倦。常见发病诱因为淋雨、涉水、外伤等。

绝大多数病例急性起病,体温正常,1～2周神经系统病情发展至高峰,持续数天,多在病程2～4周开始恢复;个别患者起病缓慢,经3～4周病情发展至高峰。

(一)运动障碍

进行性肌无力是突出症状。多数患者首发症状是双下肢无力,然后呈上行性麻痹进展;少数患者呈下行性麻痹。可以由颅神经麻痹开始,然后波及上肢及下肢。患者肢体可以从不完全麻痹逐渐发展为完全性麻痹,表现不能坐、翻身,颈部无力,手足下垂。麻痹呈对称性(双侧肌力差异不超过一级),肢体麻痹一般远端重于近端。少数病例可表现近端重于远端。受累部位可见肌萎缩,手足肌肉尤其明显。腱反射减弱或消失。

(二)脑神经麻痹

病情严重者常有脑神经麻痹,常为几对脑神经同时受累,也可见单一脑神经麻痹,如常有第Ⅸ、Ⅹ、Ⅺ、Ⅻ对等脑神经受累;患者表现声音小,吞咽困难或进食时呛咳,无表情。少数重症患者,全部运动脑神经均可受累。偶见视盘水肿,其发生机制尚不清楚。

(三)呼吸肌麻痹

病情严重者常有呼吸肌麻痹。为了有助临床判断呼吸肌受累程度,根据临床症状及体征,参考胸部 X 线透视结果综合判断,拟定呼吸肌麻痹分度标准。①Ⅰ度呼吸肌麻痹:声音较小,咳嗽力较弱,无呼吸困难,下部肋间肌或(和)膈肌运动减弱,未见矛盾呼吸。X 线透视肋间肌或(和)肌运动减弱。②Ⅱ度呼吸肌麻痹:声音小,咳嗽力弱,有呼吸困难,除膈肌或肋间肌运动减弱外,稍深吸气时上腹部不鼓起,反见下陷,出现腹膈矛盾呼吸。X 线透视下膈肌或(和)肋间肌运动明显减弱。③Ⅲ度呼吸肌麻痹:声音小,咳嗽力明显减弱或消失,有重度呼吸困难,除有膈肌或(和)肋间肌运动减弱外,平静呼吸时呈腹膈矛盾呼吸或胸式矛盾呼吸。X 线透视膈肌或(和)肋间肌运动明显减弱,深吸气时膈肌下降小于一个肋间,平静呼吸时膈肌下降<1/3 个肋间,甚至不动。

(四)自主神经障碍

患者常有出汗过多或过少,肢体发凉,阵发性脸红,心率增快。严重病例可有心律不齐,期前收缩,血压升高及不稳,可突然降低或上升,有时上升与下降交替出现,病情好转时,心血管障碍亦减轻。患者还可出现膀胱和肠道功能障碍,表现为一过性尿潴留或失禁,常有便秘或腹泻。

(五)感觉障碍

感觉障碍不如运动障碍明显,而且一般只在发病初期出现。主要为主观感觉障碍,如痛、麻、痒及其他感觉异常等,这些感觉障碍维持时间比较短,常为一过性。对年长儿进行感觉神经检查,可能有手套、袜套式或根性感觉障碍。不少患者在神经干的部位有明显压痛。多数患者于抬腿时疼痛。

三、实验室检查

（一）脑脊液

脑脊液压力大多正常。多数患者的脑脊液显示蛋白细胞分离现象，即蛋白虽增高而细胞数正常，病程 2～3 周达高峰，为本病特征之一。有时患者脑脊液蛋白含量高达 20 g/L，此时可引起颅内压增高和视盘水肿。这可能是蛋白含量过高增加了脑脊液的黏稠度，导致再吸收障碍所致。

（二）血液

大多数患者的血液中能够检测出针对髓鞘的正常成分如 GM-1 等神经节苷脂、P_2 蛋白和髓鞘相关糖蛋白等的自身抗体。抗体可出现 IgG、IgM 和 IgA 等不同亚型，亦可出现抗心磷脂抗体。患者的周围血中存在致敏的淋巴细胞，在体外可以破坏髓鞘。

（三）肌电图检查

神经传导速度和肌电图的检查在吉兰-巴雷综合征的诊断中很有价值，可显示神经元受损。一般认为神经传导速度减慢与髓鞘受损有关，复合肌肉动作电位的波幅降低与轴索损害有关。患者肌电图提示神经传导速度减慢为主，而波幅降低相对不太明显，这与本病的病理特征周围神经髓鞘破坏有关。此外，本病肌电图可示 F 波的潜伏期延长或消失，F 波的改变常提示周围神经近端或神经根受损。

四、诊断

典型病例不难做出诊断。由于本病无特异性诊断方法，对于临床表现不典型病例，诊断比较困难，通常是依靠临床症状及实验室检查，排除其他神经系统疾病的可能性后才能确定诊断。以下几点可作为诊断的参考：①急性发病，不发热，可见上行性、对称性、弛缓性麻痹。少数为下行性麻痹，腱反射减低或消失；②四肢有麻木或酸痛等异常感觉或呈手套样、袜套样感觉障碍，但一般远较运动障碍为轻；③可伴有运动性颅神经障碍，常见面神经、舌咽神经、迷走神经受累。病情严重者常有呼吸肌麻痹；④脑脊液可有蛋白、细胞分离现象。肌电图的检查可显示神经元受损或（和）神经传导速度减慢，复合肌肉动作电位的波幅降低。

五、鉴别诊断

（一）脊髓灰质炎

本病麻痹型中以脊髓型最多见，因脊髓前角细胞受损的部位及范围不同，病情轻重不等。本病多见未曾服用脊髓灰质炎疫苗的小儿。多先有发热,2～3 天热退后出现肢体和/或躯干肌张力减低,肢体和/或腹肌不对称弛缓性麻痹,腱反射减弱或消失,无感觉障碍。重者可伴有呼吸肌麻痹,如治疗不当,可导致死亡。发病早期脑脊液多有细胞数增加,蛋白多正常,称细胞蛋白分离现象。肌电图示神经元损害。脊髓灰质炎的确诊,是依据粪便的脊髓灰质炎病毒分离阳性。患者脑脊液或血液中查有脊髓灰质炎特异性 IgM 抗体(1 个月内未服脊髓灰质炎疫苗),恢复期血清中抗体滴度比急性期增高 4 倍或 4 倍以上,均有助诊断。

(二)急性脊髓炎

起病较神经根炎缓慢,病程持续时间较长。发病早期常见发热,伴背部及腿部疼痛,很快出现脊髓休克期,表现急性弛缓性麻痹。脊髓休克解除后,出现上运动神经元性瘫痪,肌张力增高,腱反射亢进及其他病理反射。常有明显的感觉障碍平面及括约肌功能障碍,脑脊液显示炎症性改变。因脊髓肿胀脊髓磁共振(MRI)检查有助诊断。

(三)脊髓肿瘤

先为一侧间歇性神经根性疼痛,以后逐渐发展为两侧持续性疼痛。由于脊髓压迫,引起运动、感觉障碍,严重者出现脊髓横断综合征。大多数患者病情进展缓慢。腰膨大以上受累时,表现为下肢的上神经元性瘫痪及病变水平以下感觉障碍,常有括约肌障碍如便秘、排尿困难、尿失禁。脑脊液变黄色,蛋白量增高,脊髓(MRI)检查可助诊断。必要时手术探查,依据病理结果方可确诊。

(四)低血钾性周期性麻痹

近年来有些地区散发低血钾性麻痹,表现为软弱无力,肢体可有弛缓性麻痹,以近端为重,严重者累及全身肌肉,甚至影响呼吸肌,发生呼吸困难。腱反射减弱。无感觉障碍。病程短,发作在数小时或 1～4 天即可自行消失。脑脊液正常,血钾<3.5 mmol/L,心律失常,心音低钝,心电图出现 U 波和 ST-T 的改变。用钾治疗后症状很快恢复。

(五)癔症性瘫痪

情绪因素影响肢体瘫痪,进展快,腱反射存在,无脑神经和呼吸肌的麻痹,无肌萎缩,用暗示疗法即很快恢复。

六、治疗

吉兰-巴雷综合征患者的强化监护、精心护理和并发症的预防是治疗的重点。由于本病的临床和病理过程多属可逆性及自限性,所以在急性期,特别是在呼吸肌麻痹时,应积极进行抢救,采用综合的治疗措施,使患者度过危险期。

(一)一般性治疗

由于患者瘫痪很长时间,容易产生并发症,如坠积性肺炎、脓毒血症、压疮和血栓性静脉炎等。这时耐心细致地护理是降低病死率、减少并发症的关键。特别要保持呼吸道通畅,防止发生窒息。注意室内温度、湿度,可采用雾化气体吸入、拍击患者的背部、体位引流等;勤翻身,防止压疮;注意保持瘫痪肢体的功能位置,防止足下垂等变形;严格执行消毒隔离制度,尤其在气管切开术后要做好无菌操作的处理,防止交叉感染。由于吉兰-巴雷综合征患者发生自主神经系统并发症比较多,可引起心律失常,应给予持续心电监护。发现异常予以纠正,但室性心动过速很常见,通常不需要治疗。

(二)静脉大剂量丙种球蛋白的治疗

用静脉大剂量注射丙种球蛋白治疗本病,目前已被临床广泛使用,已证明其可缩短病程,并可抑制急性期患者病情进展。其用法为 400 mg/kg,连续使用5 天。一般自慢速开始每小时40 mL,后可增加到100 mL。

(三)血浆置换

分别接受血浆置换或静脉大剂量丙种球蛋白,结果两者疗效相似,血浆置换越早进行越好,可缩短病程,但并不能降低死亡率。治疗的机制可能是清除患者血浆中的髓鞘毒性抗体、致病的炎性因子、抗原抗体免疫复合物等,减轻神经髓鞘的中毒作用,促进髓鞘的修复和再生。因为这种治疗方法要求的条件较高,难度较大,有创伤,所以在我国没有被广泛地采用。

(四)糖皮质激素治疗

国内外学者对它是否用于吉兰-巴雷综合征患者仍存在两种不同的观点。从理论上讲应用糖皮质激素合理。但因为吉兰-巴雷综合征是一个自限性疾病,常难肯定其确切疗效;治疗剂量是氢化可的松每天 5～10 mg/kg,或地塞米松0.2～0.4 mg/kg,连续使用1～2 周,后可改用口服泼尼松 2～3 周内逐步减停;也可采用大剂量甲泼尼龙 20 mg/kg,连续使用 3 天后,可改用泼尼松口服。

(五)呼吸肌麻痹治疗

对有明显呼吸肌麻痹的患者,保持呼吸道通畅,正确掌握气管切开的适应证,及时使用人工呼吸器,是降低病死率的重要措施与关键。首先判断有无呼吸肌麻痹及麻痹的严重程度尤为重要,因呼吸肌麻痹最终可导致呼吸衰竭,易合并肺内感染、肺不张、痰堵窒息而影响预后。对呼吸肌轻度麻痹、尚能满足生理通气量的患者,在吸气末用双手紧压胸部,刺激患者咳嗽,促进痰液排出。应注意保持病室空气湿润,对于稠痰不易咳出者可给予雾化吸入及体位引流。

呼吸肌麻痹的急救措施如下:①气管切开;②用呼吸机辅助呼吸。

指征包括:Ⅲ度呼吸肌麻痹;呼吸肌麻痹Ⅱ度伴舌咽、迷走神经麻痹者;Ⅱ度呼吸肌麻痹以上伴有肺炎、肺不张者;暴发型者(是指发病在24～48小时内,呼吸肌麻痹进入Ⅱ度者)都应及时做经鼻气管插管或气管切开术。

(六)其他

(1)抗生素。重症患者常并发呼吸道感染,包括各种细菌感染,更多见于皮质激素使用过程中,应给予抗生素积极控制细菌感染。

(2)维生素 B_1、维生素 B_6、维生素 B_{12} 及 ATP 等药物可促进神经系统的代谢。

(3)恢复期常采用针灸、按摩、体疗以促进神经功能恢复,防止肌肉萎缩。

第六章 儿科常见血液系统疾病

第一节 弥散性血管内凝血

弥散性血管内凝血(DIC)是一种继发于多种疾病的出血综合征。在一些致病因素的作用下,血液中的凝血机制被激活,启动凝血过程,在毛细血管和小动脉、小静脉内大量的纤维蛋白沉积,血小板凝集,从而产生广泛的微血栓。由于凝血过程加速,大量的凝血因子和血小板被消耗,纤维蛋白溶解系统被激活,产生继发性纤溶亢进,临床上表现为广泛性出血倾向、微循环障碍、栓塞表现及溶血等。

一、诊断

(一)病史

常有原发病的病史,诱发 DIC 的常见原发病有以下几方面。

1.各种感染

如细菌、病毒及疟原虫等。

2.组织损伤

如外科大手术、严重外伤、挤压伤,严重烧伤等。

3.免疫性疾病

如溶血性输血反应、流脑等所致的暴发性紫癜等。

4.某些新生儿疾病

如新生儿寒冷损伤综合征、新生儿窒息、新生儿溶血、新生儿呼吸窘迫综合征等。

5.其他

如巨大血管瘤、急性出血性坏死性小肠炎等。

（二）临床表现

有原发病的症状和体征，且有下述表现。

1.出血

皮肤黏膜出血，注射部位或手术野渗血不止，消化道、泌尿道、呼吸道出血。

2.休克

一过性或持续性血压下降，不能用原发病解释的微循环衰竭。婴幼儿常为精神萎靡、面色青灰、黏膜青紫、肢端冰冷、尿少等。

3.栓塞

表现为各脏器（如肾、肺、脑、肝等）功能障碍，出现如血尿、少尿、无尿或肾衰竭、发绀、呼吸困难、昏迷、抽搐、黄疸、腹水等。

4.溶血

表现为高热、黄疸、腰背痛及血红蛋白尿。

（三）辅助检查

由于凝血及纤溶系统均受累，有多种出、凝血方面检查的异常，主要诊断指标有以下几项。

1.血小板计数

血小板数量低于正常或进行性下降。

2.凝血酶原时间和白陶土部分凝血活酶时间

凝血酶原时间（PT）延长 3 秒以上或白陶土部分凝血活酶时间（KPTT）延长 10 秒以上。

3.纤维蛋白原

低于 1.6 g/L（肝病 DIC 时低于 1 g/L），或进行性下降。

4.血浆鱼精蛋白副凝试验（3P 试验）

阳性或 FDP 超过 20 mg/L（肝病 DIC 时，FDP 超过 60 mg/L）。

5.血片中破碎红细胞

数值可超过 20%。

（四）诊断标准

存在易引起 DIC 的基础疾病，有出血、栓塞、休克、溶血表现，或对抗凝治疗有效，则要考虑 DIC 的可能性。实验室检查中的主要指标如有 3 项或 3 项以上异常即可确诊。如异常者少于 3 项，则做进一步检查帮助确诊。DIC 低凝期及纤溶亢进期用上述指标确定，而高凝期因持续时间很短，临床不易发现，如在高凝期做检查,则表现为抽血时血液易凝固、凝血时间缩短、AFYF 缩短,血小板数可正常或稍增高,纤维蛋白原正常或稍增高。

第五届中华血液学会全国血栓与止血学术会议制订的诊断标准如下。

1.临床表现

(1)存在易引起 DIC 的基础疾病。

(2)有下列两项以上表现:①多发性出血倾向;②不易用原发病解释的微循环衰竭或休克;③多发性微血管栓塞的症状和体征,如皮肤、皮下、黏膜栓塞坏死及早期出现的肾、肺、脑等脏器功能不全;④抗凝治疗有效。

2.实验室检查

(1)主要诊断指标同时有下列 3 项以上异常:①血小板计数低于 $100 \times 10^9 / L$ 或呈进行性下降(肝病、白血病患者要求血小板数低于 $50 \times 10^9 / L$),或有下述两项以上血浆血小板活化产物升高:β 血小板球蛋白(β-TG);血小板第 4 因子(PF$_4$);血栓素 B$_2$(TXB$_2$);颗粒膜蛋白(GMP)140。②血浆纤维蛋白原含量低于 1.5 g/L 或进行性下降或超过 4 g/L(白血病及其他恶性肿瘤低于 1.8 g/L,肝病低于 1.0 g/L)。③3P 试验阳性或血浆 FDP 超过 20 mg/L(肝病时 FDP 超过 60 mg/L),或 D -二聚体水平升高或阳性。④凝血酶原时间缩短或延长 3 秒以上,或呈动态变化(肝病者延长 5 秒以上)。⑤纤溶酶原含量及活性降低。⑥抗凝血酶Ⅲ(AT-Ⅲ)含量及活性降低。⑦血浆因子Ⅷ:C 活性低于 50%(肝病患者为必备项目)。

(2)疑难病例应有下列一项以上异常。①因子Ⅷ:C 降低,vWF:Ag升高,Ⅷ:C/vWF:加比值降低。②血浆凝血酶-抗凝血酶试验(TAT)浓度升高或凝血酶原碎片 1+2(F$_{1+2}$)水平升高。③血浆纤溶酶与纤溶酶抑制复合物(PIC)浓度升高。④血(尿)中纤维蛋白肽 A(FPA)水平增高。

二、鉴别诊断

与其他类似的微血管性溶血性贫血如血栓性血小板减少性紫癜和溶血尿毒综合征鉴别。

三、治疗

(一)一般治疗

治疗引起 DIC 的原发病。

(二)特异性治疗

1.肝素

(1)一般在 DIC 的早期使用,应用肝素的指征有以下几方面。①处于高凝状态者;②有明显栓塞表现者;③消耗性凝血期表现为凝血因子、血小板、纤维蛋白原进行性下降,出血逐渐加重,血压下降或休克者;④准备补充凝血因子如输血或血浆,或应用纤溶抑制药物而未能确定促凝物质是否仍在发挥作用者。

(2)以下情况应禁用或慎用肝素:①颅内出血或脊髓内出血、肺结核空洞出血、溃疡出血;②有血管损伤或新鲜创面者;③DIC 晚期以继发性纤溶为主者;④原有重度出血性疾病,如血友病等;⑤有严重肝脏疾病者。肝素 60～125 U/kg,每4～6 小时 1 次,静脉注射或静脉滴注,用药前后监测试管法凝血时间(CT),如果CT 延长 2 倍以上,则应减量或停用,肝素过量者用等量鱼精蛋白中和。

2.抗血小板聚集药物

常用于轻型 DIC、疑似 DIC 而未肯定诊断者或高凝状态者,常用药物有以下所述。

(1)阿司匹林:10～20 mg/(kg·d),分 2～3 次口服。用到血小板数恢复正常数天后才停药。

(2)双嘧达莫(潘生丁):5 mg/(kg·d),分 2～3 次口服,疗程同阿司匹林。

3.抗凝血因子

(1)抗凝血酶Ⅲ:常用于 DIC 的早期,补充减少抗凝血酶Ⅲ量,其有抗凝血酶及抑制活化的 X 因子的作用,能保证肝素的疗效。常用剂量为首剂 80～100 U/kg,1 小时内滴完,以后剂量减半,12 小时 1 次,连用 5 天。

(2)蛋白 C 浓缩剂:对感染等所致的内毒素引起的 DIC,应用蛋白 C 浓缩物可以提高肝素的疗效。

4.其他抗凝制剂

脉酸酯、MD-850、刺参酸性黏多糖、重组凝血酶调节蛋白、水蛭素等均有抗凝血作用,可用于 DIC 早期即高凝期。

5.血液成分输注

有活动性 DIC 时,可补充洗涤红细胞、浓缩血小板、清蛋白等。如果 DIC 过程已停止,或者肝素化后仍持续出血,应该补充凝血因子,可输注新鲜血浆、凝血酶原复合物。

6.抗纤溶药物

在 DIC 早期,为高凝状态时禁用抗纤溶药物,当病情发展到以纤溶为主时,可在肝素化的基础上慎用抗纤溶药,如 EACA、PAMBA等。

(三)对症治疗

(1)改善微循环:①低分子右旋糖酐;②血管活性药物如山莨菪碱、多巴胺等。

(2)纠正酸中毒及水、电解质的平衡紊乱。

四、疗效评价

(一)预后评估

DIC 的预后与原发病表现、DIC 治疗早晚等因素相关。

(二)痊愈标准

1.痊愈

(1)出血、休克、脏器功能不全等 DIC 表现消失。

(2)低血压、瘀斑等体征消失。

(3)血小板计数、纤维蛋白原含量以及其他实验室指标全部恢复正常。

2.显效

以上 3 项指标中,有 2 项符合要求者。

3.无效

经过治疗,DIC 症状和实验室指标无好转,或病情恶化死亡者。

第二节　暴发性紫癜

暴发性紫癜(purpura fulminans,PF)综合征又名坏疽性紫癜、坏死性紫癜、出血性紫癜,系儿科危重症,病死率目前仍高达 40％以上,主要为广泛血管内血栓形成,临床表现酷似弥散性血管内凝血(DIC)。

一、临床表现

为突然迅速进展的对称性皮肤紫癜,累及全身皮肤,以下肢密集,与其他暴发性皮肤损伤不同的是皮疹可在几小时内由瘀点迅速增大融合为直径为数厘米的瘀斑,基底肿胀坚硬与周围组织分界清楚,颜色由鲜红渐变为暗紫色,坏死后成为黑色焦痂,浆液坏死区发生水疱或血疱,可融合成大疱,发疹的肢体可出现明显肿胀疼痛,主要死亡原因为器官功能衰竭、DIC、肾出血。本病病因不明,可发生于以下3种情况:急性感染引起的急性感染性暴发性紫癜,遗传性或获得性蛋白C缺陷或其他凝血障碍所致的凝血障碍性暴发性紫癜,以及原因不明的特发性暴发性紫癜。

二、治疗

目前治疗主张置重症监护室进行综合治疗,包括抗生素、类固醇激素、液体复苏、儿茶酚胺等的治疗,以及低血钙、低血糖的防治,至于抗凝血酶、蛋白C、组织纤溶酶原活性因子、血管扩张药的治疗尚有争议。

(一)抗感染治疗

PF的主要病因为细菌感染,以脑膜炎奈瑟菌败血症最为常见,肺炎链球菌、A组溶血性链球菌、流感嗜血杆菌、肺炎克雷伯杆菌、金黄色葡萄球菌也可引起,有学者主张在无病原学证据之前,对有感染征象且伴有皮肤瘀斑的患者,首选第三代头孢菌素或联合使用能覆盖上述主要病原菌的抗生素治疗早期PF,一旦病原菌明确后再重新调整抗生素,研究报道,早期有效使用抗生素可以使PF总体死亡率从70%降至40%。值得注意的是,水痘-带状疱疹病毒、EB病毒等病毒感染也可并发PF,对于病毒感染患者,早期抗病毒治疗有助于疾病康复。

(二)蛋白C或活化蛋白C替代治疗

蛋白C是一种具有抗凝活性的维生素K依赖蛋白酶,近来发现蛋白C基因突变,导致血浆蛋白C缺陷或其活性下降,易于发生微血管内血栓形成,与严重感染合并PF密切相关,是患者发生PF的根本原因,因此,提出在抗感染和抗休克的同时,使用外源性蛋白C或活化蛋白C(APC)替代治疗,有助于凝血失衡纠正,可以减轻PF的组织损伤。临床使用重组人活化蛋白C(rhAPC,商品名drotrecoginalfa)具有抗凝、抗炎活性,研究发现中心静脉持续给药每小时24 μg/kg,持续96小时,可使蛋白C活性增加,凝血功能改善,使用安全,并且发现血小板低于30×10^9/L并非绝对禁忌。Fourrier等通过对15例脑膜炎球菌并PF患者研究发现所有患者血浆蛋白C水平明显降低,给予蛋白C替代治疗获得了较好疗效,并且发现蛋白C替代治疗时最小负荷剂量为250 U/kg,每天维持剂量分别为200 U/kg,没有发现任何不良反应。至于蛋白C治疗的最佳时期、最佳给药剂量仍需进一步研究。此外,单纯同源蛋白C缺陷,新鲜冷冻血浆可以有效替代。

(三)抗凝血酶Ⅲ(AT-Ⅲ)

PF时抗凝血酶Ⅲ减少,予抗凝血酶Ⅲ替代治疗,可促其恢复正常,改善DIC,且可促进脑膜炎奈瑟菌PF血浆蛋白C水平升高。另有研究发现所有脑膜炎奈瑟菌并PF患者抗凝血酶水平明显降低,给予抗凝血酶替代治疗获得了较好疗效,并且发现AT替代治疗时最小负荷剂量为150 U/kg,每天维持剂量分别为150 U/kg,安全有效。

(四)重组组织纤溶酶原活性因子(rt-PA)

PF时,纤溶酶原活性抑制因子浓度增加,纤维蛋白沉积,血管内血栓形成,多器官功能衰竭,rt-PA有助于溶解血栓、改善外周灌注,半衰期5分钟,剂量为每小时0.25～0.5 mg/kg,重复使用,对脑膜炎奈瑟菌PF治疗有助。但Zenz等通过对62例需要截肢或伴有顽固性休克的PF患者使用rt-PA研究发现,其中5例患者并发颅内出血,因缺乏对照,使用rt-PA是否引起出血尚不能确定。

(五)肝素

对处于高凝状态的患者,肝素与抗凝血酶Ⅲ结合抑制血栓形成,减轻皮肤坏死,早期可持续滴注肝素100～200 U/(kg·d)或低分子肝素75 U/(kg·d),同时输注新鲜冷冻血浆和抗凝血酶Ⅲ,使用时须注意肝素耐受、停药后反复、血小板减少和出血等现象。但也有学者认为其并无肯定疗效。

(六)外科治疗

部分PF患者经内科抢救存活后,虽然生命体征基本稳定,但约90%患者全层皮肤软组织坏死,有时可深达肌肉、骨骼,愈后残留瘢痕,需要外科进一步处理,包括筋膜切开术、截肢术、皮肤移植术。外科治疗分为二期,一期清创、植皮、截肢,二期松解肌肉挛缩、治疗残肢溃疡,及时外科清创、截肢对降低死亡率起关键作用。PF时肢体肿胀,可引起筋膜腔综合征,并发横纹肌溶解使器官功能恶化,故所有患者都要监测筋膜腔压力,当筋膜腔压力超过4.0 kPa(30 mmHg)时,立即实行筋膜腔切开术。尽早实施筋膜切开术,可能减轻软组织坏死的深度,减少截肢。此外,对有遗传性PC基因突变的患者,在手术、外伤、感染时可及时给予PC或APC制剂,以预防PF的发生。

总之,目前PF的治疗是包括原发疾病在内的一系列综合治疗,其中支持治疗、有效的血液成分(包括新鲜冷冻血浆及凝血因子)、抗感染仍是主要的治疗手段,蛋白C、抗凝血酶Ⅲ缺陷时给予蛋白C、抗凝血酶Ⅲ替代治疗。鉴于血栓和出血这一矛盾,抗凝剂的使用仍有争议,且剂量必须个体化。容量负荷过重时可考虑采用血浆去除术,难治病例可试用甲泼尼龙冲击或免疫抑制剂环磷酰胺治疗。随着继发感染的控制、支持治疗,以及其他治疗方法的应用,原发性 PF 死亡率明显降低;感染合并 PF,液体复苏、抗生素及血管活性药应用非常重要,纠正酸碱失衡、电解质紊乱,早期给氧、机械通气有助于疾病康复。

第三节 白 血 病

一、急性白血病

白血病是造血系统的恶性肿瘤,其特征是某一系统的血细胞过度增生并浸润体内各组织器官,产生相应的临床体征,外周血细胞有质和量的改变。急性白血病占小儿白血病的 95%,其中,急性淋巴细胞性白血病(ALL)占 70%～85%,急性髓性白血病(AML)占 15%～30%。

(一)病因及发病机制

小儿白血病确切病因不明,只有 5% 的患者发病与内在遗传因素有关,其余大部分为后天获得性的,与环境因素、电离辐射、化学物质接触、某些病毒感染等因素有关。

(二)诊断

1.病史

急性白血病应询问有无致白血病化学物质的接触史,如苯及衍生物、亚硝胺类物等,有无使用抗肿瘤的细胞毒药物史,是否接受过量的放射线,有无白血病和其他肿瘤的家族史。

2.临床表现

(1)进行性贫血、出血、发热、感染。

(2)白血病细胞浸润表现:骨关节疼痛、肝脾和淋巴结肿大、腮腺肿大、睾丸肿大和中枢神经系统受累出现的头痛、呕吐等表现,其他表现有面神经炎、肾衰竭等。

(3)辅助检查。

血液检查:①血红蛋白和红细胞下降,常为正细胞正色素性贫血。②白细胞质和量的改变,白细胞计数高低不一,高者常达 $50 \times 10^9/L$,甚至 $> 300 \times 10^9/L$,低者可少于 $0.5 \times 10^9/L$,大部分患者外周血中可见原始细胞和幼稚细胞。③血小板数减少。亦有无贫血和血小板减少者。

骨髓检查:大多数患者骨髓象呈有核细胞增生明显活跃或极度活跃,少数增生低下,极少数情况下骨髓穿刺出现"干抽",此时需做骨髓活检。骨髓中可见原始细胞和幼稚细胞(白血病细胞)百分比例明显增高,甚至为清一色的原幼细胞。

白血病免疫学分型、细胞遗传学和分子遗传学检查:可显示是何种类型白血病,有无染色体异常及异常融合基因。这些结果对急性白血病分类、治疗方案选择及预后评估有重要意义。

X 线胸片:可判断有无纵隔增宽,肺组织有无白血病细胞浸润,同时检查有无肺结核。

B 超:腹部 B 超可了解肝、脾、肾等脏器和腹腔内、腹膜后淋巴结的受累程度。

脑脊液检查:判断有无中枢神经系统的浸润。

各重要脏器功能检查:肝肾功能、心肌酶学、心电图、心功能、脑电图等。

3.诊断标准

有贫血、出血、感染或有各器官浸润表现均要考虑急性白血病的诊断。确诊有赖于骨髓检查,骨髓有核细胞中原始细胞(ALL 为原始淋巴细胞和幼稚淋巴细胞之和,急性单核细胞性白血病为原始单核细胞和幼稚单核细胞之和) $\geqslant 30\%$ 可以确诊为急性白血病。如比例增高但未达到 30% 时应考虑下列因素:①是否在骨髓检查前用过肾上腺皮质激素或其他化疗药物;②是否为转移肿瘤,如恶性淋巴瘤和神经母细胞瘤骨髓转移;③是否为骨髓增生异常综合征(MDS);④是否骨髓取材不佳,骨髓被血液稀释。

(1)MICM 分型。

细胞形态学分型:通常采用 FAB 分型,据细胞形态及细胞化学染色将急性白血病分为 ALL 和急性非淋巴细胞性白血病(ANLL,亦称为急性髓性白血病,AML)。ALL 进一步分为 L1、L2、L3 亚型。AML 进一步分为 M0~M7 型。

FAB 于 1976 年提出了急非淋的形态学诊断标准,1985 年修改,标准如下。M1:原粒细胞(Ⅰ型和Ⅱ型)在非红系细胞中 $\geqslant 90\%$,此原粒细胞中至少有 3% 原粒细胞过氧化酶或苏丹黑染色阳性,早幼粒细胞以下的各阶段粒细胞或单核细胞 $< 10\%$。M2:原粒细胞在非红系细胞中占 $30\% \sim 89\%$(非红系细胞),单核细胞 $< 20\%$,早幼粒以下阶段至中性分叶核粒细胞 $> 10\%$,单核细胞 $< 20\%$;如有

的早期粒细胞形态特点既不像原粒细胞Ⅰ型和Ⅱ型,也不像早幼粒细胞(正常的或多颗粒型),核染色质很细,有1～2个核仁,胞质丰富,嗜碱性,有不等量的颗粒,有时颗粒聚集,这类细胞＞10％时,亦属此型。M3:骨髓中以多颗粒的早幼粒细胞为主。M4:有以下多种情况:①骨髓中非红系细胞中原始细胞＞30％,原粒细胞加早幼、中性中幼及其他中性粒细胞在30％～79％,不同阶段的单核细胞(常为幼稚和成熟单核细胞＞20％。②骨髓象如上述,外周血中单核细胞系(包括原始、幼稚及单核细胞)≥$5×10^9$/L。③外周血单核细胞系＜$5×10^9$/L,而血清溶菌酶以及细胞化学支持单核细胞系的细胞有显著数量者。④骨髓象类似M2,而单核细胞＞20％,或血清溶菌酶[$(11.5±4)$mg/L]的3倍或尿溶菌酶超过正常$(2.5$ mg/L)的3倍。⑤骨髓象类似M2,而外周血单核细胞≥$5×10^9$/L时。M4Eo:骨髓非红系细胞中嗜酸性粒细胞5％,这些嗜酸性粒细胞较异常,除有典型的嗜酸颗粒外,还有大的嗜碱(不成熟)颗粒,还可有不分叶的核,细胞化学染色氯乙酸酯酶及PAS染色明显阳性。M5:分为2个亚型:①M5a:骨髓中非红系细胞中原始单核(Ⅰ型和Ⅱ型)≥80％。②M5b:骨髓中原始单核细胞占非红系细胞比例＜80％,其余为幼稚及成熟单核细胞等。M6:骨髓中非红细胞系中原始细胞(原粒或原单核细胞)Ⅰ型和Ⅱ型≥30％,红细胞系≥50％。M7:急性巨核细胞白血病,骨髓中原巨核细胞≥30％,如原始细胞呈未分化型,形态不能确定时,应作电镜血小板过氧化物酶活性检查,或用血小板膜糖蛋白Ⅱa/Ⅱb或Ⅲa或ⅧR:Ag,以证明其为巨细胞系。如骨髓干抽,有骨髓纤维化,则需骨髓活体组织检查,用免疫酶标技术证实有原巨核细胞增多。M0:1991年确定其诊断标准,＜3％的幼稚细胞MPO(＋)和苏丹黑B(＋),＞20％的幼稚细胞表达髓细胞抗原而无淋巴细胞抗原。

免疫学分型:应用单克隆抗体检测白血病细胞表面的抗原标记,可了解白血病细胞来源和其分化程度,可帮助AML和ALL的区分,并进一步帮助各亚型之间的区分。

分为T系急淋(T-ALL)和B系急淋两大类。T-ALL:白血病细胞表面具有T巴细胞标志,如CD1、CD3、CD5、CD8和TdT(末端脱氧核糖核酸转换酶)阳性,T-ALL常有纵隔肿块,常见于年龄较大的男性,预后较差。B系急性淋巴细胞性白血病分4个亚型。①早期前B细胞型:HLA-DR、CD19和/或CyCD22(胞质CD22)阳性,而其他B系淋巴细胞标志阴性。②普通B细胞型(C-ALL):除HLA-DR、CD19、CyCD22阳性外,CD10阳性,而CyIg(胞质免疫球蛋白)、SmIg(细胞膜表面免疫球蛋白)阴性,此型预后较好。③前B细胞型(Pre

B-ALL):CyIg 阳性,SmIg 阴性,其他 B 系标志及 HLA-DR 阳性。④成熟 B 细胞型(B-ALL):SmIg 阳性,CyIg 阴性,其他 B 系标志及 HLA-DR 阳性,此型预后常较差。

伴有髓系标志的 ALL(My$^+$-ALL):具有淋巴系的形态学特征,免疫标志以淋巴系特异抗原为主,但伴有个别的、次要的髓系特异性抗原标志,如 CD13、CD33、CD14 等阳性。

ANLL:M1～M5 型常有 CD33、CD13、CD14、CD15、MPO(抗髓过氧化物酶)等髓系标志中的一项或多项阳性,CD14 阳性多见于单核细胞系。而 M6 血型糖蛋白 A 阳性;M7 血小板膜抗原Ⅱb/Ⅲa 阳性,或 CD41、CD68 阳性。

细胞遗传学异常:ANLL 细胞染色体异常种类多,可分为染色体数量异常和染色体结构异常两类,染色体数量有≤45 条染色体的低二倍体和≥47 条的高二倍体,染色体结构异常常有t(12;21)、t(9;22)、t(4;11)等。急非淋常见核型改变为 t(9;22)、t(8;21)、t(15;17)、t(11q)、t(11;19)等。

分子遗传学异常:ANLL 中如有 BCR/ABL 和 MLL/AF4 融合基因属高危。急性早幼粒细胞白血病 PML/RARα 融合基因阳性。

(2)ALL 临床分型:ALL 危险度分组标准:参照湖南省新农合儿童急性淋巴细胞白血病治疗方案。

标危组:必须同时满足以下所有条件:①年龄≥1 岁且＜10 岁。②WBC＜50×10^9/L。③泼尼松反应良好(第 8 天外周血白血病细胞＜1×10^9/L)。④非 T-ALL。⑤非成熟 B-ALL。⑥无 t(9;22)或 BCR/ABL 融合基因;无 t(4;11)或 MLL/AF4 融合基因;无 t(1;19)或 E2A/PBX1 融合基因。⑦治疗第 15 天骨髓呈 M1(原幼淋细胞＜5%)或 M2(原幼淋细胞 5%～25%),第 33 天骨髓完全缓解。

中危组:①无 t(9;22)或 BCR/ABL 融合基因。②泼尼松反应良好(第 8 天外周血白血病细胞＜1×10^9/L)。③标危诱导缓解治疗第 15 天骨髓呈 M3(原幼淋细胞＞25%)或中危诱导缓解治疗第 15 天骨髓呈 M1/M2。④第 33 天 MRD＜10^{-2}。以上 4 条必须完全符合,同时符合以下条件之一:①白细胞≥50×10^9/L。②年龄≥10 岁。③T-ALL。④t(1;19)或 E2A/PBX1 融合基因。⑤年龄＜1 岁且无 MLL 基因重排。

高危组:只要符合以下条件之一即可诊断为高危。①t(9;22)或 BCR/ABL 融合基因阳性。②t(4;11)或 MLL/AF4 融合基因阳性。③第 8 天外周血白血病细胞≥1×10^9/L[泼尼松(强的松)反应不良]。④中危诱导缓解治疗第 15 天骨髓呈 M3。⑤第 33 天骨髓形态学未缓解（＞5％），呈 M2/M3。⑥第 33 天 MRD$\geqslant 10^{-2}$，或第 12 周 MRD$\geqslant 10^{-3}$。

（3）中枢神经系统白血病（CNSL）诊断标准：治疗前有或无中枢神经系统（CNS）症状或体征，脑脊液（CSF）中白细胞计数＞$0.005 \times 10^9 /L(5/\mu l)$，并且在 CSF 沉淀制片标本中其形态为确定无疑的原、幼淋巴细胞，可以确诊。能排除其他原因引起的 CNS 表现和 CSF 异常。

（4）睾丸白血病诊断标准：单侧或双侧睾丸肿大，质地变硬或呈结节状缺乏弹性感，透光试验阴性，睾丸超声波检查可发现非均质性浸润灶，活组织检查可见白血病细胞浸润。

4.鉴别诊断

（1）类风湿性关节炎或风湿热：急性白血病半数以上患者的骨关节痛、发热，当血常规无白血病的典型表现时，常误诊为类风湿性关节炎或风湿热。两者的鉴别重点在骨髓检查。

（2）再生障碍性贫血：表现为外周血象三系血细胞降低，常易伴有感染，易与低增生性急性白血病混淆，但再障除了在反复输血、败血症等时可有肝脾大外，一般无肝脾大，外周血中无白血病细胞，骨髓细胞学检查无原始与幼稚细胞比例增高。

（3）传染性单核细胞增多症：有发热，肝、脾、淋巴结肿大，外周血中有异型淋巴细胞，骨髓检查无白血病骨髓样表现。

（三）治疗

1.一般治疗

加强护理，防止感染，当化疗期间粒细胞低时应避免去人群多的地方，有条件者在粒细胞减少期可置于层流室。血小板低时防止碰撞。

2.化疗

化疗原则：早期、足量、联合、规则和个体化。

（1）ALL 的化疗：除急性成熟 B 细胞白血病外的 ALL 采用以下治疗方案，化疗总疗程 2～3 年。急性成熟 B 细胞白血病采用 Burkitt 淋巴瘤的强烈、短程化疗方案。

诱导缓解治疗：患者能否长期存活的关键，需及早适量联合用药。诱导方案甚多，最常用的是 VDLP 方案，可获 95％以上的完全缓解率。泼尼松诱导试验：在 VDLP 之前，用泼尼松 $60 mg/(m^2 \cdot d)$，分次口服 7 天，第 8 天计数外周血白血病细胞，如高于 $1 \times 10^9 /L$，则为泼尼松反应不良。治疗前白细胞负荷高，应警惕发生肿瘤溶解综合征。

缓解后治疗:包括巩固强化治疗、庇护所治疗和维持治疗。例如庇护所治疗:大多数化疗药不能进入中枢神经系统、睾丸等部位,这些部位即为白血病细胞的庇护所。庇护所治疗是 ALL 治疗的关键之一。常用大剂量 MTX 治疗。HDMTX 剂量为每次 $3\sim5$ g/m^2(标危每次 3 g/m^2,中高危每次 5 g/m^2),总量的 1/10(≤0.5 g)在 30 分钟左右快速静脉滴注,余量在 23.5 小时左右均匀滴注,首剂进入后做三联鞘注。MTX 开始静脉滴注 36 小时后(目前大多单位已推迟到 72 小时)开始用亚叶酸钙片(甲酰四氢叶酸钙)解救,15 mg/m^2,每 6 小时1 次,肌内或静脉注射,共 $3\sim6$ 次。44 小时和 68 小时测血浆中 MTX 浓度,根据MTX 血药浓度调整亚叶酸钙片(甲酰四氢叶酸钙)剂量,直至 MTX 血药浓度低于 0.1 μmol/L。同时使用巯嘌呤(6-MP)50 mg/(m^2 · d),共 7 天。大剂量MTX 治疗 $10\sim15$ 天重复一次,连用 3 次,以后每 2 个月左右1次,总共 $4\sim6$ 次。此方案应注意水化与碱化,密切注意 MTX 的不良反应。特别要注意消化道黏膜损害及骨髓抑制。每疗程开始之前均要做相关检查,只有外周血白细胞>3.0×10^9/L、中性粒细胞>1.5×10^9/L、肝肾功能正常时才能进行。

CNSL 的防治:预防 CNSL 的方式有以下几种。①鞘注:多采用三联鞘注,MTX 12.5 mg/m^2,Ara-C 30 mg/m^2,DXM 5 mg/m^2,开始每周 1 次,1 个月后每4 周一次,以后间隔时间渐长,共 $16\sim20$ 次。②大剂量 MTX 治疗:大剂量 MTX与三联鞘注联用可较好地预防 CNSL。③颅脑放疗:一般用于 3 岁以上患者,适用于外周血白细胞>100×10^9/L、有 t(4;11) 和 t(9;22) 核型异常、中枢神经系统白血病和不宜做大剂量 MTX 治疗者。完全缓解 6 个月开始,总剂量 18 Gy,分15 次于 3 周完成。放疗期间用 MTX+6-MP口服维持或用 VP 方案。一旦发生脑膜白血病,应 $2\sim3$ 天做一次三联鞘注,到脑脊液常规正常后间隔时间拉长,并配合颅脑放疗。

(2)AML 的化疗:除 M3 外,其他 AML 用以下化疗方案。诱导缓解方案为DAE 方案,DNR $30\sim40$ mg/(m^2 · d),第 $1\sim3$ 天,Ara-C 200 mg/(m^2 · d),第$1\sim7$ 天,VP16 100 mg/(m^2 · d),第 $1\sim3$ 天。疗程 4 周,重复 $1\sim2$ 个疗程,直至完全缓解。然后接 HDAra-C 治疗 3 疗程,HDAra-C 每次 2 g/m^2,q12 小时×6 次,DNR 40 mg/(m^2 · d)×2 天[或 VP16 150 mg/(m^2 · d)×2 天]。上述方案完成后可停药观察或继用 HA 方案和 HDAra-C 交替治疗,HA 方案 2 疗程后HDAra-C 1 个疗程,据病情用 $1\sim2$ 轮。HA 方案为 H(高三尖杉酯碱)$3\sim$4 mg/(m^2 · d),第 $1\sim7$ 天,Ara-C 200 mg/(m^2 · d),第 $1\sim7$ 天。

AML 各形态亚型(除 M4、M5 外)完全缓解后作三联鞘注 2 次即可,M4、M5 患者诱导化疗期做三联鞘注 3～4 次,完全缓解后每 3 个月鞘注一次,直至终止治疗。

急性早幼粒细胞性白血病(M3)用全反式维 A 酸和三氧化二砷,配合用米托蒽醌静脉滴注、MTX 及 6-MP 口服治疗。疗效较好。

3.造血干细胞移植

AML(除 M3 外)和高危 ALL 可在缓解后进行造血干细胞移植。其他类型可先化疗,如有复发,可在第二个缓解期移植,选用异体造血干细胞移植。

4.对症治疗

持续发热 38.5 ℃以上超过 2 小时即要做血培养,在血培养结果未出来前按经验用药,应尽早联合应用强有力的杀菌型抗生素,如考虑革兰阳性菌者首选万古霉素,革兰阴性菌者首选头孢他啶,必要时用泰能。血液输注是常用的支持疗法,根据情况成分输血,保持血红蛋白(60～70)g/L 以上,血小板少于 $20×10^9/L$ 时输浓缩血小板悬液,强化疗后,尤其在粒细胞减少期可使用 G-CSF 或 GM-CSF 促进粒细胞的恢复。呕吐明显者用盐酸昂丹司琼(恩丹西酮),消化道反应明显而进食少者可采用静脉营养。

二、慢性粒细胞白血病

慢性粒细胞白血病(chronic myelogenous leukemia,CML)是起源于骨髓多能造血干细胞的一种克隆性恶性肿瘤。是儿童最主要的慢性白血病,其略占儿童白血病 2%～7%。

(一)病因及发病机制

放射性射线接触是唯一确定的环境因素,大多数病例无明显可知的病因。

90%的 CML 有经典的染色体易位,形成 Ph 染色体。9 号染色体和 22 号染色体易位产生 t(9;22)(q34;q11),9 号染色体的 c-abl 易位到 22 号染色体的主要断裂点簇集区(BCR),形成 *bcr/abl* 融合基因。*bcr/abl* 形成后,*c-abl* 基因产生的 P145 减少,*bcr/abl* 产生新蛋白 P210,从而增加了酪氨酸激酶活性和自动磷酸化,一些参与细胞分化的蛋白正常功能下降,细胞恶性转化。

3%的 CML 表现为其他易位,5%～10%无 Ph 染色体。

(二)诊断

1.临床表现

起病缓慢,常乏力、多汗、食欲下降、消瘦。加重后可有苍白、低热等。肝、脾大,以脾大突出,常为巨脾。

2.辅助检查

CML 根据临床病情分为 3 期,分别为疾病的不同发展阶段,其临床特点和实验室检查各有不同。

慢性期常为白细胞增高,常达 $100 \times 10^9/L$ 以上,各阶段中性粒细胞明显增多。血小板可增多。骨髓增生极度活跃,经粒细胞系为主,慢性期原始粒细胞加早幼粒细胞少于 10%,加速期嗜碱性粒细胞增高超过 20%,急变期原始细胞常 $>30\%$,红系相对减少,巨核细胞增多。中性粒细胞碱性磷酸酶积分降低。尿酸增高,血清 LDH 和 B12 含量增高。

细胞遗传学检查,90%CML 有 Ph 染色体,分子生物学检查示 *bcr/abl* 融合基因阳性。

3.诊断标准

(1)慢性期。①病史:无症状,或有低热、乏力、多汗或体重减轻等;②体征:可有脸色苍白、瘀斑、肝、脾大、胸骨压痛等;③实验室检查。血象:白细胞计数明显增高,以中性中晚幼粒和杆状核细胞为主,原始细胞(Ⅰ+Ⅱ型)≤5%～10%。嗜酸性粒细胞或嗜碱性粒细胞可以增高,或有少量有核红细胞。骨髓象:骨髓增生极度活跃,以粒系增生为主,中晚幼粒细胞和杆状核粒细胞增多,原始细胞(Ⅰ+Ⅱ型)≤10%。Ph 染色体或 bcr/abl 融合基因阳性,CFU-GM 培养示集落和集簇较正常明显增加。

(2)加速期:有下列之两项者。①不明原因的发热、贫血、出血加重和/或骨骼疼痛;②脾脏进行性增大;③非药物所致的血小板进行性下降或进行性增高;④外周血中或骨髓中,原始细胞(Ⅰ+Ⅱ型)>10%;⑤外周血中嗜碱性粒细胞>20%;⑥骨髓中有显著的胶原纤维增多;⑦出现 Ph 染色体以外的其他染色体异常;⑧出现 CFU-GM 增生和分化缺陷:集簇增多,集簇/集落比例增高。

(3)急变期:出现下列之一者。①原始细胞(Ⅰ+Ⅱ型)或原始淋巴细胞和幼稚淋巴细胞或原始单核细胞和幼稚单核细胞在外周血中或骨髓中>20%;②外周血中原粒细胞和早幼粒细胞之和>30%;③骨髓中原粒细胞和早幼粒细胞之和>50%;④骨髓外原始细胞浸润。

(三)治疗

1.化疗

传统方法是用化疗控制症状,减少白细胞。大部分可达血液学缓解,但难以达到真正缓解,即细胞遗传学反应率低,不能推迟急变期出现。在慢性期可采用白消安或羟基脲等单药治疗。加速期可联合应用羟基脲和 6-TG 或环磷酰胺等。急变期按急性白血病治疗。

白消安 0.06~0.1 mg/(kg·d),分 3 次口服,白细胞降低 1/2 或降至(30~40)×10⁹/L 时减半量,降至(10~20)×10⁹/L 时减至最小维持量。或用羟基脲 20~40 mg/(kg·d),分 2 次口服,白细胞正常后小剂量维持。

2.干扰素治疗

能使血液学缓解,Ph 染色体受抑,缓解率可达 70%,其细胞遗传学反应率达 40%。常用干扰素-α 5×10⁶/(m²·d),每天皮下注射。

3.甲磺酸伊马替尼

伊马替尼与 bcr/abl 蛋白(P210)的 ATP 结合位点,阻止 ATP 的结合,减少其磷酸化能力,从而发挥其特异性抑制恶性克隆的作用。其疗效显著,不良反应较低。目前常为 CML 的一线用药。儿童剂量240~360 mg/(m²·d)。如有耐药可用二线药物达沙替尼或尼洛替尼。伊马替尼可能使患者长期存活,甚至分子生物学缓解。

4.造血干细胞移植

异基因造血干细胞移植对 CML 具有较好的疗效,5 年生存率在 75% 左右,移植应在慢性期进行。

第四节　骨　髓　衰　竭

一、纯红细胞再生障碍性贫血

此类贫血仅有红细胞系统的发育障碍,白细胞和血细胞无改变。骨髓中有核红细胞极度减少,红细胞寿命短于正常。一般分为先天性和获得性两大类。

(一)先天性纯红细胞再生障碍性贫血

先天性纯红细胞再生障碍性贫血又称 Diamond-Blackfan 综合征,是一种比较少见的原因不明的贫血。

1.病因

病因虽没明确,但有的可有家族发病史,故考虑为先天性基因异常。

2.诊断

(1)临床表现:起病缓慢,明显的贫血多于生后 2～4 个月或迟至 1 岁时出现,约 15％于生后数天内发病,但也有至 6 岁时开始出现症状的。早产儿的发病数较高,约有 25％患者合并拇指三指节畸形、先天性心脏病、尿道畸形、斜视或表现为 Turner 综合征外貌,但染色体核型正常。临床除畸形外,贫血是唯一的症状。

(2)辅助检查:一般呈正细胞正色素性贫血。白细胞和血小板正常。骨髓穿刺具有决定性诊断价值,虽然血清中红细胞生成素增高,但骨髓中红细胞系统增生极度低下,粒细胞∶红细胞可低至 50∶1。

3.治疗

主要采用肾上腺皮质激素和输血治疗,必要时可行脾切除。

(1)肾上腺皮质激素:多数患者应用泼尼松(强的松)后明显好转。治疗开始越早,疗效越好。若于发病 3 个月内开始治疗,几乎 100％的患者都出现良好的治疗反应;若 3 个月后才开始服用泼尼松(强的松),则疗效差。剂量为每天 60 mg/m², 分 3～4 次服用。

(2)输血:对肾上腺皮质激素反应不佳的患者需要输血维持,最好采用浓缩红细胞,不必输全血。

(3)以上治疗无效时,可试用免疫抑制剂,如环磷酰胺、抗胸腺球蛋白等。骨髓移植也可考虑。

(二)获得性纯红细胞再生障碍性贫血

获得性纯红细胞再生障碍性贫血多数原因不明,一般分为特发性和继发性两类。

1.特发性

骨髓红细胞系暂时性生成低下。多见于 4 个月至 6 岁的小儿,病程可持续数月至一年,病因不明,大多自然缓解。近年发现有的患者血浆中红细胞生成素增多,同时存在一种抗体,通过补体介导免疫反应而破坏骨髓的原红细胞。因而认为本症可能由于免疫功能异常所致。

2.继发于药物或感染

应用大剂量氯霉素可使红细胞生成受到抑制,出现网织红细胞减少,骨髓红细胞系增生低下,但这种改变是可逆的。其他药物如氨基比林、青霉素、苯巴比妥、苯妥英钠等可出现类似的反应。病毒感染后,可出现暂时性的红细胞系增生低下。

由于免疫因素引起的获得性纯红细胞再生障碍性贫血,可采用肾上腺皮质激素治疗;效果不显著的可采用环磷酰胺或硫唑嘌呤。继发于药物或感染的,多可自然缓解。

二、获得性再生障碍性贫血

再生障碍性贫血是由一种或多种原因引起的造血干细胞及造血微环境的损伤或免疫机制改变,导致骨髓造血功能衰竭,表现为全血细胞减少的一组综合征。

(一)病因及发病机制

获得性再生障碍性贫血的常见病因与电离辐射、感染、药物及化学物质等因素有关。其发病机制复杂,常常是多种因素共同参与,通过多种机制发挥致病作用。较为公认的机制有:造血干细胞质和量的异常;造血微环境异常;免疫因素。不同患者上述3种机制占的比例可能有所差别。

(二)诊断

1.临床表现

贫血、出血和感染是再生障碍性贫血最常见的临床表现,一般不会有肝脾大,但当反复输血或有继发感染时可有肝、脾大。

2.辅助检查

外周血显示三系减少,网织红细胞计数减少。骨髓增生明显低下,红系、粒系,特别是巨核细胞明显减少,非造血细胞增多。

3.诊断标准

参考2002年中华医学会儿科学分会血液学组《小儿再生障碍性贫血的诊疗建议》。

(1)再生障碍性贫血:①全血细胞减少,网织红细胞绝对值减少(如二系减少,其中必须有血小板减少);②一般无脾大;③骨髓至少1个部位增生减低或重度减低(有条件则应作骨髓活检);④除外其他全血细胞减少的疾病,如夜间阵发性血红蛋白尿、骨髓增生异常综合征、急性白血病等;⑤一般抗贫血药物治疗无效。根据上述标准诊断再生障碍性贫血(简称再障)后,再进一步分型为急性型再生障碍性贫血或慢性型再生障碍性贫血。

(2)急性型再生障碍性贫血(重型再生障碍性贫血I型、SAA-I型)。①临床起病急,贫血呈进行性加剧,常伴严重感染、出血。②血象:除血红蛋白进行性下降外须具有下列3项中的2项:网织红细胞相对值<1%或绝对值<15×10^9/L;白细

胞明显减低,中性粒细胞绝对值$<0.5\times10^9$/L;血小板$<20\times10^9$/L。③骨髓象:多部位增生减低,三系造血细胞明显减低,非造血细胞明显增多,淋巴细胞增多($>70\%$);骨髓小粒中非造血细胞明显增加。

(3)慢性型再生障碍性贫血(CAA)。①临床:起病慢,病情进展缓慢,贫血轻度或中度,感染和出血均较轻。②血象:网织红细胞、白细胞、血小板3项中至少有2项减低(包括血小板减低)。③骨髓象:二到三系细胞减低(巨核细胞系必须减低),淋巴细胞增多($>30\%$)。骨髓小粒中非造血细胞增多。

(4)重型再生障碍性贫血Ⅱ型(SAA-Ⅱ型):如慢性型再生障碍性贫血病情加重,网织红细胞、白细胞、血小板减低如急性型再障者。

(三)治疗

(1)急性再生障碍性贫血多采用联合免疫抑制疗法,慢性再生障碍性贫血常采用雄激素等刺激造血药物、中药和环孢素联合治疗。慢性重型再生障碍性贫血参照急性再生障碍性贫血方法治疗。

(2)加重护理是再生障碍性贫血的主要治疗手段之一,对重型再生障碍性贫血患者应尽量安置在无感染环境,最好是安置在层流病房,做好皮肤和黏膜护理,软食,注意饮食卫生,必要时饮食和用具可消毒,以减少感染和出血的发生。

(3)支持治疗:再生障碍性贫血的支持治疗尤其重要,应积极预防与控制感染,粒细胞减少者可用粒细胞集落刺激因子(G-CSF)或粒细胞-巨噬细胞集落刺激因子(GM-CSF),一旦发生感染,应联合使用强有力的杀菌型抗生素,或按药敏试验选药。输血使血红蛋白维持$60\sim70$ g/L以上;血小板$<10\times10^9$/L者应及时输注血小板,血小板在10×10^9/L以上但有出血表现亦应输注血小板。

(4)联合免疫治疗:①大剂量丙种球蛋白(HDIG)。丙种球蛋白作为免疫系统的重要组成部分,在免疫调节与防御感染中起着重要作用,HDIG能提供大量保护性抗体,发挥免疫过继作用,帮助机体渡过难关,减轻症状,为治疗赢得时间,适用于急性再障。②大剂量甲泼尼龙(HDMP):甲泼尼龙为人工合成的中效类糖皮质激素,具有较强的抗炎作用,水、钠潴留作用较小,一般不引起电解质紊乱,且对肾上腺皮质抑制作用较轻。适用于急性再生障碍性贫血未并发感染者。首剂每天$20\sim30$ mg/kg,静脉输注,每连用$3\sim7$天减量1/2,直至每天总剂量为1 mg/kg时,总疗程为$1\sim1.5$个月。治疗期间监测血压和血电解质水平,积极预防感染、保护消化道和应用钙剂防治骨质疏松等。大剂量甲泼尼龙的疗效有争议,有人认为其有免疫抑制作用,可能加重感染。但亦有人认为其对急性再生障碍性贫血有明显的早期疗效,有减轻出血的作用,可减轻抗胸腺球蛋白或抗淋巴细胞球蛋白的不良反应。大家较为公认的是其对急性再障无明显的远期疗效。③抗胸腺球蛋白（ATG）和抗淋巴细胞球蛋白（ALG）常用剂量：猪-ATG（P-ATG，国产武汉生物制品研究所）：20～25 mg/（kg·d）；兔-ATG（法国 Merieux，德国 Fresenius 公司）：2.5～5 mg/（kg·d）；马-ALG（法国 Merieux 公司）：10～20 mg/（kg·d）。上述剂量 ATG/ALG 溶于生理盐水后，行缓慢静脉滴注，连用5 天。应用之前，先行皮肤过敏试验。④环孢素 A（CsA）：CsA 通过调节 T 细胞亚群比例，抑制 IL-2 及 IFN-γ 的生成与作用，促进骨髓造血功能恢复。CsA 疗效发挥较慢，口服胶囊剂量为 5～8 mg/（kg·d），分两次口服。⑤环磷酰胺：有人用大剂量环磷酰胺治疗急性再生障碍性贫血取得较好疗效，但此方法不良反应大，易感染，目前应用尚少。

（5）雄激素：适用于慢性型再生障碍性贫血，是目前治疗慢性再生障碍性贫血的首选药物之一。雄激素显效时间多数在用药后 2～4 个月，临床常用的制剂有：①十一酸睾酮 80～160 mg/d。②司坦唑醇（康力龙）6～12 mg/d。③美雄酮（大力补）：10～15 mg/d。以上为成人剂量，儿童按体重调节用药量。

（6）中医中药：中药对慢性再生障碍性贫血有一定的疗效，可与雄激素、环孢素合用。

（7）造血干细胞移植：重型再生障碍性贫血如联合免疫抑制疗法无效，可选用异基因造血干细胞移植。如决定移植，则应尽量少输血，以减少移植排斥的发生。

三、先天性再生障碍性贫血

先天性再生障碍性贫血又称范可尼贫血（Fanconi anemia，FA），FA 是常染色体隐性遗传性疾病（除 B 亚型为 X-性连锁遗传）。本病由瑞士 Fanconi 于1927 年首先命名并报道。FA 患者的临床表现以多样化形体畸形、智力发育异常、进行性骨髓衰竭、高发肿瘤倾向和多脏器受累为特征，也是青少年白血病的主要病因之一。本病的平均发病率约为 1/160 000，在非洲和西班牙曾报道为1/20 000。FA 突变基因携带者频率在正常人群中为 1/300，在高发人群中为1/180。但关于我国的 FA 发病情况和相关突变基因携带频率目前尚缺乏统计学资料。

（一）病因及发病机制

对于 FA 的研究是医学研究领域进展最快的学科之一。现临床将 FA 分为15 个不同的互补亚型，并已有 15 个相关基因相应被克隆，其蛋白产物也相应用英文字母 A～P 顺序命名。除 B 亚型定位于 X 染色体外,其他亚型均定位于常染色体上。FA 患者多存在先天性的形体畸形和智力发育障碍及骨髓衰竭,尽管目前对其病因、发病机制还不十分清楚,但已有研究结果提示,其是由于这些基因的突变而产生功能异常的蛋白产物,进而导致胎儿及早期胚胎发育阶段的异常,且与细胞凋亡及造血生长因子调节过程异常有关。具体的确切病因和病理机制还有待于进一步研究明确。

(二)诊断

1.临床表现

(1)贫血是 FA 患者的重要临床特征,表现为单系或全血细胞减少、巨细胞贫血和胎儿血红蛋白增高;以后逐渐出现骨髓增生低下,多以巨核细胞减少为明显;疾病晚期,可出现较特异的染色体 1 号、3 号长臂的重复和 7 号染色体的缺失;最终约 90% 的 FA 患者死于骨髓衰竭。但有约 30% 以上的患者缺乏上述典型症状,易造成诊断的延误。

(2)畸形和智力发育障碍占 FA 患者临床表现的 70%。随着年龄增长,FA 患者可出现发育迟滞现象,表现为体格矮小、小头畸形、眼球小,皮肤色素沉着,拇指或桡骨不发育或缺如,呈多指、有指蹼等。部分患者可存在生殖系统发育不全,如 50% 的女性患者可有不孕,而 FA 孕妇易并发合并症(子痫间、早产);男性患者则多见性腺发育不全、外生殖器畸形、精子数量减少等。此外,FA 患者还常合并贫血、出血和感染。

2.辅助检查

(1)染色体断裂检测:在 FA 上的筛选应用被称为是黄金标准,以丝裂霉素和二环氧丁烷诱导为最常用。染色体断裂可有染色单体或染色体断裂,染色体末段丢失或中间丢失,环状染色体,三径向重组等多种不同结构变化。

(2)基因突变的检测:对于染色体断裂呈阳性的患者,明确其临床互补亚型后再用分子遗传学技术检测基因突变。由于 FA 患者中最常见的是 A 亚型(70%),其次是 C 亚型(15%)和 G 亚型(10%),因此检测的顺序应依次为 A 亚型、C 亚型和 G 亚型。此外,二代测序技术更加速了测序,并提高了准确率,促进了 FA 诊断的发展。

3.诊断

应特别重视 FA 的早期发现和早期诊断。国际 FA 研究基金会提出了诊断的主要和次要条件。

(1)主要条件:①有阳性家族史;②骨髓再生障碍;③特征性先天畸形;④自

发性染色体断裂;⑤儿童骨髓增生异常综合征;⑥儿童急性髓系白血病;⑦对放(化)疗异常敏感;⑧伴乳腺或其他肿瘤的家族史。

（2）次要条件：①有全血细胞减少的家族史;②不能用维生素 B_{12} 和叶酸缺乏解释的大细胞性贫血;③非肝炎性和非酒精性肝炎的肝脏肿瘤;④患者<30 岁出现卵巢衰竭;⑤患者<5 岁诊断脑肿瘤;⑥患者<5 岁诊断肾母细胞瘤;⑦不能解释的 HbF 增高;⑧男/女不孕者。

（三）治疗

治疗方案包括内科药物治疗、骨髓移植和基因治疗。

1.药物治疗

常用雄激素和肾上腺皮质激素,多数有效,由于 FA 是一种先天性遗传病,而疗效难以持久,能根治本病。也有采用造血生长因子如 GM-CSF 和 IL-3 治疗 FA,部分患者有一过性疗效,能改善症状。

2.骨髓移植

骨髓是目前治愈 FA 的唯一手段,包括同基因和异基因骨髓移植以及无关供体移植。

3.基因治疗

FA 相关基因的克隆使基因治疗成为 FA 治疗的新途径。目前 FA 基因治疗是在体外将正常的 FA 基因导入患者的干/祖细胞,然后回输患者,从而纠正患者的遗传缺陷。

四、骨髓增生异常综合征

骨髓增生异常综合征（myelodysplastic syndrome,MDS）是属于骨髓增生性疾病中的一种,在成年人中多见,在儿童中也有一定的比例。MDS 常表现为难治性贫血,伴有苍白、感染发热和出血等症状,外周血象常表现为三系血细胞减少,骨髓增生活跃或者明显活跃,且伴有血三系细胞病态造血,原始细胞和早期细胞增多,可达 1%～20%。儿童 MDS 的发病率国内尚无确切资料。一般认为其发生率占儿童血液肿瘤的 3%～7%。MDS 的发病率与年龄有一定的关系,婴幼儿 MDS 的年发病率显著高于年长儿童,0～2 岁婴幼儿为 11.3/100 万,而 3～14 岁儿童为 2.2/100 万。男孩多于女孩,男女比例为 1.5∶1。近 1/3 患者伴有先天性或遗传性异常。

（一）病因及发病机制

MDS 的病因及发病机制尚未完全阐明,但其病因与其他恶性肿瘤类似,包括基因背景、物理化学因素及生物因素等诸多原因综合的结果,其中基因背景在MDS的发病机制中占主要地位。近年来,对其分子遗传学的改变有了深入的了解。目前认为,MDS的基本缺陷存在于单个造血干细胞,使之发生突变形成病变克隆。

(二)诊断

1.临床表现

其表现多样性,通常起病隐匿,症状轻重取决于贫血、白细胞和血小板减少的程度和速度。有头晕、乏力、衰弱、食欲减退和长达数月至数年的贫血症状,部分病例体重减轻。并发症以出血和感染多见,在未转变为急性白血病的病例中,大多死于此两种原因,两者的发生率分别为20%和40%。易感染者多见于7号染色体单体型MDS,可能与中性粒细胞趋化作用减弱有关。肝、脾、淋巴结肿大虽在骨髓增生性疾病中多见,但其在儿童MDS中却较为少见。部分病例可有四肢骨关节酸痛。

2.辅助检查

(1)血象:常表现为一系或一系以上血细胞减少,部分患者网织红细胞百分率增高。贫血一般呈正细胞正色素性,红细胞大小不一,可见单个核或多个核有核红细胞及卵形大红细胞。粒系形态变化明显,核质发育不平衡,可伴有分叶过多畸形,或中性粒细胞胞质中颗粒减少,可见大型血小板或形态异常。有些患者血小板可正常,但有出血倾向者血小板对胶原、ADP等诱导的聚集作用异常,黏附性降低。

(2)骨髓涂片:MDS的骨髓呈病态造血现象,骨髓有核细胞增生活跃或正常,有1/4左右患者的骨髓增生低下,而增生活跃时可伴有骨髓纤维化,出现骨髓"干抽"现象。

(3)骨髓活检:骨髓活检除了观察骨髓中细胞学改变之外,还可见到下列主要组织学变化。红系前体细胞成熟障碍,常形成分化在同一阶段的幼红细胞岛,伴有早幼红细胞增多;骨髓中原粒细胞和早幼粒细胞离开骨小梁附件呈中心性族生;巨核细胞形态异常,体积大小不一,细胞核呈低分叶的鹿角样和不规则的过多分叶,小型巨核细胞多见。

(4)细胞遗传学:约50%的儿童原发MDS具有染色体异常,最常见的染色体异常有-7、7q-和+8,其次是6、9、11数目增加和11、12、13的缺失,而一些在成人MDS较为多见的染色体异常包括-5、5q-和-Y在儿童MDS中却不存在。极少数可出现Ph染色体。

综上所述,儿童 MDS 的诊断标准:无原发急性粒细胞白血病的染色体易位合并以下至少 2 条标准时可以诊断 MDS:①持续不明原因的难治性贫血、中性粒细胞减少或血小板减少。②红细胞系、粒细胞系或巨核细胞系至少二系病态造血。③具有获得性持续存在的克隆性细胞遗传学异常。④骨髓幼稚细胞 $\geqslant 5\%$。

(三)治疗

至今 MDS 尚无肯定有效的治疗方法,支持疗法仍为重要的治理措施,贫血严重者输血或少浆红细胞,感染时用相应的抗生素。下列疗法有一定的疗效可试用。

1.刺激细胞造血

(1)雄激素:司坦唑醇(康力龙),剂量每天 $0.1\sim0.2$ mg/kg;美雄酮(去氢甲睾酮),剂量每天 $0.3\sim0.5$ mg/kg;达那唑,剂量每天 $10\sim20$ mg/kg,疗程 $2\sim6$ 个月或更长。

(2)皮质激素:有报道用大剂量甲泼尼龙治疗 MDS 亚型难治性贫血,剂量每天 100 mg/m²,连用 3 天,5 例患者中 2 例缓解,但异常的核型没有消除,治疗难治性贫血合并幼稚细胞增多却无效。

(3)集落刺激因子:能刺激多种血细胞增加,尤其是刺激中性粒细胞增生和成熟,并抑制恶性克隆。剂量为每天 120 μg/m²,静脉滴注或皮下注射,间歇用药,用 $2\sim5$ 天,停 $2\sim10$ 天。

2.全反式维 A 酸

治疗 MDS 剂量每天 $20\sim60$ mg/m²,疗程 $1\sim9$ 个月。

3.干扰素

剂量每天 2×10^5 U/m²,皮下注射,每天 1 次,如不良反应严重改为每周 3 次。

4.化学治疗

化学治疗适用于治疗难治性贫血合并幼稚细胞增多类型。

(1)小剂量阿糖胞苷:剂量为 $10\sim20$ mg/m²,每天 $1\sim2$ 次,皮下注射 10 天至10 个月,完全和部分缓解率分别为 30%,似乎能延长存活期。

(2)小剂量三尖杉碱:剂量为 $0.5\sim1$ mg,静脉滴注,每天或隔天 1 次,$10\sim15$ 次为 1 个疗程。

(3)联合化疗:化疗方案 HOAP、HA、VP-16＋Ara-C、COAP、DA 等。特别是难治性贫血合并幼稚细胞增多类型宜采用较为强烈的联合化疗,可能延缓或阻止疾病向急性白血病转化。

5.造血干细胞移植

如患者一般情况好,骨髓无纤维化,化疗后缓解,又有组织配型合适的供体,可考虑做造血干细胞移植治疗,以获得治愈或延长生存期。

6.抗氧化治疗

有报道采用抗氧化剂阿米福汀治疗,保护造血干细胞免受超氧化基团的破坏作用,在儿童 MDS 均有一定的治疗作用。

第七章 新生儿常见疾病

第一节 早产儿呼吸暂停

早产儿呼吸暂停为呼吸停止 20 秒以上伴心动过缓(心率＜100 次/分)及发绀。心动过缓及发绀常在呼吸停止 20 秒后出现,当呼吸停止 30～40 秒后出现苍白、肌张力低下,此时婴儿对刺激反应可消失。

胎龄越小呼吸暂停的发作越多,发作持续时间并不一致,但到达 37 周时即停止发作,严重反复发作的呼吸暂停如处理不当可因脑缺氧损害造成脑室周围白质软化及耳蜗背侧神经核受损导致脑性瘫痪及高频性耳聋,故呼吸暂停必须及时发现迅速纠正。

一、病因及发病机制

早产儿呼吸暂停可分为特发性及继发性两类。

(一)特发性呼吸暂停

指无任何原发疾病而发生的呼吸暂停,发病机制可能与下列因素有关。

(1)与脑干神经元的功能有关:早产儿脑干神经细胞间树状突少,神经元细胞间突触少,呼吸控制不稳定,当神经元传入冲动少时,呼吸中枢传出冲动亦少,即引起呼吸暂停,胎龄越小,中枢越不成熟,脑干听觉诱发反应示传导时间延长,随着胎龄增加传导时间缩短,呼吸暂停发作亦随之减少。

(2)与胎龄大小及对 CO_2 的敏感性有关:胎龄越小中枢越不成熟,对 CO_2 升高的反应敏感性低,尤其低氧时化学感受器对 CO_2 的刺激反应更低易使呼吸抑制。

(3)与快速眼动相睡眠期有关:早产儿快速眼动相睡眠期占优势,此期内呼吸不规则,肋骨下陷,肋间肌抑制,潮气量降低,肺容量降低 30％,PaO_2 下降后呼吸功增加,早产儿膈肌的氧化纤维数量少易疲劳而产生呼吸暂停。

(4)与上气道呼吸肌张力有关:上气道呼吸肌,如颏舌肌,能起着吸气时保持咽部开放的作用,早产儿颏舌肌张力低下,快速眼动相期常可引起梗阻性呼吸暂停发作。

(5)与神经递质有关:早产儿神经递质儿茶酚胺量低,致使化学感受器敏感性差,易造成低通气及呼吸暂停。

(二)继发性呼吸暂停

(1)低氧血症:早产儿肺透明膜病当肺广泛萎陷时,动脉导管开放左向右分流肺血流增加肺顺应性降低时,感染性肺炎时的低氧血症均可导致呼吸暂停发作,当上述疾病出现呼吸暂停发作时常为疾病恶化的象征。

(2)中枢疾病:早产儿易发生脑室及脑室周围出血,严重时可发生呼吸暂停。严重的中枢缺氧性损害及中枢感染时均易导致呼吸暂停发作。

(3)异常高反射:由于贲门、食管反流或其他因素所致的咽部分泌物积聚,通过喉上神经可反射性抑制呼吸,吮奶时奶汁刺激迷走神经,<32周龄者吞咽常不协调及放置胃管刺激咽部时均可引起呼吸暂停。

(4)早产儿贫血:医源性失血,超过总血容量的10%时,因中枢灌注压降低可引起呼吸暂停发作,早产儿晚期贫血亦可导致严重呼吸暂停发作。

(5)感染:如败血症时。

(6)代谢紊乱:早产儿易倾向发生低血糖、低血钙、代谢性酸中毒等均易导致呼吸暂停发作。

(7)环境温度:相对高的控制环境温度可诱发呼吸暂停发作。

(8)体位不当:颈部过度屈曲或延伸时因上气道梗阻可引起呼吸暂停。

(9)药物抑制:镇静剂用量太大,速度太快时可引起呼吸暂停。

继发于上述病因呼吸暂停发作时又分3种类型:第一类称中枢性呼吸暂停,发作时无吸气动作;第二类为梗阻性呼吸暂停,发作时有呼吸动作但因气道阻塞无气流进入;第三类为混合性呼吸暂停,先为气流阻塞性呼吸暂停继之发生中枢性呼吸暂停。

二、监护

所有低于34周龄的婴儿生后的第1周内,条件许可时必须以呼吸暂停监护仪监护,或以心、肺监护仪监护心率及呼吸,并设置好心率的呼吸暂停时间报警值,当心率低于100次/分出现报警时应检查患者有无呼吸运动,以及有呼吸运动而无气流进入,每个有呼吸暂停发作的婴儿均应详细记录呼吸暂停发作的时间、发作时的严重情况及经过处理等。

三、诊断

根据上述定义即可诊断。

早产儿特发性呼吸暂停往往在生后第2~6天发生,生后第1天或1周后出现呼吸暂停发作者常有原因可以找到,在做出早产儿特发性呼吸暂停诊断时必须排除可能存在的继发因素,应从病史、体检着手考虑,出生第1天发生呼吸暂停常示肺炎、败血症或中枢缺氧缺血性损害;根据不同情况考虑行动脉血气、血糖、血钙、血电解质、红细胞压积、胸片、血培养及头颅B超检查以明确病因诊断。

四、治疗

早产儿频繁发作的呼吸暂停(指每小时发作3次以上者)当无继发因素可查得时可按下列步骤进行治疗。

(一)增加传入神经冲动,防止触发因素

(1)给予刺激增加传入冲动:发作时可先用物理刺激如弹拍足底,摇动肩胸部等,并可置振荡水袋于患者背部,定时加以振荡刺激(给予前庭及本体感受刺激)以减少呼吸暂停发作。

(2)防止触发因素:置于低限的中性环境温度中,保持皮肤温度于36.2 ℃可减少发作,避免寒冷刺激面部,面罩或头罩吸氧均需加温湿化,避免咽喉部用力吸引,摆好头位勿屈颈及过度延伸头颈部,以免引起气道梗阻。

(二)给氧

反复发作有低氧倾向者在监测PaO_2情况下(可用经皮测氧分压、脉搏血氧饱和度仪及血气)可给低浓度氧,一般吸入氧浓度不超过25%,将PaO_2保持在6.65~9.31 kPa。SpO_2保持在85%~95%,轻度低氧引起呼吸暂停发作者给氧可减少呼吸功及(或)可减少中枢因低氧所致的抑制反应。

(三)俯卧位

俯卧位可改善肺的通气功能,可减少呼吸暂停发作。

(四)皮囊加压手控通气

上述治疗无效,发作严重时需以面罩皮囊加压手控通气,使呼吸立刻恢复,并可同时加用药物治疗。

(五)药物治疗

可用甲基黄嘌呤类药物(茶碱、氨茶碱、咖啡因)。

(1)茶碱或氨茶碱(含茶碱量85%):国内常用氨茶碱,可静脉注射或口服,剂量随妊娠周龄、生后年龄而异,推荐负荷量为4～6 mg/kg,隔6～8小时后用维持量每次1.4～2 mg/kg,作用机制包括:①增加延髓化学感受器对CO_2的敏感性,使呼吸规则,潮气量增加;②抑制磷酸二酯酶,增加环磷酸腺苷水平,作用于多种神经介质;③增加呼吸的驱动作用;④增加膈肌收缩减少膈肌疲劳;⑤增加儿茶酚胺的作用,从而增加心脏搏出,改善组织氧合。应用茶碱或氨茶碱时如条件许可应行血浓度监测,血清浓度应保持在6～12 $\mu g/mL$间,峰浓度应在用维持量3剂后测定,静脉给药者在给药后0.5～1小时采血测定,口服者在用药后2小时测定,药物平均半衰期为30小时,生后3～4周后半衰期可缩短至20小时。茶碱在体内的代谢可受某些同时应用的药物影响,并与体内某些脏器的功能有关,如红霉素可使茶碱在体内的代谢率减慢,充血性心力衰竭、严重肝脏疾病时代谢率亦可减慢,如有上述情况可延长给药间隔时间,茶碱的毒性与血浆浓度有关,新生儿期当血浓度为20 $\mu g/mL$时可发生心动过速(心率可＞180次/分),继之出现激惹、不安及胃肠道症状如呕吐、腹胀及(或)喂养不耐受等;当与洋地黄类药物一起应用时可出现心动过缓,血浓度如＞50 $\mu g/mL$时可出现抽搐,茶碱又可增加肾小球滤过率引起利尿、利钠,在应用过程中因对糖皮质激素及儿茶酚胺的刺激会导致高血糖及游离脂肪酸增加,茶碱亦可使脑血管收缩,增加脑血管阻力,减少脑血流,但对中枢功能的影响不大。

(2)咖啡因:常用枸橼酸咖啡因(10 mg枸橼酸咖啡因中含咖啡因基质5 mg),此药对中枢刺激作用较茶碱强,但不良反应较茶碱弱。治疗量与中毒量间的范围较大,较为安全。负荷量为枸橼酸咖啡因20 mg/kg,口服或静脉注射,负荷量应用24小时后用维持量5～10 mg/kg,每天1次(或可分为每天2次),口服能完全吸收。作用机制与茶碱同,能增加中枢对呼吸的驱动作用及增加对CO_2的敏感性,有条件时应做血浓度监测,将浓度维持在10～20 $\mu g/mL$,血液平均半衰期为100小时,毒性小无心血管、胃肠道不良反应,降低药物代谢的因素与茶碱相同。血浓度＞50 $\mu g/mL$时有激惹不安,静脉给药时亦可产生高血糖及游离脂肪酸增加。

(六)持续气道正压(CPAP)

可用鼻塞或气管插管进行,压力可置于0.196～0.392 kPa,由于用CPAP后能将气体阻滞于肺内,增加功能残气量可改变肺的牵张感受器,达到稳定胸壁顺应性,消除吸气时对肋间反射的抑制,使呼吸暂停发作的次数减少。

(七)机械通气

上述治疗无效者,严重反复发作持续较长时间者可用机械通气,无肺部疾病者呼吸机初调值:吸气峰压 1.47～1.76 kPa,吸气时间 0.75～1 秒,呼吸率 20～25 次/分吸入氧浓度 0.25 左右(一般与应用呼吸机前一致)。

(八)病因治疗

如短期内医源性失血量达总血液 10% 时应及时输血。

生后 1 个月左右一般情况良好的早产产儿吸暂停曾缓解后再次出现时,必须检查血红蛋白或红细胞压积以排除贫血引起的呼吸暂停,有贫血时输血治疗可使呼吸暂停迅速停止。

(九)警惕婴儿猝死综合征

对于一般情况良好体重已达 2 kg 左右待出院早产儿如再次出现呼吸暂停又无病因可查得时可重新应用氨茶碱治疗,条件许可对于这类患者应作脑干听觉诱发反应测定,如脑干功能异常除继续应用氨茶碱外,应警惕婴儿猝死综合征的发生,出院时应教会其父母亲或家属作正确的心肺复苏。

第二节　新生儿颅内出血

新生儿颅内出血(neonatal intracranial hemorrhage,ICH),是围生期新生儿常见的脑损伤。

既可单独发生,亦可作为缺氧缺血性脑病的一种表现,主要见于早产儿。

一、发生率与病死率

随着产科监护技术的进步,足月儿产伤性 ICH 已显著减少,但早产儿缺氧性 ICH 发生率仍高。早产儿 ICH 发生率,国外报道为 20%,国内报道为 40%～50%,病死率为 50%～60%。

二、病因

产前、产时及产后一切能引起胎儿或新生儿产伤、脑缺氧缺血或脑血流改变之因素,均可导致 ICH,有时几种因素同时存在。国内新生儿感染率高,整个新生儿期重症感染亦可引起颅内出血。

（一）产伤

多见于足月儿,常为胎头过大、头盆不称、先露异常（臀位、横位）、骨盆狭窄、急产、滞产、不适当助产（吸引产、钳产、不合理应用催产素）、产道肌肉僵硬等所致。

（二）缺氧

多见于早产儿。①母亲因素:母亲患糖尿病、妊娠期高血压疾病、重度贫血、心肾疾病、低血压、产时用镇静剂、镇痛剂;②胎儿、胎盘因素:胎盘早剥、产程延长、脐带受压、宫内窘迫;③新生儿因素:窒息、反复呼吸暂停、呼吸窘迫综合征,其中以新生儿窒息最常见。

（三）脑血流改变

（1）波动性脑血流:见于不适当机械通气、各种不良刺激（剧烈疼痛、汽车上头部的振动或摇晃、气道刺激致剧咳等）,可致脑灌注压剧烈波动。

（2）脑血流增快:见于红细胞压积低下（红细胞压积每减少 5%,每 100 g 脑组织脑血流量增加11 mL/min）、体循环血压升高、动脉导管开放、高血压、快速扩容、快速输注高渗液、高碳酸血症、低血糖、惊厥等,可明显增加脑血流。

（3）脑血流减慢:见于低血压、低碳酸血症、低体温、心力衰竭等。

（4）脑静脉压升高:阴道分娩、钳产、高 PEEP 通气、气胸等,可使颅内静脉压升高。

（四）感染

重症肺炎、败血症等。

（五）其他

维生素 K 缺乏症、弥散性血管内凝血等。

三、病理生理

（一）机械损伤

各项产伤因素均可致胎儿头部在分娩过程中骤然受压或过度牵引,使颅骨过度变形,引起大脑镰等撕裂出血。

（二）凝血功能未成熟

由于凝血因子不能经母胎转运,须由胎儿未成熟的肝脏合成,故新生儿生后

1周内血浆大多数凝血因子水平不足,其中4个维生素K依赖因子(Ⅱ、Ⅶ、Ⅸ、Ⅹ)和4个接触因子(Ⅺ、Ⅻ、PK、HMWK)仅为成人的50%,Ⅴ因子、Ⅷ因子虽高,但半衰期短而不稳定,Ⅰ因子水平与成人接近,但因存在胎儿纤维蛋白原,含较多唾液酸而活性弱,转化为纤维蛋白较慢。此外,新生儿抗凝血酶Ⅲ(AT-Ⅲ)活性亦低下,血小板也处于低值。由于新生儿凝血物质不足,抗凝活性低下,故常有生理性出血倾向并致出血难止,早产儿尤甚。

(三)脑血管发育不成熟

(1)血管缺乏基质保护:生发基质位于侧脑室底的室管膜下,其最突出部分位于尾状核头部,从侧脑室前角延至颞角、第三、四脑室顶部。胎龄26～32周,侧脑室生发基质区和脉络丛微血管基质发育滞后于脑实质其他部位,部分早产儿细胞外基质Ⅳ型胶原纤维、黏连蛋白和纤维连结蛋白含量少,致无连续完整基膜。侧脑室生发基质于胎龄32周后才逐渐萎缩,而脉络丛微血管膜亦于足月后才发育成熟。在此期间,侧脑室生发基质区的血管密度和面积明显高于白质区,尽管周围微血管丰富,但因缺乏基质保护,由单层内皮细胞所组成的、缺少平滑肌及弹力纤维支持的血管,对抗血流冲击能力差,在缺氧、缺血、酸中毒、脑血流速波动等影响下,生发基质区易发生破裂出血。随着孕龄的增加,出血多来自脉络丛。

(2)长穿支血管少:在脑血管发育过程中,脑皮层血液供应来自软脑膜动脉,有较好的侧支循环,供应皮层下白质区为动脉的短穿支,均不易发生缺血性损害。供应脑室周围深部白质为动脉长穿支,早产儿越不成熟,长穿支越少,且缺少侧支循环,一旦缺血,该区最易受损。

(3)血管呈U字形曲折:脑白质引流的静脉通常呈扇形分布于脑室周围白质,在脑室旁经生发基质区汇入终末静脉,此静脉在侧脑室马氏孔后方、尾状核部前方呈U字形曲折,汇入大脑内静脉。当静脉压增高时,血液回流受阻,U字形曲折处压力升高,易发生充血、破裂出血或出血性梗死。

(四)脑血流波动

(1)被动压力脑循环:指脑血流随血压的变化而变化的形式。早产儿脑室周围循环血流分布不匀,存在高容量血流区和侧脑室生发基质低容量血流区,该区血流量极低,每100g脑组织血流量<5mL/min,而正常脑血流量为每100g脑组织40～50mL/min。早产儿脑血管自主调节功能差,调节范围窄,因此,各种原因引起的脑血流改变,均可导致ICH。

（2）脑血管对二氧化碳敏感：$PaCO_2$ 每增加 0.1 kPa（1 mmHg），脑血管扩张导致脑血流增加 8.6%，若 $PaCO_2$ 增加过多，超过脑血管扩张极限，可致血管破裂出血。反之若 $PaCO_2$ 减少，则脑血管收缩，脑血流减少，使低血容量区缺氧缺血，导致血管变性或缺血再灌注损伤，同样亦会引起 ICH。

四、颅内出血部位与相应临床表现

（一）硬膜下出血（SDH）

SDH 多见于足月儿，且多为产伤性，如头盆不称、先露异常（横位臀位等）、产道肌肉僵硬、骨盆狭窄、骨盆变形能力差（高龄初产等）、急产、滞产、不适当助产（胎头吸引、钳产、不合理应用催产素等）、胎儿颅骨易变形等，多伴有颅骨骨折，部分可无任何诱因。

随着产科技术的进步，SDH 发生率已显著下降至 7.9%。SDH 以颅后窝小脑幕下和幕上出血为常见。临床表现因出血部位与出血量的不同而异。

1.小脑幕撕裂

为大脑镰与小脑幕交叉部撕裂，引起直窦、Galen 静脉、横窦及小脑幕下静脉损伤，导致颅后窝小脑幕上和/或幕下出血，但以幕上出血较常见。幕上出血量少者可无症状，出血量多者，生后 1 天即出现呕吐、易激惹或抽搐，甚或有颅内压增高表现。幕下出血早期可无症状，多在生后 24～72 小时出现惊厥、呼吸节律不整、神志不清，出血量多者数分钟至数小时后转入昏迷、瞳孔大小不等、角弓反张，甚或因脑干受压而死亡。

2.大脑镰撕裂

少见，为大脑镰与小脑幕连接部附近撕裂，致下矢状窦破裂出血。出血如不波及小脑幕下，常无临床症状，如波及致小脑幕下出血，症状与小脑幕撕裂同。部分幕下出血尚可流入蛛网膜下腔或小脑而表现为蛛网膜下腔出血或小脑出血。

3.大脑浅表静脉破裂

出血多发生在大脑凸面，常伴蛛网膜下腔出血。轻者可无症状，或新生儿期症状不明显，数月后发生慢性硬膜下血肿或积液，形成局部脑膜粘连和脑受压萎缩，导致局限性抽搐，可伴贫血和发育迟缓。重者于生后 2～3 天内发生局限性抽搐、偏瘫、眼向患侧偏斜。

4.枕骨分离

常致颅后静脉窦撕裂，引起颅后窝小脑幕下出血并伴小脑损伤，症状同小脑幕下出血,常可致死。

(二)原发性蛛网膜下腔出血(SAH)

SAH 是指单独发生而非继发于硬膜下或脑室内出血的蛛网膜下腔出血,是 ICH 中最常见的类型(占 43%~76%),多见于早产儿,足月儿仅占 4.6%~18.3%,73% 为缺氧所致,少由产伤引起。临床可分 3 型。

(1)轻型:多见于早产儿,为软脑膜动脉吻合支或桥静脉破裂所致。出血量少,56% 无症状,或仅轻度烦躁、哭声弱、吸吮无力,预后好。

(2)中型:多见于足月儿。生后 2 天起出现烦躁、吸吮无力、反射减弱,少有发绀、抽搐、阵发性呼吸暂停,检查偶见前囟胀满、骨缝裂开、肌张力改变,全身状态良好,症状与体征多于 1 周内消失,预后良好。约 1/3 病例可并发缺氧缺血性脑病,偶可发生出血后脑积水。

(3)重型:多伴重度窒息及分娩损伤,常因大量出血致脑干受压而迅速死亡,病死率为 SAH 的 4.5%,但本型少见。头部 CT 可见前、后纵裂池、小脑延髓池、大脑表面颅沟等一处或多处增宽及高密度影。

(三)室管膜下生发基质-脑室内出血(SHE-IVH)及脑室周围出血(PVH)

开始为室管膜下生发基质出血,出血量大时可突破生发基质而进入侧脑室,导致脑室内出血,并继而经第四脑室进入蛛网膜下腔甚或进入脑实质,引起脑室周围出血或脑实质出血。SHE-IVH 及 PVH 均由缺氧所致,其发病率与胎龄密切相关,多见于出生体重<1 500 g、孕龄<32 周的早产儿,是早产儿颅内出血中最常见的类型,也是早产儿脑损伤最常见病因。国外发病率 25%,重度者占 5.6%,国内则分别为56.6% 及 16.3%,远高于发达国家的发病率,而足月儿脑室内出血发病率为 8.6%~22%。

1.临床分型

因出血程度不同,临床可分 3 型。

(1)急剧恶化型:多为 Ⅲ~Ⅳ 级出血(出血分级见影像学检查),生后数分钟至数小时内出现发绀、抽搐、阵发性呼吸暂停、软瘫、昏迷。病情于 24~48 小时内迅速发展,50%~60%于 72~96 小时内死亡,幸存者于第 4~5 天渐趋稳定。

(2)普通型:多为 Ⅱ 级、偶为 Ⅲ 级出血。上述部分症状 50% 见于生后 24 小时内,25% 见于生后第 2 天,15% 见于生后第 3 天,因而 90% 于生后 72 小时内发生。其余可于 2 周内发生。症状于数小时至数天内发展,但可有缓解间隙,表现为神志异常,肌张力低下,但不发生昏迷,大部分存活,少数发展为出血后脑积水。

（3）无症状型：占 25%～50%，多为Ⅰ～Ⅱ级出血，临床症状不明显，多在影像检查时发现。

2. 并发症

（1）出血后脑积水：脑室内出血的主要并发症是出血后脑室扩大（头围每周增加<2 cm）及出血后脑积水（头围每周增加>2 cm）。其发生主要与脑脊液吸收障碍有关：出血后脑脊液中大量血细胞成分及纤维蛋白，可凝成血块，堵塞脑脊液循环通道如第四脑室流出道及天幕孔周围脑池等处，使脑脊液循环不良和积聚，导致以梗阻为主的脑室扩大及早期脑积水，若不及时清除，更可致蛛网膜炎而发生以交通性为主的脑室扩大及晚期脑积水。脑室的进行性扩大，可压迫脑室周围组织致其缺血性坏死，最终导致患者死亡或致残。国外报道脑室内出血伴脑室扩大/脑积水的发生率为 49%，其中Ⅲ、Ⅳ级脑室内出血引起者分别占 40%及 70%，常于出血后 15～70 天内发生。

（2）慢性脑室扩大：有 25%的脑积水可发展为慢性脑室扩大（PVD，脑室扩大持续 2 周以上）。Ⅲ级以上脑室内出血的慢性脑室扩大发生率可高达 80%，有 38%自然停止发展、48%非手术治疗后停止发展，34%最终必须手术治疗。

（3）脑室周围出血性梗死（PHI）/脑室周围白质软化（PVL）：80%的严重 SHE-IVH，常于发病第 4 天，伴发脑室周围出血-脑室周围出血性梗死（PVH-PHI）或脑室周围白质软化（PVL）。PHI 位于与脑室内出血同侧的侧脑室角周围，呈扇形分布，与静脉回流血管分布一致（静脉梗死）。

（四）脑实质出血（IPH）

为产伤或缺氧所致。

（1）大脑实质出血：可见于足月儿，为血管周围点状出血；或见于早产儿，多为生发基质大面积出血，并向前、外侧扩展，形成额顶部脑实质出血，少数为生发基质出血并向下扩展进入丘脑，形成丘脑部脑实质出血。余临床表现为早期活动少，呼吸与脉搏慢弱，面色尚好，持续 6～10 天后，转为激惹、肌张力低下、脑性尖叫，有 15%患者无症状。本型特点为起病缓慢，病程较长，死亡较迟。

（2）小脑实质出血：多见于出生体重<1 500 g 或孕龄<32 周的早产儿，由缺氧所致，发病率为15%～25%，可为灶性小出血或大量出血。临床分 3 型：①原发性小脑出血；②小脑静脉出血性梗死；③脑室内出血或硬膜下出血蔓延至小脑的继发性出血。症状于生后 1～2 天出现，主要表现为脑干受压征象，常有脑神经受累，多于 12～36 小时内死亡。

(五)硬膜外出血(EDH)

多见于足月儿,常由产伤所致,为脑膜中动脉破裂,可同时伴有颅骨骨折。出血量少者可无症状,出血量多者亦可表现为明显的占位病变表现、颅内压增高、头部影像学见明显中线移位,常于数小时内死亡。

(六)混合性出血

可同时发生上述2个或2个以上部位的出血,症状可因出血部位与出血量的不同而异。由产伤所致者主要为硬膜下出血、脑实质出血及蛛网膜下腔出血;由缺氧窒息所致者主要为脑室内-脑室周围出血。胎龄<3周以脑室内。脑室周围出血及小脑出血为主,胎龄32~36周以脑实质出血、脑室内-脑室周围出血及蛛网膜下腔出血为主,胎龄≥37周以脑实质出血、硬膜下出血及蛛网膜下腔出血为主。

五、临床表现

重度窒息及产伤所致的ICH,常于生后2~3天内出现症状,表现为以下症状。

(1)神经系统兴奋症状呻吟、四肢抖动、激惹、烦躁、抽搐、颈强直、四肢强直、腱反射亢进、角弓反张、脑性尖叫等。

(2)神经系统抑制症状反应低下、吸吮无力、反射减弱、肌张力低下、嗜睡、软瘫、昏迷等。

(3)眼部症状凝视、斜视、眼球震颤、瞳孔扩大或大小不等、对光反射迟钝等。

(4)其他呼吸与心率快或慢、呼吸暂停、发绀、呕吐、前囟饱满、体温不稳定等。

早产儿ICH症状多不典型,常表现吸吮困难、肢体自发活动少或过多、呼吸暂停、皮肤发灰或苍白、血压与体温不稳、心率增快或持续减慢、全身肌张力消失。

六、影像学检查

(一)头颅B超

头颅B超用于诊断ICH及其并发症,其敏感性及特异性分别高达96%及94%,是ICH最有效的筛选方法。因ICH多在生后1~7天内发生,故检查宜在此期进行,并应每隔3~7天复查1次,直至出血稳定后,仍须定期探查是否发生出血后脑积水。超声(US)对诊断SEH和IVH的敏感性最高,这与US对颅脑中心部位高分辨率的诊断特性以及对低血红蛋白浓度具有较高敏感性有关。研究显示,即使脑室少量出血、脑脊液中红细胞压积低至 0.2% 时,或在出血吸收、血红蛋白分解、出血部位血红蛋白降至 70～80 g/L,出血部位与周围组织密度相等,CT 难以发现出血时,US 仍可分辨并做出诊断,因此 US 诊断颅内出血的时间通常可延至出血后 3 个月或更久,故头颅 B 超在很大程度上已可代替 CT 检查。

SEH-IVH 的头颅 B 超表现及诊断标准,按 Papile 分级法分为 4 级:Ⅰ级:单或双侧室管膜下生发基质出血。Ⅱ级:室管膜下出血穿破室管膜,引起脑室内出血,但无脑室增大。Ⅲ级:脑室内出血伴脑室扩大(脑室扩大速度以枕部最快,前角次之),可测量旁矢状面侧脑室体部最宽纵径,6～10 mm 为轻度扩大,11～15 mm 为中度扩大,>15 mm 为重度扩大;也可由内向外测量旁矢状面脑室后角斜径,≥14 mm 为脑室扩大;或每次测量脑室扩大的同一部位以做比较。Ⅳ级:脑室内出血伴脑室周围出血性梗死;后者于沿侧脑室外上方呈球形或扇形强回声反射,多为单侧。

SHE-IVH 按出血程度分为:轻度出血:单纯生发基质出血或脑室内出血区占脑室的 10% 以下。中度出血:脑室内出血区占脑室的 10%～50%。重度出血:脑室内出血区占脑室的 50% 以上。

(二)头颅 CT

头颅 CT 适用于早期快速诊断颅内出血,但分辨率及对脑实质病变性质的判断不及磁共振显像,一般在生后 1 周内分辨力最高,故宜于生后 1 周内检查。头颅 CT 可检查到各部位的出血,对 SHE-IVH 分级与 B 超分级相同,但分辨率明显逊于 US,对室管膜下及少量脑室内出血敏感性亦不及 US。7～10 天后随着出血的吸收,血红蛋白逐渐减少,血肿在 CT 中的密度也明显降低,等同于周围组织的密度。此时 CT 对残余积血不敏感。

(三)头颅磁共振成像(MRI)

对各种出血均有较高诊断率,分辨率高于头颅 B 超与 CT,并可准确定位及明确有无脑实质损害。但对新鲜出血敏感性较差,故宜在出血 3 天后检查。由于新鲜血肿内主要为氧合血红蛋白,T_1 加权像上仅表现为等信号或稍低信号,在 T_2 加权像上表现为高信号。7～10 天后,氧合血红蛋白转变为脱氧血红蛋白和高铁血红蛋白,血肿在 MRI 中的信号也随之变化,在 T_1 和 T_2 加权像上均表现为高信号。因此,MRI 中不同的出血信号,可以估计出血时间。

CT 和 MRI 可很好辨别第三、四脑室内出血以及 SDH 和 SAH,但 US 未能诊断上述部位的出血,此与 US 对颅脑边缘以及后颅窝部位的病变分辨率差有关。较大量的脑实质出血,US、CT 和 MRI 均能做出很好诊断。

七、诊断

(一)病史

重点了解孕产妇病史、围生史、产伤史、缺氧窒息史及新生儿期感染史。

(二)临床表现

对有明显病因且临床出现抽搐者易于诊断,但有部分病例诊断困难,包括:①以呼吸系统症状为主要特征,神经系统症状不明显者,易误诊为肺部疾病,误诊率 20%～65%;②晚期新生儿 ICH 多与其他疾病并存,尤以感染为多见,由于感染症状明显,常致忽略 ICH 的诊断,漏诊率达 69.7%;③轻度 ICH 亦可因无临床症状而漏诊。故应提高警惕,对可疑病例加强检查。由于窒息缺氧既可引起肺部并发症、又可引起 ICH,两病亦可同时并存,故仅靠病史、体检常难以做出诊断,如无影像学配合,ICH 临床总误诊率高达55.4%～56.2%,多误诊为呼吸系统疾病。

(三)影像学检查

影像学检查是确诊 ICH 的重要手段,头颅 B 超使用方便,可在床边进行,可作连续监测,可对各项治疗的效果进行追踪与评估,价格便宜,应作首选。头颅 CT 会有 X 线辐射,头颅 MRI 诊断率高,但扫描时间长,价格较贵。可根据实际情况选用。

(四)脑脊液检查

由于影像学的进展,目前已很少做脑脊液检查。急性期脑脊液常为均匀血性,红细胞呈皱缩状,糖定量降低且与血糖比值<0.6(正常 0.75～0.80),蛋白升高。脑脊液改变仅可考虑蛛网膜下腔出血,但仍未能明确是原发或继发,故诊断价值有限。一周后脑脊液转为黄色,一般可持续 4 周左右。

八、治疗

(一)一般治疗

保持绝对安静、避免搬动、头肩高位(30°)、保暖、维持正常血气、消除各种致病因素、重者延迟24～48小时开奶、适当输液。

(二)纠正凝血功能异常

补充凝血因子，可用血凝酶 0.5 kU 加 0.9％氯化钠 2 mL 静脉注射，隔 20 分钟重复 1 次，共 2～3 次，可起止血作用。或用维生素 K_1 0.4 mg/kg 静脉注射。必要时输血浆，每次 10 mL/kg。

(三)镇静与抗惊厥

对于无惊厥者用苯巴比妥 10～15 mg/kg 静脉注射以镇静及防止血压波动，12 小时后用维持量 5 mg/(kg·d)，连用 5 天。有惊厥者抗惊厥治疗。对Ⅳ级脑室内出血伴生后 1 个月内仍有惊厥发作者，因 80％以上于 1 个月后仍可发生迟发性惊厥，可使用抗癫痫药物。

(四)脑水肿治疗

(1)于镇静、抗惊厥治疗 12 小时后，可给予呋塞米 1 mg/kg 静脉注射，每天 3 次，至脑水肿消失。

(2)地塞米松 0.5～1.0 mg/kg 静脉注射，每 6 小时 1 次，连用 3 天。本药能降低脑血管通透性，减轻脑水肿，增强机体应激能力而不会加重出血。

(五)穿刺放液治疗

(1)硬膜下穿刺放液：用于有颅内高压之硬膜下出血，每天穿刺放液 1 次，每次抽出量＜5 mL，若 10 天后液量无显著减少，可作开放引流或硬膜下腔分流术。

(2)腰椎穿刺放液：用于有蛛网膜下腔出血或Ⅲ～Ⅳ级脑室内出血者。腰椎穿刺放液于 B 超确诊后即可进行，每天穿刺放液 1 次，每次放液量 5～15 mL，以降低颅内压，去除脑脊液中血液及蛋白质，减少日后粘连，避免发生脑积水。当 B 超显示脑室明显缩小或每次只能放出＜5 mL 液量时，改隔天或隔数天 1 次，直至脑室恢复正常为止。

(3)侧脑室引流：对有Ⅲ级～Ⅳ级脑室内出血、腰椎穿刺放液未能控制脑室扩大者，或伴有颅内压增高的急性脑积水者，均可作侧脑室引流，首次引流液量 10～20 mL/kg。此法常可控制脑室扩大及急性脑积水。为防感染，一般仅维持 7 天即应拔管。

(4)手术治疗：侧脑室引流效果不佳者，应行脑室-腹腔分流术。

(六)出血后脑积水(PHH)治疗

早产儿脑室内出血，其血性脑脊液引起化学性蛛网膜炎，脑脊液吸收障碍，导致脑室扩大，虽较常见，但 87％能完全恢复，只有约 4％的 IVH 可发展为出血后非交通性脑积水(Ⅲ级78％、Ⅳ级100％可发生脑积水)。后者乃脑室内血性脑脊液沿脑脊液通路进入蛛网膜下腔,引起脑脊液循环通路阻塞所致,以中脑导水管梗阻为多。

1.连续腰椎穿刺

对严重ICH,可作连续腰椎穿刺放液,以控制出血后脑积水,成功率为75％～91％,连续腰椎穿刺应做到早期应用(病后1～3周)、放液量不宜过少(应每次5～8 mL)、间隔期应短(1～2天)、疗程足够(1个月左右),并避免腰椎穿刺损伤。对连续腰椎穿刺效果欠佳者,可联合应用乙酰唑胺治疗。有人认为反复腰椎穿刺放液并不能减少PHH的发生,反而会增加颅内感染的机会,因而提出反对。但因持续的颅内高压可破坏神经元轴突和损伤白质的少突胶质细胞,轴突的损伤亦可累及皮层的神经元,已证实腰椎穿刺放液能使皮层灰质容积明显增加,因此连续腰椎穿刺放液对控制持续颅内高压,防止脑积水发生确有其实际意义。

2.脑脊液生成抑制剂

乙酰唑胺40～100 mg/(kg·d)口服。由于出血后脑积水的发病机制主要是脑脊液吸收障碍而不是分泌增加,故不主张单独应用。

3.其他

过去用于溶解血凝块的尿激酶、链激酶,抑制脑脊液生成的甘油、呋塞米等,均已证实未能减少脑积水发生而停止使用。

4.手术治疗

采用脑室腹腔分流术(ventricul peritoneal shunt,V-P分流术),指征为以下几项。

(1)每周影像检查提示脑室进行性增大。

(2)每周头围增长＞2 cm。

(3)出现心动过缓、呼吸暂停、惊厥、昏迷等颅内高压症。

(4)术前脑脊液蛋白量＜10 mg/mL。术后常见并发症为感染及分流管梗阻。

经正规治疗的ICH患者,大多于5～7天痊愈。

九、预防

(一)产前预防

(1)预防早产,预防可导致产伤的各种因素,治疗孕产妇高危疾病如妊娠期高血压病。胎膜早破孕妇应用抗生素防感染。

（2）早产孕妇产前应用糖皮质激素：糖皮质激素促肺成熟的同时，亦可促进生发基质毛细血管发育成熟，明显降低新生儿 ICH 的发生率。其不良反应为可导致低出生体重及头围缩小，但主要发生在多疗程使用糖皮质激素者。为避免产生不良反应，可仅于分娩前 24～48 小时内给予地塞米松 10 mg 或倍他米松 12 mg 静脉滴注，于 1 天内 1 次或分 2 次滴入，必要时可连用 2 天（第 2 次应用应与分娩时间间隔 24 小时以上），可明显降低早产儿颅内出血发生率。

（3）早产孕妇产前应用维生素 K_1：目的是促使胎儿血浆 Ⅱ、Ⅶ、Ⅹ 3 种凝血因子水平升高，从而降低早产儿颅内出血发生率。可于分娩前给予维生素 K_1 静脉或肌内注射，每天 1 次，连用 2～7 天（最后 1 次应用应与分娩时间间隔 24 小时以上），同样有良好效果，如出生早期给予早产儿注射活性因子Ⅶ，效果更佳。

（4）产前联合应用糖皮质激素及维生素 K_1：联合应用比单用糖皮质激素或维生素 K_1 效果更佳，两药用法同上，可使 PVH-IVH 发生率下降 50％ 以上，重度出血减少 75％。

（5）其他：早产孕妇产前应用苯巴比妥，经循证医学分析，无良好效果，不能用于早产儿颅内出血的预防。亦有介绍产前联合应用硫酸镁（每次 4.0 g）及氨茶碱（每次 240 mg）静脉滴注 12 小时，然后每 12 小时 1 次，直至分娩或疗程已达 48 小时。

（二）产前产后联合预防

由于 ICH 多发生在宫内或生后 1～6 小时，故生后 6 小时才注射苯巴比妥，确实不能预防早产儿颅内出血的发生，若于生后 1～3 小时内注射该药，虽仍不能降低颅内出血发生率，但可减少重度出血的发生及减少轻度出血转为重度出血。故可于产前采用糖皮质激素及维生素 K_1，而于婴儿出生 3 小时内注射苯巴比妥，可获得更好的预防效果。

（三）产时预防

采用延迟结扎脐带。已证实早产儿脱离母体后 30～45 秒结扎脐带（延迟结扎脐带），与脱离母体后 10 秒内结扎脐带（即刻结扎脐带）比较，早产儿颅内出血发生率明显降低。

（四）新生儿药物预防

（1）苯巴比妥：尽管有报道早产儿应用苯巴比妥后，可使脑室内出血发生率从 43.9％～54％ 降至 7.1％～28.2％，并使重度脑室内出血发生率从 20％～

33.3％降至0～11％。于生后6～12秒及大于生后12秒给药,脑室内出血发生率分别为15.6％、32.8％及44.9％。故可于生后6秒内应用,苯巴比妥负荷量20 mg/(kg·d),分2次,间隔12小时静脉注射,24秒后维持量5 mg/(kg·d),共用3～5天。但国外经循证医学分析后认为,于生后6小时内应用苯巴比妥,对降低ICH及ICH后遗症、病死率均无效,且可增加对机械通气的需求,因而不推荐使用。

(2)吲哚美辛:能调节脑血流,促进室管膜下生发基质成熟。出生体重<1 250 g之早产儿,于生后6～12小时给予吲哚美辛0.1 mg/kg,24小时后重复1次;或生后6～12小时给予1次,此后每12小时1次,连用2～3天,可使脑室内出血发生率降低66％,但对男婴效果好于女婴,且可升高坏死性小肠结肠炎发生率。

(3)维生素 K_1 :至今为止,采用维生素 K_1 预防维生素K缺乏所致之ICH,其用药方法、用药途径、使用剂量均未统一,多认为口服比肌内注射更为合适。尽管证实维生素 K_1 作为氧化剂,对患G-6-PD缺乏症新生儿的红细胞不会发生氧化损害,亦不会发生DNA损伤,但尚未能排除导致儿童期白血病的可能。目前多建议:①由于肌内注射维生素 K_1 ,短期内可引起机体非常高的维生素 K_1 水平,对新生儿可能会有潜在损害,故非必要不进行肌内注射。②足月儿生后可有维生素K缺乏,于生后第1天及第4天分别口服水溶性混合微胶粒制剂(phylloquinone,内含维生素 K_1 2 mg及卵磷脂、甘氨胆酸)2 mg,维生素K缺乏性出血症可减少61.1％,从而预防维生素K缺乏性ICH。对单纯母乳喂养者,亦可每周口服2 mg,采用少剂量多次口服,安全性更高。③早产儿维生素K依赖性凝血因子减少,不是维生素K缺乏所致,而是蛋白质合成不足造成,且早产儿维生素K缺乏并不明显,给予维生素 K_1 效果不佳,故早产儿生后前几周应适当减少维生素 K_1 的供给,不必过早给予。④对不适宜口服者可予静脉注射维生素 K_1 0.4 mg/kg,效果与口服3 mg者相同。⑤对服用抗生素、抗结核药及抗癫痫药物的孕妇,于分娩前15～30天口服维生素 K_1 10～20 mg/d,新生儿生后应立即静脉注射维生素 K_1 ,亦有预防作用。

(4)其他:尚有报道应用泮库溴铵、维生素E、酚磺乙胺、钙拮抗剂等者,但多认为效果不大。

十、预后

(一)影响ICH预后的因素

(1)临床症状:若临床出现:①昏迷或半昏迷;②中枢性呼吸衰竭;③重度惊

厥;④原始反射全部消失。具备上述项目越多,预后越差。其中严重室管膜下生发基质-脑室内出血发生后遗症率＞35％,若伴发脑室周围出血-脑室周围梗形脑室周围白质软化者可高达90％,常表现为半身瘫,认知障碍。

(2)出血部位及出血量:严重硬膜下出血、严重原发性蛛网膜下腔出血、严重脑室内出血及小脑实质出血,均预后不良。常见的脑室内廊,其预后与出血程度有关:轻度出血者几乎全部存活,后遗症率0～10％;中度出血病死率5％～15％,后遗症率 15％～25％;重度出血病死率 50％～60％,后遗症率65％～100％。

(3)脑室围周出血性梗形脑室周围白质软化:严重后遗症的发生可能与下列因素有关:①生发基质损伤,可使神经细胞分化障碍及板下区神经元损伤,导致髓鞘、皮质发育异常而发生运动、认知障碍;②脑室周围白质、特别是对应中央区、顶枕区白质损害,皮质脊髓视放射及丘脑投射纤维损害,导致双下肢痉挛瘫,视觉损害及认知障碍;③持续颅内高压及脑积水,可导致神经发育迟缓;④皮质神经元损伤,可导致认知障碍。

室管膜下生发基质-脑室内出血后所导致的脑实质损害与神经发育的关系见表7-1。

表 7-1　脑实质损害与神经发育的关系

白质损害	例数	神经发育		
		正常	轻度异常	重度异常
无	43	25	17	1
轻度	20	11	8	1
重度	9	0	4	5

(二)常见后遗症

(1)脑积水:主要由 IVH 所致。54％可于8周后自然缩小并恢复正常;部分可继续扩大超过6个月,然后渐消退,并于1岁左右恢复正常;另一部分保持稳定或继续发展成严重脑积水。过去曾广泛采用乙酰唑胺[diamox,100 mg/(kg・d)]及呋塞米[furosemide,1 mg/(kg・d)]治疗,但最后证实不但无效,反可增加死亡率及伤残率。过去亦曾于脑室内注射链激酶(streptokinase),亦证明无效。而脑室-腹腔引流则可有一定疗效。

(2)智力、运动发育障碍:多由 PVH-IVH 所致,包括有运动、认知障碍,视觉损害及脑性瘫痪。

第三节　新生儿黄疸

新生儿期黄疸较常见,引起的因素较多,且可导致胆红素脑病,是个重要的临床问题。

一、新生儿胆红素代谢特点

新生儿胆红素代谢与成人及其他年龄阶段的小儿比较,有其一定的特点:①按每千克体重计算胆红素生成相对较多,据计算成人每天生成胆红素量3.8 mg/kg,而新生儿是8.5 mg/kg。②肝细胞对胆红素的摄取能力不足,因其肝细胞内 Y、Z 蛋白含量低。③形成结合胆红素的功能低,与 UDPG 脱氢酶、UDPGT的量或活性不足有关。④肠壁吸收胆红素增加,因刚出生的新生儿肠内无细菌,不能将胆红素转化为尿胆素原和尿胆素,而进入肠道的结合胆红素经β-葡萄糖醛酸苷酶的作用脱去葡萄糖醛酸基而成未结合胆红素,又被肠壁吸收到血循环中。

概括地说,新生儿胆红素代谢特点是肝细胞胆红素负荷大,而肝脏清除胆红素能力不足。

二、新生儿生理性黄疸

新生儿生理性黄疸是指单纯因其胆红素代谢特点而引起的暂时性黄疸。这类黄疸一般在出生后第2～3天发生,第5～7天达高峰,血清胆红素峰值足月儿一般<205 μmol/L(12 mg/dL),早产儿<256.5 μmol/L(15 mg/dL),继而黄疸逐渐减轻,足月儿在生后10～14天消退,早产儿可再迟些。在此期间小儿一般情况良好,不伴有其他临床症状,血清结合胆红素<25.7 μmol/L(1.5 mg/dL)。绝大多数新生儿生理性黄疸并不会产生不良后果,但少数极低出生体重儿及其他高危新生儿虽然其胆红素值在生理性黄疸范围却可引起胆红素脑病。故生理性黄疸的临床重要性在于:①应与病理性黄疸相鉴别。②防止因其他病理因素而导致胆红素脑病。

不同种族的新生儿生理性黄疸胆红素水平不同,我国汉族胆红素水平高,上述的标准参考国际上通用的标准。

三、病理性黄疸

当新生儿有下列表现之一时应考虑为病理性黄疸:①出生后 24 小时内肉眼

已观察到黄疸。②血清胆红素值每天上升超过 85.5 $\mu mol/L$（5 mg/dL）。③足月儿血清胆红素 > 205.2 $\mu mol/L$（12 mg/dL），早产儿 > 256.5 $\mu mol/L$（15 mg/dL）。④血清结合胆红素 > 25.7～34.2 $\mu mol/L$（1.5～2.0 mg/dL）。⑤黄疸迟迟不退。

引起新生儿黄疸的原因很多，未结合胆红素升高与结合胆红素升高的原因不同（表 7-2）。

表 7-2　新生儿病理性黄疸的病因

未结合胆红素升高
1.胆红素形成过多
(1)溶血性同族免疫性（母婴 Rh、ABO 等血型不合）G-6-PD 缺陷，遗传性球形红细胞增多症，感染性疾病
(2)血肿或内出血引起红细胞破坏增多
(3)红细胞增多症引起红细胞破坏相对增多
(4)低血糖
2.葡萄糖醛酸转移酶活性不足
(1)活性低下：早产儿、甲状腺功能低下
(2)酶缺乏：Crigler-Najjar 综合征（Ⅰ，Ⅱ 型）
(3)酶活性受抑制：暂时性家族性高胆红素血症（Lucey-Driscoll 综合征），药物（新生霉素），感染性疾病，半乳糖血症（早期）
3.胆红素经肠-肝循环重吸收增加
(1)胎粪延迟排出
(2)肠梗阻
(3)母乳性黄疸
结合胆红素升高
1.感染性疾病：TORCH 综合征，败血症
2.代谢性疾病：半乳糖血症，果糖不耐受症，α_1 抗胰蛋白酶缺乏
3.胆管畸形：胆管闭锁，胆总管囊肿

（一）溶血

在溶血性疾病中以母婴血型不合引起的新生儿溶血病为多见。因红细胞 G-6-PD 缺陷而发生溶血可引起新生儿病理性黄疸，樟脑丸、维生素 K_3、维生素 K_4 等能促使 G-6-PD 缺陷者溶血，但在新生儿期未使用该类化学药物亦会发生溶血，该病在我国广东、广西、四川等地较多见。

(二)红细胞破坏增多

头颅血肿、脑室内出血或肝包膜下血肿等均使红细胞破坏增加而引起病理性黄疸。

(三)红细胞增多症

当新生儿静脉血的红细胞压积>0.65或血红蛋白>220 g/L(22 g/dL)时称细胞增多症,可因出生时夹脐带较晚、宫内慢性缺氧、母血输入胎儿、孪生胎儿之间输血等因素引起。

(四)低血糖

新生儿低血糖时体内高血糖素及肾上腺素分泌增加,这两种激素使血红蛋白加氧酶活性增加,胆红素形成因而增多。

(五)感染

感染是新生儿病理性黄疸的一个重要原因,感染引起黄疸的环节有多方面:①因细菌毒素使红细胞破坏加速。②葡萄糖醛酸转移酶的活性受抑制。③感染导致食欲差、低血糖而加重黄疸。上述各环节均可导致未结合胆红素升高。感染亦可损害肝细胞,甚至引起巨细胞样变性,导致结合胆红素升高。

(六)母乳性黄疸

占母乳喂养者的0.5%～2%,其发生机制尚不明确,目前认为是由于未结合胆红素自肠壁吸收增加。母乳性黄疸(breast milk jaundice)常紧接"生理性黄疸"而发生,黄疸高峰在出生后2周左右,胆红素峰值大多在170～340 μmol/L(10～20 mg/dL)(个别>420 μmol/L),其中结合胆红素很少>17 μmol/L(1 mg/dL),暂停母乳喂养3～4天后黄疸会有较明显减轻,在继续母乳喂养情况下,黄疸往往历时1～2个月自然消退。

(七)胎粪延迟排出

正常新生儿胎粪150～200 g,而每克胎粪中含胆红素1 mg,故胎粪中所含胆红素的总量为新生儿体内每天生成的胆红素量的5～10倍,当胎粪排出延迟则胆红素自肠道重吸收的量增加,导致黄疸加重。

(八)结合胆红素升高

结合胆红素升高是指血清胆红素升高中结合胆红素占15%以上,有的小儿粪便颜色甚至呈陶土色,又名为"新生儿肝炎综合征"。结合胆红素升高的病因有多种,对它们的处理方针亦不同,应注意鉴别。对那些可以治疗的疾病应尽力做到及时诊断与治疗，以改善预后。

四、胆红素脑病

胆红素脑病（bilirubin encephalopathy）是指胆红素引起脑组织的病理性损害，又称核黄疸（kernicterus）。受累部位包括脑基底核、视丘下核、苍白球、壳核、尾状核、小脑、大脑半球的白质和灰质。

（一）发病机制

主要有以下 2 种学说。

1.游离胆红素致病论

没有和白蛋白联结的未结合胆红素称游离胆红素，它可通过血-脑屏障引起脑组织损害。游离胆红素升高见于：①血清未结合胆红素浓度过高。②血清白蛋白含量低。③存在与胆红素竞争白蛋白联结位点的夺位物质（如游离脂肪酸、磺胺异噁唑、苯甲酸钠、水杨酸等）。

2.血-脑屏障暂时性开放

某些病理情况（脑膜炎或脑病、脱水、血渗透压高、缺氧、高碳酸血症）下血-脑屏障可暂时性开放，此时与白蛋白联结的结合胆红素亦可通过血-脑屏障进入脑组织。

胆红素损伤脑细胞的确切机制尚未完全阐明，在体外实验中发现胆红素能抑制神经细胞膜生物功能，使细胞内核酸与蛋白质合成障碍，并影响线粒体的能量代谢。

（二）典型临床表现

较多在生后 3～7 天发生，包括警告期、痉挛期、恢复期及后遗症期（表 7-3）。

低出生体重儿发生胆红素脑病常缺乏上述典型症状而表现为呼吸暂停、心动过缓、循环及呼吸功能急骤恶化等。

表 7-3　胆红素脑病典型表现

分期	表现	时间
警告期	肌张力下降，吸吮力弱	0.5～1.5 天
痉挛期	肌张力增高，发热，抽搐，呼吸不规则	0.5～1.5 天或死亡
恢复期	肌张力正常	不一定
后遗症期	听力下降，抬头乏力，手足徐动症，牙釉质发育不全，智力落后	

五、新生儿黄疸的诊断

先要区分其黄疸是生理性还是病理性。这主要从黄疸出现的时间、黄疸程度及持续时间及有无伴随症状等方面加以鉴别。

(一)非结合胆红素升高

(1)以溶血性与感染性较多见,应结合临床表现选择相应的实验室检查,以明确是否存在上述疾病。

(2)因血肿、胎粪延迟排出、肠梗阻等引起高胆红素血症并不少见,通过体检及了解胎粪排出情况对诊断很有帮助。

(3)甲状腺功能低下、半乳糖血症虽不多见,但应高度警惕,以期及早发现并处理,能改善预后。

(4)母乳性黄疸的小儿一般情况好,无其他异常。要除外其他原因的黄疸,必要时暂停或减少母乳3～4天,黄疸即见减轻,但不要终止母乳喂养。

(5)黄疸出现的日期有一定参考意义:①生后第1～2天迅速发展的黄疸应首先考虑为母婴血型不合引起的溶血病,其次考虑为先天性感染。②出生2天后迅速发展的黄疸,感染性疾病要着重考虑,在我国广东、广西等地G-6-PD缺陷发病率较高,要警惕该病。头颅血肿、胎粪延迟排出等导致的黄疸加深在出生后第4～5天较明显。③持续2周以上非结合胆红素升高,感染性仍要考虑,一般情况良好的母乳喂养者在除外其他原因的基础上可考虑为母乳性黄疸。半乳糖血症、甲状腺功能低下所致黄疸亦在此阶段明显。

(二)结合胆红素升高

病因不少,血特异抗体检查(如巨细胞病毒、风疹病毒、弓形虫感染),生化检查(如半乳糖血症、α_1抗胰蛋白酶缺乏),尿液检查等诊断感染性或代谢性疾病有一定价值。B超对诊断胆管畸形有一定帮助。^{99m}Tc标记IDA衍生物闪烁显像对鉴别胆管闭锁与非外科疾病引起的"新生儿肝炎症候群"很有价值,必要时作肝穿刺胆管造影来鉴别结合胆红素升高是否为外科性。

六、新生儿黄疸的处理

新生儿病理性黄疸的治疗是综合性的,并应根据患者的不同情况,个体化处理。要治疗引起黄疸的基础疾病,并应从降低血清胆红素及保持机体内环境的稳定等方面进行综合治疗。

(一)减少血清胆红素

光疗波长(420～470 nm)使胆红素形成构形异构体(IXaZZ型转变成IXaZE

或 EE 型)或结构异构体(lumirubin,光红素),利于胆红素排出;酶诱导剂(苯巴比妥、尼可刹米)加速胆红素代谢,但呈现效果较慢,对早产儿效果尤差,不能作为主要治疗方法;交换输血以换出胆红素;提早开乳、胎粪延迟排出者灌肠均可减少胆红素经肠壁再吸收;锡-原卟啉或锡-中卟啉可竞争性抑制血红素加氧酶,减少胆红素形成。

(二)减少溶血

通过交换输血换出抗体和被致敏的红细胞;控制感染;G-6-PD 缺陷者应避免用具有氧化作用的药物;红细胞增多症者作部分换血。这些均能减少红细胞的破坏。

(三)保护肝脏酶活性

控制感染,纠正缺氧。甲状腺功能低下者服甲状腺片,避免使用对肝酶活性有抑制的药物(如新生霉素)。

(四)增加白蛋白与胆红素的联结

适当输血浆或白蛋白,禁用有夺位作用的药物(如 SIZ、苯甲酸钠),应避免寒冷损伤及饥饿以防止体内游离脂肪酸过多起夺位剂作用。

(五)防止血-脑屏障暂时性开放

及时纠正呼吸性酸中毒及缺氧,避免高渗性药物快速注入。

交换输血与光疗指征应根据小儿出生体重、有无并发症(呼吸窘迫、缺氧、低体温)及血清胆红素水平等因素综合考虑。

第四节　新生儿溶血症

新生儿溶血症(hemolytic disease of the newborn,HDN)是母婴血型不合,母亲的血型抗体通过胎盘引起胎儿、新生儿红细胞破坏的同族免疫性溶血性疾病。

胎儿从父亲方面遗传来的显性抗原恰为母亲所缺少,当此抗原进入母体后,产生免疫抗体,通过胎盘绒毛膜进入胎儿血循环,与胎儿红细胞发生凝集,使之破坏,出现溶血,继而引起贫血、水肿、肝脾大。在胎内溶血产生的胆红素通过胎盘由母亲代谢,故娩出时黄疸不明显,生后胆红素由新生儿自身代谢,由于生理因素致胆红素代谢不足,生后短时间内出现进行性重度黄疸,甚至胆红素脑病。

人类血型系统有 26 个,虽然多个系统可发生新生儿溶血病,但以 ABO 血型不合溶血病(下称 ABO HDN)最常见,Rh 血型不合溶血病(下称 Rh HDN)次之。据上海报道,国人前者占 HDN 的 85.3%,后者占 HDN 的 14.6%,其他如 MN、Kell、DuRy 系统 HDN 少见。

多数 ABO HDN 母亲为 O 型,胎儿为 A 或 B 型(占 45.1%),是因为隐性无抗原,后者显性成为抗原所致;母为 A 或 B 型杂合子,胎儿为 A、B 或 AB 型也有少数发病(8.2%),是由于后者的显性抗原进入缺少该显性抗原杂合子的母体,与 O 基因的卵子结合所致。以后几胎的发病与否,取决于胎儿抗原基因属纯合子或杂合子。因自然界广泛存在类似 A 或 B 型抗原,可刺激母体产生 IgG 抗 A、抗 B 抗体(α 或 β 凝集素),因此,ABO HDN 也可发生在第 1 胎。

Rh 血型系统中有 6 种抗原,分 3 组:Cc、Dd、Ee,每组任意 1 个抗原,共 3 个抗原组成一个基因复合体。每个人有二组基因复合体,各来自父母,均无 D 抗原者称 Rh 阴性,有 D 抗原者称 Rh 阳性。纯合子有 2 个 D 抗原,杂合子仅 1 个 D 抗原。Rh 抗原性依 D→E→C→c→e 顺序依次减弱,D 抗原至今尚未发现。我国汉族 Rh 阳性者占 90.66%,故 Rh HDN 发病率低,Rh HDN 以 D 因子不合产生的溶血最重,一般发生在第 1 胎以后,母亲 Rh 阴性、子 Rh 阳性者,但母子均 Rh 阳性,仍可发生由 E、e、C、c 等母子血型不合溶血病,以抗 E 较多见。Rh 抗体多由后天获得,无天然抗体,故溶血程度依胎次增加而加重,甚至流产、死胎、死产,除非母亲有输血史或流产史,否则第 1 胎不发病。Rh 系统抗体只能由人类的红细胞引起,若母亲有接受 Rh 阳性输血史,且 Rh 血型又不合;或母亲 Rh 阴性出生时被 Rh 阳性的外祖母 D 抗原致敏,第 1 胎也可发病,即:"外祖母学说"。

本病轻型患者需补充葡萄糖或光疗,不作特殊处理即能很快痊愈。重型病例死亡率极高,生后及时治疗,也能很快好转,若早期胆红素脑病换血后仍有痊愈的可能;晚期胆红素脑病幸存者有"胆红素脑病四联征",即手足徐动、听觉障碍、眼球运动障碍、牙釉质发育不全等后遗症。

一、诊断依据

(一)病史

新生儿生后 24 小时内出现黄疸,并迅速加重,或出生时即有严重贫血和水肿;母子血型不合,尤其母为 O 型者;或母既往有不明原因的流产、早产、死胎、死产;或上一胎新生儿有重症黄疸、贫血,均应注意母子血型不合的可能。应了解 Rh 阴性母亲既往有无接受 Rh 阳性血液的输血史,并进一步检查免疫抗体以确诊。

(二)临床表现

与溶血程度有关,ABO HDN 与 Rh HDN 症状基本相同,一般说来 ABO HDN 症状较轻,偶有重者,Rh HDN 症状多较严重。

1.轻型

多见于 ABO HDN。出生时与正常新生儿无异,或稍有嗜睡、拒食,1～2 天后逐渐出现黄疸和贫血,易被忽略为"生理性黄疸",以后病情日益加重,血清胆红素可达 256 μmoL/L 以上,少数超过342 μmol/L,如不及时处理,亦可并发胆红素脑病。

2.重型

症状的严重程度和母亲抗体的量、胎儿红细胞被致敏的程度及胎儿代偿能力等因素有关。多见于 Rh HDN。

(1)胎儿水肿:患者全身水肿、苍白、皮肤瘀斑、胸腔积液、腹水、心音低纯、心率加快、呼吸困难、肝脾大。活产的水肿儿大多数为早产,如不及时治疗常于生后不久即死亡。不少胎儿水肿者为死胎。水肿与低血浆蛋白有关,肝脾大与髓外造血有关,缺氧及髓外造血影响肝功能。部分患者发生心力衰竭时也可加剧水肿。

(2)黄疸:生后随着抗体对红细胞破坏的强弱,而决定黄疸出现的早晚和进展的速度。黄疸出现越早,进展越快,则病情越重,黄疸加深程度与时俱增。黄疸出现早、上升快是 Rh 溶血病患者的特点,一般在生后 24 小时内(常在 4～5 小时)出现黄疸并迅速加深,生后3～4天黄疸达峰值,超过342 μmol/L者不少。血清胆红素以非结合胆红素为主,但有少数患者在病程恢复期结合胆红素明显升高,出现"胆汁淤积综合征",这类患者肝脏有广泛的髓外造血灶及大量多核巨细胞形成,胆管增生,胆栓淤积在胆管及毛细胆管内,门脉区纤维化和肝小叶中心区细胞坏死等病理变化。部分严重贫血,尤其是胎儿水肿的患者,可有"阻塞性黄疸",与髓外造血、毛细胆管阻塞有关。

(3)贫血:程度不一,测脐带血的血红蛋白,轻度<140 g/L,重度<80 g/L,常伴胎儿水肿。生后若继续溶血,则贫血较刚出生时明显。部分 Rh HDN 患者生后 2～6 周发生明显贫血(血红蛋白<80 g/L),称为晚期贫血,由于其早期症

状轻,无需换血治疗,但由于 Rh 抗体在体内持久(>2 个月)存在,而导致晚期贫血。严重贫血、水肿可发生心力衰竭而死亡。

(4)肝脾大:程度不一,轻者不明显,重症胎儿水肿患者肝脾大很明显,甚至发生脾破裂,肝脾大为体外造血所致。

(5)胆红素脑病:足月儿一般在生后 2～5 天出现,早产儿常在生后 7 天左右出现。

血清总胆红素:若足月儿>340 μmol/L(20 mg/dL),早产儿>257 μmol/L(15 mg/dL),极低出生体重儿>170 μmol/L(10 mg/dL),有发生胆红素脑病的可能。胆红素脑病为胆红素通过血-脑脊液屏障与脑组织结合,引起脑神经细胞核黄染,并出现一系列临床表现。文献报告低出生体重儿胆红素浓度仅56 μmol/L(3.3 mg/dL)者尸检有脑黄染现象,并证实了脑胆红素摄取因部位和日龄而异。

胆红素脑病发生率早产儿远远高于足月儿,故应密切观察并及时处理。胆红素脑病临床特征为:黄疸明显加重,厌食、嗜睡、肌张力减低等先兆症状,持续时间为 12～24 小时,如不及时处理,很快出现发热、眼凝视、尖叫、惊厥、角弓反张、呼吸困难或暂停,部分患者发生呼吸衰竭、DIC、肺出血死亡。存活者 1～2 天后逐渐恢复,首先是吸吮能力,继之呼吸情况好转,痉挛症状减轻或消失。2～3 个月后出现四肢徐动、眼向上转动困难、听觉障碍、牙釉质发育不良、不规则不自主抽搐、发音困难、智力低下等。

(三)辅助检查

1.产前检查

(1)绒毛膜检查:孕 12 周以内,取绒毛膜检查 Rh 型。

(2)血清 Rh 抗体测定:孕 28、32、36 周时,测 Rh 抗体滴度,>1：16 或 1：32时宜做羊水检查,>1：64 即可诊断 Rh HDN。

(3)羊水胆红素测定:正常羊水中胆红素浓度随孕周增加而降低,故羊水透明五色,重症 HDN 的羊水呈黄色,孕 28～30 周查羊水胆红素可预测胎儿是否发病及发病程度。用分光光度计测定羊水光密度,Ⅰ区提示胎儿未发病或病情轻度,Ⅱ区提示病情属中度,Ⅲ区表示病情严重,但并非绝对。

(4)聚合酶链反应(PCR)检测胎儿 RhD 型:羊膜穿刺 PCR 技术鉴定胎儿RhD 型可降低 3/4 围生儿病死率,证明 PCR 检测羊水 Rh,血型的可取性,是近年来发展的一个新项目。

(5)化学光反应(CL)测定母亲抗 D 功能活性:用于了解 Rh 阳性胎儿出生后

HDN 的严重程度。所测出的可结合单核细胞的 IgG 抗体,可阻断 Fcr-RI 和抑制单核细胞对单克隆抗 D 致敏红细胞的化学光反应。现研究已表明 CL 抑制试验是一项较为简便的、针对性与敏感性均较强的技术,可用于检测及调查有减轻 HDN 严重度的 Fcr-RI 阻断抗体,这也是近年来的又一新技术。

(6)测 IgG 抗 A(B)、抗人球蛋白效价:ABO HDN 时测孕妇血清 IgG 抗 A(B)盐水效价(≥128)及测定抗人球蛋白效价,可作为预报的指标。

(7)影像检查:全身水肿胎儿 X 线摄片可见软组织增宽的透明带,四肢弯曲度较差。B 超对肝脾大、胸腹水都有较高的分辨率,胎儿水肿时可见周身皮肤及头皮双线回声。

2.产时检查

HDN 时,由于胎盘水肿,胎盘重量与患者体重之比可达 1∶(3～4)(正常 1∶7),羊水颜色也为黄色。

3.生后检查

(1)血液学检查:红细胞减少、血红蛋白下降、网织红细胞显著增加,末梢血片中可见到有核红细胞。

(2)血清胆红素测定:以非结合胆红素增高为主,当早产儿总胆红素 >256.5 μmoL/L,足月儿>205.2 μmol/L时,即可诊断高胆红素血症。

(3)丙二醛(MDA)检测:HDN 时 MDA 活性明显升高。而超氧化物歧化酶(SOD)活性明显降低,通过检测 MDA 可判断病情的轻重程度。

(4)母子血型检查:若母为 Rh 阴性,子为 Rh 阳性要考虑 Rh HDN,若母子 Rh 均阳性,应进一步排除 E、e、C、c 等母儿血型不合。若母儿 ABO 血型如表 7-4 所列不配合者,应考虑 ABO 血型不合。

表 7-4　母子 ABO 血型配合与否的判定

血型	母		子女血型	
	血球中抗原	血清中抗体	不配合	配合
O	—	抗 A、抗 B	A 型、B 型	O 型
A	A	抗 B	B 型、AB 型	A 型、O 型
B	B	抗 A	A 型、AB 型	B 型、O 型
AB	AB	—	—	A 型、B 型、AB 型

(5)特异抗体检查:取父、母、婴儿三者血液做改良抗人球蛋白试验、抗体释放试验、游离抗体试验,前两项阳性表明患者红细胞已致敏,可确诊。其中抗体

释放试验阳性率较高,可了解是哪种 Rh 血型抗体。将患者血清与各标准细胞(CCDee、ccDEE、ccDee、ccdEe、ccdee)做抗人球蛋白间接试验,阳性结果表明有血型抗体存在,然后根据出现凝集的标准红细胞间哪些抗原是共同的,而不凝集的标准红细胞缺少此种抗原,可推断出抗体的类型。

(6)尿、粪检查:尿胆原增加;胆管阻塞时,大便灰白色,尿检可见胆红素。

(7)其他检查:病情危重者血浆白蛋白、凝血酶原、纤维蛋白原、血小板等均降低,出血时间延长,血块收缩不良。

二、治疗措施

(一)产前治疗

1.注射抗 Rh(D)IgG

预防新生儿 HDN 的根本方法是预防母亲发生 Rh 或 ABO 同种免疫。首先,育龄妇女应避免输注不必要的血液,在 Rh 阴性妇女怀 Rh 阳性胎儿 28 周及产后 72 小时内各肌内注射抗 Rh(D)IgG300 μg,因本品为特异性抗 Rh 的免疫球蛋白,属主动免疫治疗,用于预防抗 Rh(D)介导的新生儿 HDN,可以有效地预防母亲发生同种免疫;如多胎、前置胎盘、胎盘娩出困难等,抗 Rh(D)IgG 剂量加倍应用;孕妇在妊娠中、后期做羊水穿刺后,皆肌内注射抗 Rh(D)IgG 100 μg;它还用于流产后(孕龄＜12 周用 50 μg,＞12 周用100 μg)、产前出血、宫外孕、妊娠高血压综合征、输入 Rh 阳性血等情况。输血时抗 Rh(D)ISC 剂量20 μg/mL;输红细胞35 μg/mL,输血小板、中性粒细胞、血浆均注射 300 μg。Pollock 等推算不同孕期注射抗 Rh(D)IgG 剂量:孕 25 周500 μg,26 周 400 μg,27 周 300 μg,29 周200 μg,32 周 100 μg,可参考使用。

2.血浆置换术

目的是换出抗体、降低效价、减少溶血、提高胎儿存活率。对分娩过 Rh HDN 儿的产妇或产前诊断可能发生 ABO 或 Rh HDN 的孕妇要监测抗体效价,抗人球蛋白法测定效价＞1∶64,或直接菠萝蛋白酶法＞1∶32,应考虑做血浆置换术。方法:用血液成分分离机将孕母血液细胞做间断流动离心分离,用枸橼酸右旋葡萄糖保养液(ACD 保养液),每次采出母血浆 1～1.5 L,将浓缩红细胞以氯化钠溶液悬浮后输回,用新鲜冷冻血浆或白蛋白作置换剂,一般在胎龄 20 周后,每周 1 次或视病情而定,以保持抗体低于治疗前效价水平。

3.宫内输血

可以纠正胎儿贫血,防止胎儿宫内死亡。仅用于羊水分光光度计检查光密度达 450 nm、胆红素膨出部在Ⅲ区(提示胎儿受累程度重,有死亡的可能),且肺部尚未发育成熟的胎儿,一般于孕 28 周起采用宫内输血。方法:选用 Rh 阴性的与母交叉配血无凝集的新鲜 O 型血,血红蛋白 220～250 g/L,在超声波定位引导下注入胎儿腹腔,注入的红细胞能完整地通过淋巴管进入胎儿循环,输血量=(胎龄－20)×10 mL,20 分钟内完成。也可视孕周而定,20～22 周 20 mL,22～24 周 40 mL,24～32 周 100 mL,隔周再输,以后每 3～4 周 1 次,直至检测羊水 L/S≥2,估计胎儿娩出后多能成活为止。但每次输血量过多、腹压超过脐静脉压力时可致循环停止,甚至胎儿死亡。因此,腹腔压力＞输血前 1.33 kPa 时应停止输血。近年来采用在 B 超引导下用特制的长针穿刺胎儿脐带或肝脏内血管采血定血型,测血红蛋白及红细胞压积,若血红蛋白＜60 g/L,应立即输血,60～70 g/L 酌情决定,血液选用同胎儿的 ABO 血型 Rh 阴性血,输入血应浓缩,红细胞比容 80％,以减轻心脏负担,每次 5～10 mL,使胎儿红细胞压积≥35％,若未达此值,1 周后再输。由于本方法有引起感染、出血、早产的可能,刺激胎盘又可导致胎儿更多血液流入母体,加重病情,故一般不用。

4.终止妊娠

若既往有死胎或分娩黄疸婴儿史或本胎 Rh 抗体效价上升至 1:(32～64),或突然降低;胎心出现杂音,孕晚期腹围、体重过度增加,或全身乏力、胃纳不佳;羊水超声波诊断有胎儿水肿、腹水、肝脾大;羊水分光光度测定胆红素膨出部值位于Ⅲ区且羊水 L/S≥2,可考虑终止妊娠。多选在 35～38 周引产,以防止病情加重,且成活率较高。

5.综合治疗

在妊娠早、中、晚期各进行 10 天西药综合治疗,用维生素 $K_1$5 mg 静脉注射,维生素 C 500 mg 加 25％葡萄糖液 40 mL 静脉注射,每天 1 次。吸氧 20 分钟,每天 1 次。维生素 E 30 mg 口服,每天 3 次,孕全期服用,可减少死胎、早产、流产,并减轻新生儿症状。产前孕妇服苯巴比妥 10～30 mg,每天 3 次,连服 1～2 周,可减少新生儿肺透明膜病,增加新生儿肝细胞酶的活力,减轻新生儿黄疸。

6.中药防治

对已致敏的孕妇,用益母草 500 g,当归 250 g,川芎 250 g,白芍 300 g,广木香 12 g,共研细末,炼蜜成丸,每丸重 9 g,孕 4 个月起服用,每天 1～3 次,每次 1 丸,直至分娩。用茵陈 15 g,黄芩 9 g,大黄 3 g,甘草 1.5 g,制成茵陈冲剂药包,每次 1 包,每天 2 次,ABO HDN 孕妇 5 个月起服用 2～3 个月,Rh HDN 孕妇从确诊起服用至分娩。

（二）产时处理

尽可能准备好献血员、器械、换血人员。一般 ABO HDN 以足月自然分娩为好，Rh HDN 不需换血者提早终止妊娠可做剖宫产。由于红细胞在胎内已有破坏，缺氧较明显，出生时易窒息，需做好防范，胎儿娩出时立即钳夹脐带，以免脐血流入过多，加重病情。断脐时留残端 5～6 cm，远端结扎，裹以无菌纱布，滴上 1∶5 000 的呋喃西林液，保持湿润，以备换血时用。

（三）生后治疗

生后重点防治贫血，心力衰竭和黄疸，尤其是胆红素脑病。近来有报道，为防止溶血性高胆红素血症引起胆红素脑病，当足月儿总胆红素 257～324 $\mu mol/L$、血清非结合胆红素（B）/白蛋白（A）<1 时，可仅做光疗；总胆红素 343～428 $\mu mol/L$ 时，若 B/A<1，开始治疗时间<48 小时，应光疗及输清蛋白，若 B/A≥1，或开始治疗时间>48 小时，应换血；当总胆红素≥428 $\mu mol/L$ 时，无论 B/A 比值或开始治疗时间如何，均应迅速换血。

1.光照疗法（光疗）

高非结合胆红素血症是进行光疗最好的适应证，应该首选。它具有方法简便、安全、不良反应少等优点，光疗需要进行 12～24 小时血清胆红素才能下降，故光疗不能代替换血。

（1）原理：胆红素能吸收光线，以波长 450～460 nm 的光线最强，蓝光主峰波长 425～475 nm，白光波长 550～600 nm，绿光波长 510～530 nm，故蓝光为人工照射的最好光源，也可选用绿光和白光。光疗对非结合胆红素比对结合胆红素的分解作用大 2～3 倍，非结合胆红素在光的作用下导致分子中双键构型转变方向，影响分子内部氢键形成，使非结合胆红素 IX aZ 型在光氧化、异构化作用后转化为异构 IX aE 型的水溶性胆红素，经胆汁或尿液排出，从而使血清胆红素降低。

（2）方法：单面光疗法、双面光疗法、毯式光纤黄疸治疗法。光疗总瓦数为 200～400 W。

（3）时间：分连续和间歇照射。前者为 24 小时连续照射；后者为照射 10～12 小时，间歇 12～14 小时。无论哪种照射，均视病情而定，一般 24～48 小时即可获满意效果。有研究表明连续与间歇照射疗效相同，而后者还可减少不良反应。

（4）指征：①足月儿脐血胆红素>51.3 $\mu mol/L$，24 小时内血清胆红素>102.6 $\mu mol/L$，48 小时内>153.9 $\mu mol/L$，或每天升高>85.5 $\mu mol/L$，可作为

早期照射的标准。②早产儿脐血胆红素＞51.3 μmol/L,24 小时内血清胆红素＞136.8 μmol/L,48 小时内或以上＞171 μmol/L。③患者总胆红素在 204～255 μmol/L 以上者。④早期(生后 36 小时内)黄疸并进展较快,不必等到总胆红素达 204～255 μmol/L,低体重儿黄疸者指征可放宽。⑤产前诊断胎儿 Rh HDN,生后黄疸出现时即可光疗。⑥换血前做准备工作时争取光疗,换血后继续光疗,可减少换血次数,提高疗效。在广泛采用光疗以后,换血的病例已大为减少。光疗只适用于各种原因引起的新生儿非结合胆红素增高者,血清结合胆红素＞68.4 μmol/L,同时有高卟啉血症时,光疗会产生青铜症,属禁忌。

(5)不良反应:①发热,为荧光灯的热能所致。②腹泻,为光疗分解物经肠道排出时刺激肠壁所致,轻症不必处理,严重者停止光疗。③皮疹,原因不明,可能为光过敏,消退后不留痕迹。若数量不多者,继续光疗,严重者停止光疗。因光疗时可使血小板数量减少,故应同时检测血小板。④维生素 B_2 缺乏与溶血,光疗可造成维生素 B_2 分解并因维生素 B_2 水平降低而影响黄素腺嘌呤二核苷酸合成,导致红细胞谷胱甘肽还原酶活性降低,加重溶血。⑤低血钙,一般症状不明显,只要使用钙剂或停止光疗,低血钙症即可得到恢复。严重的低血钙可发生青紫,甚至引起喉痉挛而危及生命。⑥青铜症,当血清结合胆红素高于 68.4 μmoL/L且有肝功能损害,肝转氨酶升高,碱性磷酸酶升高,肝大,皮肤黏膜呈现青铜色,即为青铜症,可能是胆汁淤积,光疗阻止了胆管对胆红素光氧化物的排泄,应停止光疗。光疗停止后,青铜症可自行消退。

(6)注意事项:①灯管连续使用 2 000 小时需更换新灯管。在治疗 Rh HDN 等重症高胆红素血症时,应更换新灯管。灯管光源距婴儿 35～40 cm,距离过远或光源过近、过热均影响疗效。最好采用冷光源。②光疗箱要预热,待灯下温度在 30 ℃左右时才将患者置入箱内,箱温维持在 30～32 ℃,相对湿度在 50％左右,夏季应注意通风。③光疗时用黑色、稍硬、不透光纸片或布遮盖双眼,尿布遮盖外生殖器。若用单面光隔 2 小时翻身 1 次。④光疗箱应有自动控温装置,每隔 4 小时测体温 1 次,两次喂奶间补喂开水1次,因光疗时不显性失水增加,因此光疗时液体入量需增加 20 mL/kg,或 15％～20％[以 mL/(kg·d)计]。⑤每天补充维生素 B_2 5.0 mg。⑥光疗期间需密切监测血清胆红素浓度,一般 12～24 小时测定1次,对溶血病及血清胆红素浓度接近换血指征者,应每 4～6 小时测定血清胆红素和红细胞压积。光疗结束后,连续监测 2 天,以观察有无反跳现象。光反跳值超过光疗前水平时,需再次光疗。

2.换血疗法

换血是治疗高胆红素血症最迅速的方法。对于黄疸和高胆红素血症的处理用光疗及中西药物治疗,大多能缓解,但应尽快移去抗体和致敏红细胞、减轻溶血、降低胆红素浓度、防止胆红素脑病、纠正贫血、改善缺氧、防止心力衰竭等,均需要换血,由于换血偶有血栓、空气栓、心力衰竭、心脏停搏等危险和感染(尤其是艾滋病病毒、乙型肝炎病毒)的可能,应严格掌握指征。

(1)换血指征:①产前确诊为 HDN,出生时血红蛋白<120 g/L,伴水肿、肝脾大、心力衰竭者立即换血。②血清胆红素(主要是非结合胆红素)或脐血胆红素 $>68.4\ \mu mol/L$,或血清胆红素生后 24 小时 $>171\ \mu mol/L$,24～48 小时 $>257\ \mu mol/L$,每天胆红素上升速度 $>85\ \mu mol/L$,或经综合治疗血清总胆红素继续上升达 342 $\mu mol/L$。③生后 12 小时血清非结合胆红素迅速升高,$>11.97\ \mu mol/(L \cdot h)$。④虽一般情况良好,无嗜睡、拒食症状的较大体重儿,但胆红素 $\geqslant 427.5\ \mu mol/L$。⑤无论血清胆红素高低,凡有早期胆红素脑病症状者。⑥早产儿及前一胎 HDN 病情严重者或前一胎有死胎、全身水肿、严重贫血者可放宽换血指征。

换血及光疗指征可参考表 7-5。

表 7-5　换血及光疗参考指征

血清胆红素 (mol/L)	出生体重(g)	<24 小时	～48 小时	～72 小时	>72 小时
<85.5	正常或低				
～153.9	正常或低	如有溶血进行光疗			
～239.4	<2500	如有溶血	光疗	光疗	光疗
	>2 500	考虑换血	光疗	光疗	光疗
～324.9	<2 500	换血	换血	换血	换血
	>2500	换血	换血	光疗	光疗
≥342	正常或低	换血	换血	换血	换血

(2)血液选择:①RhHDN 用 Rh 血型与母同型,ABO 血型与新生儿同型(或 O 型)血。在 Rh(抗 D)HDN 无 Rh 阴性血时,也可用无抗 D(IgG)的 Rh 阳性血。②ABO HDN 最好采用 AB 型血浆和 O 型红细胞混合后换血,也可选用 O 型或与子同型血液换血。③对有明显心力衰竭的患者,可用血浆减半的浓缩血来纠正贫血和心力衰竭。④血液首选新鲜血,在无新鲜血的情况下使用深低温保存的冷冻血。换血前先将血液在室内预热,使之与体温接近。

新生儿溶血病换血血液选择参考表 7-6。

表 7-6　新生儿溶血病换血血液选择

新生儿	换血的血型选择次序
Rh 溶血病有抗 D 者	1.Rh 阴性，ABO 型同患者
	2.Rh 阴性，O 型血
	3.无抗 DIgG 的 Rh 阴性，ABO 型同患者
	4.无抗 DIgG 的 Rh 阳性，O 型血
Rh 溶血病有抗 C、E 等者	1.Rh 型同母，ABO 型同患者
	2.Rh 型同母，O 型血
	3.无抗 C、E 等 IgG 的任何 Rh 型，ABO 型同患者
	4.无抗 C、E 等 IgG 的任何 Rh 型，O 型血
ABO 溶血病	1.O 型红细胞，AB 型血浆
	2.O 型血
	3.同型血
不明原因的高胆红素血症	1.同型血
	2.O 型血

（3）抗凝剂：①首选肝素化血，每 100 mL 加肝素 3～4 mg，多数患者肝素可在 6 小时内分解，重症者则不能，因肝素可引起血小板及凝血因子减少，需在换血后用肝素半量的鱼精蛋白中和，又由于肝素血血糖低，换血时可发生低血糖，故每换 100 mL 血，可通过脐静脉注射 50％的葡萄糖 5～10 mL。②一般输血常用枸橼酸右旋葡萄糖保养液（ACD 保养液），抗凝剂占血量的 1/5，血液被稀释，纠正贫血效果差，并可结合游离钙，引起低钙，故每换 100 mL 血应用 10％葡萄糖酸钙 1 mL，换血结束时，再用 2～3 mL，均以葡萄糖液 3 倍稀释后静脉注射，ACD 保养液还可引起酸中毒及低血糖，应注意观察，对症处理。3 天以上的库血会引起高钾血症，不宜使用。

（4）换血途径：①脐静脉换血。脐静脉插管：保留脐带者，导管直接插入脐静脉；脐静脉切开：脐带脱落断面愈合不能利用者，则在腹壁上做腹膜外脐静脉切开；脐静脉和脐动脉同步换血：分别插管脐动、静脉，优点是减少静脉压波动，避免了单一导管每次抽注浪费 1 mL 血液，并缩短了换血时间，缺点是多插一导管，多一条血管穿破出血和感染的可能性，脐动脉插管经过 3 个转折比较麻烦，有人改用脐静脉插管抽血，换血结束时再用硫酸鱼精蛋白中和。②中心静脉换血。如导管不能进入脐静脉时，可采用肘前窝的中心静脉，中心静脉导管的位置应使用 X 线定位。③大隐静脉。必要时可行大隐静脉切开。导管向上通过股静脉进入下腔静脉,但此静脉接近会阴部,容易污染,应高度注意。

(5)换血步骤:①术前准备。换血前先照蓝光,静脉滴注白蛋白 1 g/kg,加 5％葡萄糖液稀释成 5％的浓度或血浆 20 mL(应注意经输血引起的传播性疾病),可换出更多的胆红素,必要时肌内注射苯巴比妥,既可镇静又可诱导肝酶,术前停喂奶一次或抽出胃内容物以防呕吐吸入。②环境准备。换血应在手术室或净化室进行,室温 24～26 ℃,换入的血液先置室内预温,用螺旋加温管使血液达 37 ℃再输入体内更佳。③人员安排。手术者、助手、观察记录者、手术护士、巡回护士各一人。手术者负责插管、换血、测静脉压、应急处理、换血全过程的操作。助手消毒皮肤、准备器械、插管、换血(抽血注血)、固定导管、结扎脐带等。观察记录者记录手术情况、出入血量及患者状态。手术护士准备器械,供应敷料、药物,冲洗器械,照料血瓶等。巡回护士负责更换血瓶、供应其他药物、器械、接送标本等。④药物准备。500 mL 氯化钠溶液 3 瓶,10％葡萄糖酸钙 2 支,肝素 1 支,呋喃西林 100 mL,10 mL 氯化钠溶液 5 支,硫酸鱼精蛋白 1 支等。⑤器械准备。大字形五通活塞 2 个,20 mL 注射器 20～30 副,换血塑料导管或硅胶导管 2 根,盛器 3 个(盛盐水、废血、肝素盐水)。长针头 4 支(套上橡皮管),测静脉压钢尺 1 把,探针 2 支,毛巾钳 4 把,蚊式钳 8 把(直、弯各 4 把),持针钳 1 把,眼科小解剖镊 1 把,眼科中解剖镊 2 把(有齿、无齿各 1 把)。眼睑拉钩 2 把,3 号刀柄 1 把,小组织剪刀 1 把,小尖头剪刀 1 把,"0"号丝线 1 圈,细圆针 2 支,直血管钳 2 把(消毒皮肤用),10 mL、5 mL、2 mL 针筒若干副,滤血器 2 副,标本试管 4 支。无大字形五通活塞,也可选用四通活塞或 14 号粗针头插入静脉点滴用的塑料管内,接上两个三通串联起来进行换血,但衔接处易发生凝血块阻塞,也可用 20 mL 注射器连接针头和塑料管,但抽、注要反复接、脱数十次,增加感染机会,浪费血液,增加忙乱及延长手术时间。用涂过硅油的大字形五通活塞,两个注射器可同时抽血或注血,保持两种血液经常流动于活塞各通道间密闭进行,可减少血液凝结和污染机会。⑥体位。患者仰卧于远红外线抢救台上,固定四肢。若脐静脉老化或干燥,可用盐水浸泡 30～60 分钟,软化后易插入导管。接上心脏监护导线或将听诊器用胶布固定于心前区,以便监测。

(6)测静脉压:将导管与注射器分离,垂直提起,在手术野立置厘米钢尺,根据血柱高低,标尺上读数即为静脉压,正常新生儿静脉压 <0.78 kPa (8 cmH$_2$O)。每换血 100 mL,测静脉压 1 次,若静脉压 >0.78 kPa(8 cmH$_2$O),宜多抽少注,以免发生血容量过多致充血性心力衰竭;静脉压低者,宜少抽多注,以免发生失血性休克,一般出入差<30 mL。体重低、病情重、有明显贫血及心力衰竭者,每次抽液量减半,以减少静脉压波动,换血量亦可酌减,并用血浆减半的浓缩血。

(7)换血量及换血速度:换血总量150～180 mL/kg,约为新生儿全血的2倍,总量400～600 mL,可换出85％～90％的致敏红细胞和循环中60％的胆红素及抗体。每次抽注血量10～20 mL(3～5 mL/kg),不能超过总换血量的10％,输注速度要均匀,每分钟10 mL,但应根据新生儿个体对换血的耐受力而定。每2分钟换注1次,换血全过程为1～2小时。所需总血量可按2×80 mL×kg(体重)算。

(8)换血的注意事项:①思想集中,动作轻巧,反应敏捷。②库血应置室温下预温,保持在27～37 ℃,如血瓶外加温应<37 ℃,以免溶血。③应使用<3 天的库血,以免高钾血症致室颤。④换血过程切忌空气及血块注入,发现注射器内层粘紧时须随时更换,并在肝素氯化钠溶液中冲洗。⑤脐静脉插管操作用力过大可致静脉穿孔引起出血,而导管插入太深致导管顶端与心肌接触或由于快速直接向心脏注血而引起反复的心律不齐,故操作应轻巧,插管不能太深。⑥换血同时有静脉补液者,应减量、减速,否则影响静脉压,致输液量过多,引起心力衰竭。⑦严格无菌操作,防止败血症。⑧换血过程门脉系统产生反压,影响血流到肠道,可致坏死性小肠结肠炎及肠穿孔,应予重视。⑨换血前先纠正缺氧、酸中毒、低血糖、休克等。⑩换血过程中和换血后都必须密切监护,做好详细记录,尤其在换血过程中要记录每次进、出血量及液量,记录生命体征和尿量。⑪换血前后测胆红素及红细胞压积。若换血后胆红素>345 μmol/L,可再换血,使胆红素不超过 273.6 μmol/L。⑫每换 100 mL 血摆动输血瓶 1 次,以防红细胞沉积。⑬每换 100 mL 血,缓慢注入 10％葡萄糖酸钙 1 mL(用 10％葡萄糖液 4 mL 稀释),以防因枸橼酸钠抗凝剂所引起的低血钙症。⑭近来报道换血中中心静脉压及体温应为换血过程中的重要监测点,由于换血量的增加达100 mL/kg时,中心静脉压上升至 0.78 kPa(8 cmH$_2$O),此时由于体温的下降而心率并未上升,应高度重视,换血过程中中心静脉压对指导换血速度具有极其重要的意义。

(9)换血后处理:①脐带包以无菌纱布,倒上消过毒的1:5 000呋喃西林液,保持湿润,以备再用。②患儿继续光疗,重点护理。测心率、呼吸,观察黄疸、嗜睡、拒食、烦躁、抽搐、神经反射等情况,每30分钟1次,共4次,以后每2小时1次,共4次,再后每4小时1次,黄疸减轻即可解除。若胆红素又升高,>343 μmol/L 可考虑再次换血。③术后禁食6小时,情况良好可每4小时试喂糖水 1 次,无呕吐等异常情况可正常喂养,黄疸减轻后母乳喂养。④术后常规用青霉素(5～10)×10⁴U/(kg·d),分2次静脉注射共3天,以预防感染。⑤术后每1～3天查血常规1次,12～24小时查血清胆红素1次,以观察病情变化,黄疸减轻可予停止。出院后在生后2个月内每2周复查红细胞、血红蛋白1次。若血红蛋白<70 g/L,应小量输血,5～10 mL/kg,以纠正贫血。

3.药物治疗

(1)酶诱导剂:新生儿肝脏葡萄糖醛酸转移酶活性仅为成人的1％～2％,故非结合胆红素不能有效地与葡萄糖醛酸结合。酶诱导剂能诱导肝细胞微粒体,增加葡萄糖醛酸转移酶的生成,从而增加肝脏清除胆红素的功能,使胆红素下降。酶诱导剂需用药2～3天才会呈现疗效,早产儿疗效差,应及早用药。常用的有苯巴比妥和尼可刹米,苯巴比妥疗效优于尼可刹米,合用则提高疗效。苯巴比妥还可增加肝细胞内Y蛋白含量,增加肝细胞膜通透性,从而增加肝细胞摄取非结合胆红素的能力。苯巴比妥剂量5 mg/(kg·d),分2～3次口服;尼可刹米80～100 mg/(kg·d),分3次口服,孕妇可在临产前2周服用,剂量50～100 mg/d。

(2)抑制溶血过程:①静脉注射免疫球蛋白(IVIG):由于IVIG具有免疫增强和免疫抑制的双重作用,临床上常利用其免疫抑制作用来防治HDN。其作用机制为:大剂量IVIG可反馈抑制母体产生IgG,IgG可直接抑制B细胞增生,又可促进抑制性T细胞(Ts)功能,间接抑制B细胞而使抗体生成减少。IgG通过胎盘需经过胎盘滋养层细胞表面的Fc受体介导,大剂量IVIG可竞争此受体,故可阻止母体抗体经胎盘进入胎儿。大剂量IVIG进入胎儿体内后,可与胎儿单核-巨噬细胞上的Fc受体结合起到封闭作用而阻止胎儿红细胞被破坏,还有人认为HDN的效应细胞属大颗粒淋巴细胞中的NK(杀伤)细胞,溶血是通过抗体依赖性细胞介导的细胞毒(ADCC)作用而发生的,NK细胞的Fc-IgG受体与致敏红细胞IgG抗体结合可导致红细胞死亡及溶血,IVIG治疗免疫性HDN主要是通过阻断ADCC导致的溶血。孕妇在28周前IVIG 400 mg/kg,每天1次,4～5天1个疗程,以后每2～3周重复1个疗程直至分娩,尤其使用在无胎儿水肿时疗效更好;在B超引导下,经母腹壁进入羊膜腔行胎儿脐静脉穿刺将IgG注入,可阻止胎儿溶血;IVIG在新生儿的应用尚无确定剂量,有每次500 mg/kg,2小时内滴入,也有1 000 mg/kg,6～8小时静脉滴注,也有用800 mg/kg,每天1次,连用3天,上述方法均显示有效,有人报道以第二种方法疗效更好。由于IVIG只能减轻溶血,不能降低体内已产生的胆红素水平,故仍需联合光疗等其他措施。②糖皮质激素:可活跃肝细胞酶系统,加强葡萄糖醛酸与胆红素结合的能力,并可抑制抗原抗体反应,减少溶血,减少换血次数,对较重的患者可静脉滴注氢化可的松 5～8 mg/(kg·d)或地塞米松 0.5～1 mg/(kg·d),轻症患者口服泼尼松 1～2 mg/(kg·d)。黄疸消退时减量,一般不作常规使用。有人认为糖皮质激素临床应用不能减轻黄疸程度或缩短病程,又因其不良反应,故使用糖皮质激素治疗 HDN 应十分慎重。

(3)减少胆红素吸收:可提前喂奶,及时建立肠道菌群,分解肠内胆红素为尿胆原,尽快排出胎粪,减少肠内胆红素,减少其再吸收。也可口服药用炭 0.4 g,每 4～6 小时 1 次,至黄疸减退为止,药用炭可吸附胆红素,减少肠道再吸收。

(4)减少胆红素的形成:锡-原卟啉(Sn-protophyrin,SnPP)通过抑制血红素氧合酶(heme oxygenase,HO)活性,竞争性地结合 HO,增加肝对胆红素的摄取及排泄,增加胆红素的光分解作用而降低血清胆红素。锡-原卟啉的半衰期为 3.7 小时,抑制 HO 活性可维持 7 天,该药代谢主要从胆汁排泄,毒性很低,用量 0.5～0.75 μmol/kg(相当于 0.25 mL/kg),一般用 1 次。Kappas 报道在生后 5.5 小时给药 1 次,24 小时后再给第 2 次,剂量从 0.5 μmol/kg 增至 0.75 μmol/kg,如血清胆红素值＞171 μmol/L 者,间歇 24 小时再给第 3 次,剂量仍为 0.75 μmol/kg,可降低血清胆红素达 20％,96 小时测血胆红素值与对照组比较有显著性差异。临床不良反应少,仅有一过性皮肤红斑,均自然消退。

(5)减少游离的非结合胆红素:1 g 白蛋白可与 16 mg 胆红素联结,因此,白蛋白具有保护机体免受游离的未结合胆红素对脑细胞损伤的作用而预防胆红素脑病的发生。白蛋白的用量:1 g/kg,加 5％葡萄糖稀释成 5％浓度静脉滴注,心力衰竭者禁用。无白蛋白可用血浆每次 25 mL,静脉滴注,每天 1 次。

(6)高结合胆红素排出剂的应用(利胆药):新生儿溶血病进行治疗后,即有血清结合胆红素增高,可用茵栀黄注射液 10 mL 加 10％葡萄糖液 40 mL 静脉滴注,每天 1 次,10 天为 1 个疗程。或用胆酸钠每次 25～50 mg,每天 1～3 次,口服,疗程由病情决定。

(7)纠正酸中毒:酸中毒时血-脑脊液屏障通透性增加,游离的非结合胆红素更易透过血-脑脊液屏障进入脑实质。纠正酸中毒可加强白蛋白与游离胆红素的结合,降低游离胆红素。因此,纠正酸中毒也是预防胆红素脑病的重要措施之一。碳酸氢钠所需量可根据血气分析结果计算:

$$碳酸氢钠毫摩尔数＝1-BEI×kg(体重)×0.3$$

5％碳酸氢钠 1 mL＝0.6 mmol 碳酸氢钠。应以 2.5 倍液体稀释后静脉滴注。葡萄糖供给热量,也可减轻酸中毒和预防低血糖。

(8)中药治疗：用茵栀黄注射液 5～10 mL，加入 10％葡萄糖液 1～2 倍稀释后静脉滴注，每天 1 次；或口服茵陈三黄汤(茵陈 9 g，黄芩 4.5 g，黄柏 4.5 g，黄连 1.5 g，大黄 1.5 g，山栀 3 g)每天 1 剂，少量多次喂服，均可促进退黄。口服茵陈 15 g，黄芩 9 g，制大黄 3 g，甘草 1.5 g，每天 1 剂，分次吃奶前服，连用3～5 天，也可促进退黄。使用时出现明显腹泻时，可考虑暂时停用。

4.一般治疗

(1)注意保暖，供给足够的热量。

(2)补充碱性溶液，注意酸碱、水电解质平衡。

(3)避免使用可引起溶血或抑制肝酶活性的夺位性药物，如非那西丁、磺胺类、新生霉素类、毛花苷 C、吲哚美辛等。

(4)换血后贫血严重者可输洗涤红细胞或与患者同型的全血，但可不换血。

第八章 儿童保健与预防

第一节 小儿体格生长与评价

儿童区别于成人的最大特点是儿童的身体一直处在生长发育过程之中。生长是儿童各器官、各系统和整个身体的长大,是量的增加。发育是指细胞、组织、器官功能的成熟,是质的改变。生长发育交织在一起,两者密不可分。儿童体格生长是否良好,是判定儿童健康状况的主要依据。通过一定的测量方法,对儿童生长水平进行评价,目的是了解个体或群体儿童的生长发育状况,以便及早查找生长发育偏离的原因,为保健机构或政府部门制订干预措施提供依据。

一、小儿生长发育的一般规律

在生长发育过程中,个体之间存在着许多差异,但从整个人群而言,存在共同的规律。认识这些规律,有助于儿童体格生长的正确认识和评价。

(一)连续性与阶段性

在整个儿童时期,生长发育是一个连续的过程,但连续中有阶段性。年龄越小,生长越快,生后前半年最快,后半年次之,以后逐渐变缓,青春期再次加速。

(二)头尾规律

具体表现为由上到下,即头部领先生长,躯干、四肢在后;由近及远,即由肢体近端到远端;动作发育由简单到复杂、由粗大到精细,由低级到高级的过程。

(三)各器官系统不平衡

神经系统尤其是大脑的发育在前 2 年最快,5 岁时大脑的大小和重量已和成人大脑水平接近。淋巴系统在儿童期迅速增长,到青春期达高峰,以后开始退化。生殖系统先慢后快,到青春期才迅速发育。心、肝、肾等的发育基本和体重的增长相平衡。

(四)个体差异

受遗传、性别、营养、环境等各种因素的影响,个体之间存在发育程度、速度的差异。因此,所谓正常标准也是相对的。

二、小儿体格生长发育的影响因素

影响儿童生长发育的因素很多,概括起来可以分为生物学因素和环境因素两大类。

(一)生物学因素

1.遗传

基因决定着个体的特征、生长潜力和发展趋势。不同民族、家庭的身高、性格、体形等均有明显的不同,遗传在其中起到较大的作用。

2.性别

男女性别也影响生长发育速度和限度。女孩骨骼发育较早,但平均身高和体重均低于男孩。

3.内分泌

生长激素和甲状腺素是影响儿童生长的主要激素,如果儿童脑垂体、甲状腺发生病变,则会造成身材矮小或智力异常。

(二)环境因素

1.营养

营养是儿童生长发育的物质基础,是影响儿童生长发育的最主要的后天因素。营养不良的儿童,不仅体格发育低下,而且高级神经系统功能也受影响。

2.疾病

疾病不仅使儿童食欲下降,影响儿童营养的摄入,而且疾病对机体组织、器官功能的破坏和代谢的干扰,均会对儿童的生长发育起阻碍作用。

3.母亲情况

孕期母体的营养、疾病、情绪、药物应用等均可影响胎儿的发育。

4.生存环境

居住环境、饮水条件、保健条件、社会经济状况等均可对儿童的生长发育产生直接或间接的影响。

三、儿童体格锻炼

体格锻炼是指利用自然条件和日常活动所进行的促进生长发育的一般物理

措施。

(一)体格锻炼的意义

适当的体格锻炼有利于促进生长发育、提高器官功能、增强儿童的机体抵抗力和耐力,有利于德、智、体、美全面发展,是儿童保健的重要内容。

(二)体格锻炼的原则

1.从小开始,循序渐进

按照儿童生理特点和发育规律,及早安排,由易到难、由简到繁,循序渐进、逐步提高。

2.因地制宜,持之以恒

根据条件开展多样化的锻炼项目。各种锻炼只有坚持长久才能收到较好效果。

3.充足的营养及合理的生活制度

这是保证营养消耗的补充和疲劳得到恢复的重要措施。

4.注意个体差异

儿童正处在发育之中,个体差异较大,家长和保教人员要注意观察,合理安排,在达到锻炼效果的前提出下避免不良反应。

(三)体格锻炼的内容和方法

1.日常生活中的锻炼

(1)开窗睡眠:开窗睡眠有利于呼吸新鲜空气,微弱的低气温气流有促进皮肤、黏膜血液循环的作用。生后满月开始养成开窗睡眠的习惯。最好自夏天开始,不要有穿堂风,床不要靠窗太近;天气状况不良时不宜进行。

(2)户外活动:满月后即可户外活动,每天1~2次。可根据季节和气温决定活动时间,年长儿可配合游戏进行。

2.三浴锻炼

儿童的"三浴"锻炼指的是空气浴、日光浴、水浴。这3项锻炼可增强小儿适应外界环境变化的能力,增强体质,预防疾病,促进健康。生后2周至1个月就开始,随年龄循序渐进,并持之以恒。

(1)空气浴:这是一种最简单易行的方法,主要是利用空气温度与体表皮肤温度之差作为刺激因素锻炼身体,使小儿能迅速适应外界气温变化。寒冷的空气可以使交感神经更趋活跃,促进新陈代谢,提高呼吸器官适应性和增强心脏活动。在实施空气锻炼时,应注意气温、空气湿度、气流的影响。小儿开始空气浴的年龄因季节而异。在夏季,出生后2~4周的小儿即可在户外阴凉处睡眠和活动片刻。若在冬季,生后2~3个月的小儿可开始现在室内开窗呼吸新鲜空气,待习惯后可移至户外无风处进行活动、睡眠。

空气浴夏季可在阴凉处进行;冬季先在室内进行,预先做好通风换气使室内空气新鲜。锻炼时的室温应逐渐下降,每3~4天下降1 ℃。3岁以下和体弱儿以不低于15 ℃为宜;托儿所的婴幼儿可降至14~16 ℃;3~7岁的儿童不低于12~14 ℃;学龄儿童可降至10~12 ℃。每次持续时间由开始时2~3分钟,逐渐加至2~3小时(夏季),冬季持续时间以20~25分钟为宜,若结合儿童游戏和体操则可适当延长。实施时间根据不同的季节和地区而异,但不宜经常改变,以饭后1~1.5小时进行较好,每天1~2次。空气浴时应随时注意小儿反应,尤其在体弱儿,如有口唇发青、皮肤苍白、起鸡皮疙瘩等寒冷表现,应立即停止。身体显著虚弱、急性呼吸道疾病、各种急性传染病、急慢性肾炎、化脓性炎症以及代偿不全的心瓣膜病患者应禁止锻炼。

(2)日光浴:日光中的紫外线可使皮内7-去氢胆固醇转变为维生素D,可预防维生素D缺乏症。日光中的红外线照射可使周围血管扩张,循环加快,促进心肺功能。由于紫外线不能透过玻璃窗,故应经常带小儿到户外进行活动。适当的日光照射,对儿童的生长发育具有促进作用,还可使儿童能耐受日光照射而不会感到不适和疲惫。在实施日光锻炼之前,应进行一个阶段的空气锻炼,至少5~7天。当气温在22 ℃以上,无大风时,可在户外进行日光浴。选择清洁、平坦、干燥、绿化较好、空气流通但又避开强风的地方。在树荫或凉棚下,让小儿躺在床上,头戴白帽以免头部过热,两眼带简易遮阳镜,避免日光直接照射。日光照射应尽量在裸体状态下进行。4岁以下小儿很难安卧,可穿短裤做游戏活动。先晒后背,再晒躯干两侧,最后晒胸腹部。时间以早餐后1~1.5小时最合适,不可空腹。夏天可安排在上午9时,春秋天可在上午11时以后到下午13时以前进行。可结合婴儿体操在户外进行,每次10~30分钟,每天1次,每6天可停1次;每25~30天休息1个月,休息期间进行空气浴。

日光浴不当可出现食欲减退、神经兴奋、睡眠障碍及贫血等不良反应。日光照射时,人体受到直射、散射以及反射光的共同作用,对幼儿或体弱儿较为适用的是散射或反射光,应避免日光直射作用过强。要避免冷热过度,医务人员应在一旁仔细观察小儿反应,有头昏、头痛、出汗、虚弱感等不良反应,应立即停止。日光浴前不能让孩子空腹,之后不能立即进食。

(3)水浴:利用身体表面和水的温差来锻炼身体。水的传热能力比空气强

30 多倍,刺激性较强,对体温调节起更大作用。冷水作用于身体表面后可立即引起皮肤血管的急剧收缩,血液流向内脏,引起血压上升和心脏激烈的活动,皮肤苍白同时感到寒冷。若冷水作用时间过长,皮肤颜色又变得苍白,全身发冷,出现"鸡皮疙瘩"或口唇青紫,表明寒冷作用过强。在锻炼过程中要注意不应使机体出现此种现象。

利用水锻炼的方式很多,主要有以下 4 种。①擦浴:刺激作用较温和,操作方法也较简便,健康儿及体弱儿都可选用。但对 6 个月以内的婴儿,因其皮肤过于柔嫩,易致损伤,一般不主张擦浴。②浸浴:适用于婴儿,用一较大的盆盛水,水量以婴儿半卧位时锁骨以下全浸入水中为宜。室温 20 ℃以上。水温在新生儿可为 35～37 ℃,每次浸泡不超过 5 分钟,动作要快,洗后立即用干毛巾包裹擦干。2 岁后小儿应锻炼用冷水洗脸、洗手,洗毕用毛巾擦干。③淋浴:对机体的锻炼作用较强,除水温外,还有水流的机械压力所起到的按摩作用。适用于 2～3 岁以上的小儿。一般在早饭前或午睡以后进行较好。水温开始时 35～36 ℃,每隔 2～3 天降 1 ℃,以后逐渐下降到 26～28 ℃。室温保持在 20 ℃左右。如在寒冷季节,必须进一步摩擦皮肤,使皮肤微微发红和身体发热。如果冲淋作为利用空气或日光锻炼结束后的处理,则不应摩擦,只要用毛巾擦干就可以。④游泳:可以利用天然水浴场和游泳池。浴场应选择平坦、活水、水底为沙质、水质清洁,附近无污染源的地点。成人在旁照顾,随时注意安全。如出现皮肤发红后转白,并诉寒冷者应立即停止。请注意空腹或刚进餐后,不要游泳;出汗时应先擦干身体后再下水;有寒冷感或开始寒战时应立即出水;出水后,擦干身体并进行柔软运动,使身体产生热量。

3.儿童体操

儿童体操为一种简单易行的方法。婴儿被动操适合 6 个月内的婴儿,婴儿主动操适合 6～12 个月的婴儿;幼儿体操适合幼儿;广播体操和健美操适合学龄前儿童。

四、体格评价的常用指标与测量

儿童生长发育评价就是要探讨影响体格生长的各种因素,发现主要原因并加以干预,同时也用以检验、评价卫生保健措施对生长发育的效果。完整的生长发育评价包括形态指标、功能指标、素质指标 3 个方面。而儿童体格生长的评价常用形态指标,代表性的形态指标有体重、身高(长)、头围、胸围等。

(一)体重

体重是机体各器官、组织和体液重量的总和。体重是衡量小儿营养状况,特别是近期营养状况的重要指标。正常足月新生儿平均出生体重为 3 kg(2.5～4 kg);城市男婴为(3.27±0.63)kg,女婴为(3.17±0.36)kg。出生后前半年每月增长 600～800 g;后半年每月增长 300～500 g。1 周岁时可达到出生体重的 3 倍,2 岁时约为出生体重的 4 倍。2～12 岁平均每年增长 2 kg。

小儿体重测量最好使用杠杆称,以 kg 为单位,读数精确至 50 g。测量在空腹时进行,要排空大小便,除去鞋、袜、帽子、外衣。婴儿一般取卧位,1～3 岁取坐位,3 岁以后取站位。

(二)身长(高)

身长(高)代表头部、脊柱和下肢长度的总和。身长受种族、遗传和环境的影响较明显,营养的影响在短期内不明显,但与长期营养的关系显著。新生儿出生身长平均 50 cm,1 岁达到出生时的 1.5 倍,第 2 年明显减慢,约 10 cm,以后每年递增 5～7 cm。

身长(高)测量在 3 岁以内用量床取卧位进行;3 岁以后用身高计或用皮尺钉在墙上取站位进行。以 cm 为单位,读至小数点后一位。

(三)头围

头围的大小和大脑及颅骨的发育有关。测量时站于小儿右侧,左手将软尺零点固定在头部的右侧,将软尺经枕骨隆突最高处和眉弓上缘绕头一周回到零点。以 cm 为单位,读至小数点后一位。

(四)胸围

胸围代表胸廓和肺的发育。3 岁以前测量取卧位,3 岁以后取站立位,不要取坐位。小儿两手自然下垂,测量者位于小儿的右侧,左手将软尺的零点固定于小儿胸前乳头下缘,右手拉软尺绕右侧背后经两肩胛下角下缘由左侧回至零点。软尺要紧贴皮肤,取平静呼气和吸气时的中间读数。以 cm 为单位,读至小数点后一位。

五、体格生长发育的评价方法

在经过准确测量儿童的体格生长有关指标后,就要以某种"标准"为依据对儿童的生长状况加以判断,这个过程称之为体格生长的评价。体格生长评价是儿童保健的重要内容之一,是及早发现儿童生长发育偏离的重要手段。评价"标准"目前常用的有 2 种,一种是国内于 1995 年在 9 市城区 7 岁以下男、女儿童体格发育调查资料基础上制订的体格生长标准;另一种是 WHO 推荐的《0～6 岁儿童身高、体重参考值及评价标准》。前者为国内现状标准,除年龄、身长(高)、体重外,还提供了头围、胸围和 Kaup 指数等评价标准。后者为理想标准,提供了年龄别身长(高)、年龄别体重和身高别体重 3 项指标,但缺乏头围、胸围等方面的评价指标。目前一般常用 WHO 推荐的《0～6 岁儿童身高、体重参考值及评价标准》。

体格评价根据所使用的具体方法又分为单项指标评价法、多项指标评价和生长发育图法等多种。

(一)常用单项指标评价方法

单项指标评价只对生长发育的某一方面例如身高、体重等进行评价。该方法简单实用,目前最为常用。其生长水平可用百分位数法或离差法进行分级评价。

1.百分位数法

较为常用。百分位数是指当全部正常儿童的某个观察值(如某年龄男孩或女孩的体重、身高)被从小到大排列起来,分成 100 等份后,其中第 n 个等份的数值即为第 n 百分位,记作 P_n,如 P_{20} 是指有 20％儿童的这一指标小于和等于这个数值。百分位数法的评价是将某一观察值各百分位数的不同以曲线图或表格的形式表现出来,小的百分位数值低,大的百分位数值高,并以特定的百分位数分等,常以第 3、20、50、80、97 百分位或第 10、25、50、75、90 百分位数分为 5 等。

P_3 代表第 3 百分位数值(相当于离差法的均值减 2 个标准差),表示有 3％的儿童所测观察值低于此数值,同样 P_{97}(相当于离差法的均值加 2 个标准差)代表有 97％的儿童所测观察值低于此数值。从 P_3 到 P_{97} 包括了全部样本的 95％。当孩子身高、体重低于 P_3 或高于 P_{97} 时则为发育偏离。但在实际应用中,作为初筛,常以低于 P_{10} 和高于 P_{90} 作为标准,以便及早采取干预措施,故百分位数法等级评价下等和中下等、中上等和上等的界值分别为 P_{10} 和 P_{90}。百分位数法的优点是可以制成评价表或评价图连续、动态的观察儿童的生长和营养变化趋势。并且这种方法不仅应用于正态分布的资料,也用于非正态分布的资料,应用范围更广泛,数值分布更细致更精确。

2.均值离差法

适用于正态分布资料,目前被广泛应用于儿童体格评价;既适用于个体评价也适用于群体评价。其中最常用的为等级评价法,即个体体格指标与标准均值($-x$)相离的位置远近(分散指标标准差 s 表示)划分成几个等级,用以评价儿童发育状况在正常群体中的位置。等级分布不尽相同,可分为 5 级、6 级或 3 级。

等级评价方法的优点是较直观地看出儿童发育好坏,在集体儿童中可看出不同发育水平儿童所占的比例。同时也便于和其他群体儿童之间进行比较。

(二)常用多项指标评价法

多项指标评价是将身高、体重、年龄等因素综合考虑后进行评价,如相关回归法、指数评价法、相关评价法、身高发育与体型结合评价等。

1.指数法

即利用人体各部分的比例关系借助数学公式编成指数,用以评价发育水平的方法。较常用的有以下 2 种。

(1)Kaup 指数:即体重(kg)/身高(cm)$^2\times10^4$,可反映人体营养状况和骨骼肌肉的充实程度,尤其适用于婴幼儿。正常值为 13.5～18,18～20 为营养优良,12～13.5 为偏瘦,低于 12 为营养不良。Kaup 指数不仅较敏感地反映体型的胖瘦程度,而且受身高影响较小。

(2)Rohrer 指数:即体重(kg)/身高(cm)$^3\times10^7$,反映单位体积(1 cm^3)的充实程度。表示肌肉、骨骼、内脏及组织的发育状态,可作为充实程度或营养指数。尤其适应于年长儿。正常值为 120～130。均值曲线呈 V 字形,7 岁后随年龄增长而减少,女孩 11 岁男孩 12 岁达最低,以后随年龄增长而增大。该指数在反映体型胖瘦上较敏感。缺点是易受身材高矮干扰,且计算起来较麻烦。

其他尚有身高体重指数、身高胸围指数、身高坐高指数等。需要指出的是,由于指数法的理论基础过于机械,把人体看作固定不变的比例关系,而且计算起来也不方便,在实际工作中极少应用。

2.涉及多项指标的评价方法还有相关评价法

用相关系数和回归线评价个体发育的方法不仅能说明发育水平,而且能将两项指标结合起来对个体儿童进行比较。此外,还有身高发育与体形结合评价等。由于多项指标的评价方法都较烦琐,一般少用,在此不做详细介绍。

(三)生长发育图评价法

根据不同性别各个年龄组儿童的某项体格生长指标(例如体重、身高)的百分位数值(离差法的均值和标准差也可以)标在坐标纸上,分别连成参考曲线,绘制成生长发育曲线图,作为评价标准用于生长发育评价。曲线图评价法的优点是方法简单,直观,便于连续追踪、动态观察儿童的生长发育情况。

第二节 儿 童 营 养

儿童营养主要从食物中摄取,合理的营养是维持儿童健康成长的物质基础。儿童正处于生长发育时期,对营养素的需求较大;另一方面,儿童消化系统功能尚不完善,如果喂养不当,容易发生消化紊乱或营养失常。因此,实施合理喂养是保证儿童正常发育、增强体质的重要途径。

一、儿童营养需要

儿童营养需要包括能量和营养素 2 个方面。

(一)能量需要

1.能量的来源

儿童的能量主要来源于食物。食物中的糖、脂肪、蛋白质经过氧化分解产生能量。

2.能量需要量

儿童能量需要由基础代谢、生长发育需要、食物消化吸收、各种活动和排泄消耗等 5 个方面构成。基础代谢是维持生命活动最低能量需要,包括体温、肌张力的维持和各系统、器官、组织生理活动的需要。生长发育的需要因年龄而不同,1 岁以内生长发育最快,所需能量也最多,以后逐渐减低,到青春期又增多。活动需要因人因年龄段而不同,随年龄增大,活动所需能量也逐步增加。食物消化吸收和排泄所需能量比较固定,两者约各占总能量消耗的 10%。

(二)营养素的需要

人体必需的营养素有 6 类,即蛋白质、脂肪、糖、维生素、矿物质和水。

1.蛋白质

蛋白质是构成人体细胞、组织的基本成分,儿童时期不但要补充蛋白质的消耗,还要满足生长发育的需要;酶类、激素、抗体、运转蛋白等体内活性物质都是蛋白质;另外,蛋白质中的氨基酸还具有氧化产能的作用。蛋白质的供给量因年龄和所用食物不同而不同。蛋白质的基本组成单位是氨基酸,共有 20 种。其中 8 种为体内不能合成的必需氨基酸,它们是赖氨酸、色氨酸、亮氨酸、异亮氨酸、蛋氨酸、苯丙氨酸、苏氨酸、和缬氨酸。在儿童,由于处于不断生长的状态,故比成年人多一种必需氨基酸即组氨酸。各种来源的蛋白质的营养价值不同,取决于必需氨基酸的多少和氨基酸的组成比例。食物蛋白质所含必需氨基酸数量多、组成比例符合人体要求的营养价值高,称之为优质蛋白质。乳类、鱼肌蛋白、肉类蛋白、蛋类蛋白等动物蛋白类蛋白质都是优质蛋白。而植物来源的蛋白质的氨基酸组成和人体差异较大,营养价值较动物蛋白低。应尽量供给儿童优质蛋白质,一般儿童食物中动物类蛋白质不应少于供给量的一半。

2.脂肪

人体脂肪主要由食物中提供,部分由体内糖类或蛋白质转化而来,是热能的主要来源之一,一般占每天总能量的25%～30%。脂肪包括中性脂肪和类脂质两类。中性脂肪由甘油和脂肪酸组成。脂肪酸有饱和和不饱和两种,不饱和脂肪酸必需从食物中获得,称必需脂肪酸,主要的有亚油酸、亚麻二烯酸、亚麻三烯酸等。儿童每公斤体重每天约需4g脂肪。一般说植物油所含不饱和脂肪酸较多,优于动物脂肪酸。儿童食物缺乏脂肪时,会出现食欲不振、体重不增、皮肤干燥、易于感染等。若饮食中脂肪过多,可引起消化不良,部分儿童引起肥胖和动脉粥样硬化。

3.糖类

糖是人体能量的直接来源,人体能量的60%以上由糖类供应。淀粉等多糖经消化分解为葡萄糖、果糖等单糖被吸收利用。由于糖来源广泛,氨基酸、甘油等均可转化为葡萄糖,因此国内外均未制订糖类的推荐摄入量。糖类提供的能量占机体总能量的55%～60%。多糖类中的纤维素不能被人体分解供能,但纤维素能刺激消化液的分泌和促进肠蠕动。

4.维生素

为人体正常生理活动所必需,大多体内不能合成,必须由食物中获取。维生素分为脂溶性维生素(维生素A、维生素D、维生素E、维生素K)和水溶性维生素(维生素B、维生素C)。与小儿营养关系比较密切的有脂溶性维生素A、维生素D、维生素E和维生素K等以及水溶性维生素B_1、维生素B_2、维生素B_6、维生素B_{12}、维生素C和叶酸等。虽然机体对维生素的需要量很少,但缺乏时对儿童健康的影响较大。

5.矿物质

矿物质是人体主要的组成物质之一。宏量元素有碳、氢、氧、氮、钙、磷、钾、钠、氯、镁、硫等;微量元素有铁、锌、铜、锰、铬、硒、氟等。儿童容易缺乏的矿物质是钙、铁、锌、铜等。婴幼儿时期需要量大,除食物外,可在一定年龄段考虑用另外补充的方法保证供给。可按每天 1 g 钙,每公斤体重 1 mg 铁的标准供给。

6.水

水是体液的基本成分,体内各种代谢离不开水的参与。当人体失去 20％的水分时便有死亡的危险。儿童体内含水量高、新陈代谢快,所以儿童需水量也较成人为高,婴幼儿每天每千克(公斤)体重需水量 100～150 mL,随年龄的增加,需水量逐渐减少;4～6 岁每天每千克(公斤)80 mL,7～12 岁每天每千克(公斤)60～70 mL。小儿如每天每千克(公斤)体重摄水量低于 60 mL,可发生明显的脱水症状,因此,要注意儿童水的补充。

二、婴儿喂养

婴儿的喂养主要依赖乳类。

(一)母乳喂养

1.母乳喂养的优点

母乳是婴儿最理想的天然营养品。母乳具有营养丰富、钙磷比例合适、易于消化、含有免疫物质和温度适宜等优点。而且母乳喂养有利于母子情感交流,因此,要大力提倡母乳喂养。

2.母乳喂养的方法

母子要早接触,以增加感情,刺激乳汁的分泌,也有利于母亲子宫的恢复。生后 2～4 小时内开始哺乳。开始母亲十分疲劳,可侧卧位哺乳,以后逐步改为坐位哺乳。小儿要在母亲的怀中,头枕母亲的胳膊,母亲的另一只手托着乳房放入小儿的口中。母亲拇指和中指轻轻夹扶住乳房前部,防止乳房堵住小儿鼻子影响呼吸或乳流太快引起呛咳。开始乳量有限,母亲一定要有耐心,坚持让小儿吸吮刺激,逐步增加乳汁的分泌,也有利于小儿早期获得吸吮的经验。要让小儿吃空一侧乳房的乳汁再吃另一侧,这样有利于增加下一次喂奶时乳汁的分泌。初乳外观有些发黄,但含有大量抗体,一定不要丢弃。母亲的乳量、小儿的食欲和吸吮能力有一定个体差异。大多小儿吃奶时间为 5～10 分钟,也有需要 20～30 分钟者。哺乳的次数以小儿的需要为准,开始 2 个小时左右 1 次,以后逐渐延长到 3 个小时左右。每天大致哺乳 6～10 次,晚上可适当休息,但小儿睡眠超过3 小时,应叫醒哺乳。婴儿吸吮乳汁时往往同时吞进少量空气,因此每次喂奶后要将小儿抱起靠在母亲肩上,轻拍婴儿背部,使婴儿溢出胃内空气,以避免吐奶。

3.辅食添加

从 1 个月开始每天添加维生素 D 400～500 U。从 4 个月开始可添加菜汤、果汁、稀粥和蛋黄等辅食。从6～7个月可添加菜泥、米粉、炖鸡蛋、肉末、肝末、豆腐、水果泥等。从9～10个月可添加碎菜、面条、烤面包、馒头干、猪肝、鱼、煮鸡蛋、香蕉等。从12个月可开始食用较粗的食物如米饭、鸡蛋、馒头、蔬菜、碎肉、肝、豆制品等。添加辅食时要由少到多,由稀到稠,由单一种到多样,逐步添加。

4.断奶

儿童在1岁到1岁半时可考虑断奶,断奶最好在春秋季节进行,避开夏季和冬季。不要突然断奶,要循序渐进,逐步减少哺乳次数,逐步增加辅食的添加量。断奶时要注意训练小儿用匙子、小碗进食。断奶后有的小儿不愿吃饭,要注意烹调的质量并注意增加食物的花样,家长可向小儿讲与进食有关的故事引导小儿进食。不要让小儿吃零食代替正常饮食,以免养成吃零食的习惯。更不要强迫小儿进食。

(二)人工喂养

6个月以内婴儿,由于各种原因母亲不能亲自进行哺乳时,应用其他动物乳等代乳品喂养婴儿,称之为人工喂养。因为各种代乳品的营养价值不如母乳,故应尽量不用人工喂养。

1.鲜牛乳

鲜牛乳因蛋白质含量高且多为酪蛋白不适合新生儿和体弱儿。喂食时应加水、加糖(一般每100 mL牛乳加蔗糖5～8 g)和煮沸。婴儿每天牛乳供给量为100 mL/kg,另外加水50 mL/kg。

2.全脂奶粉

全脂奶粉与水的比例按容量计为1∶4,按重量计为1∶8即成全牛乳。食用时要像鲜牛乳一样加糖、加水稀释。

3.配方奶粉

在牛乳基础上调整蛋白的比例和钙磷比例,在某些成分方面接近人乳成分。配制方法同全脂奶粉。

人工喂养要注意用具的消毒,尽量现配现喂以保持乳品的温度,由于个体差异明显以上所述喂养量仅供参考。人工喂养儿和母乳喂养儿一样,要适时添加辅助食品,满足营养需要。

(三)混合喂养

即母乳和牛乳或其他代乳品混合一起共同喂养。一般要尽量先哺用母乳,代乳品为母乳不足的补充。

三、1 岁以后儿童的膳食

1 周岁的儿童大多已具备 6～8 颗牙齿,具有一定的咀嚼能力,消化酶的活力也较强。此时奶类已不是儿童的主要食物,多数在 1 岁以后逐渐断奶。儿童食物由流质、半流质饮食逐渐过渡到软食。食物的品种也开始变得丰富多样,多数小儿已能适应一日三餐加点心的膳食安排。在安排儿童食品时要注意保证儿童能量和基本营养素的供应。开始食品要细软,避免过于油腻和刺激性大的食物。烹调要切碎煮烂,注意色、香、味、形,不断变换花样。平时要注意培养儿童良好的进食习惯,包括按时进餐,专心就餐,让孩子自己就餐,注意卫生,适当控制零食等。

四、膳食调查

儿童膳食调查是对儿童每天摄入食物的种类和数量进行计算,了解各种营养素的摄入数量,并根据国家颁布标准分析儿童膳食平衡情况的过程。具体调查方法如下。

(一)称重法

称量调查对象 1 天各餐食物的重量,依据食物的生熟比例计算其实际摄入量,然后根据国家制定的《食物成分表》计算该天各种食物中各种营养素的含量,最终计算出调查对象 1 天的营养素实际摄入量。称重法比较准确,但比较烦琐复杂,多在科研时才用。可用于托幼机构的膳食调查,也可用于个人膳食调查。

(二)记帐法

记帐法是托幼机构膳食调查的一种方法。要记录每天食物的结存、购进、用料、食品投放量、用餐人数等,然后计算出实际食物消耗量。营养素的计算方法同称重法。记帐法调查时间长,需要膳食管理人员的密切配合,准确性也较差。

(三)询问法

通过询问调查对象的方式了解其膳食情况,进而分析其营养素供给情况。询问法方法简单,但不够准确,常用于散居儿童的膳食调查。

五、常见儿童体格生长偏离的防治

(一)低体重

低体重是儿童体重比同年龄组人群平均体重低 2 个标准差以上或低于

第 3 个百分位。

1.病因

(1)营养因素:引起低体重的常见而主要的原因。为蛋白质和能量的近期或长期缺乏所造成,如喂养不当、添加辅食不及时、断奶食品不适当等。

(2)体质因素:有一部分儿童因遗传上特点显得消瘦,但找不到明显的疾病和其他原因。

(3)精神因素:长时间精神紧张,学习负担过重影响食欲。青春期女孩可由于生理、心理上的变化导致神经性厌食。

(4)疾病影响:结核病、糖尿病、慢性肝炎、慢性肠炎、肠寄生虫病、反复呼吸道感染等引起食欲下降、吸收减少和消耗增加。

2.干预措施

定期查体,应用儿童生长曲线图进行生长发育监测,及时发现体重偏离,及早查明原因针对原因进行治疗。除治疗原发病外,均要加强营养,合理喂养,创造一个良好的生长环境,使患者尽早恢复正常。

(二)身材矮小

儿童生长过程中受各种因素的影响使生长速度减慢,身高比同年龄组人群的平均值低 2 个标准差或在第 3 个百分位以下者,称为身材矮小,也称发育迟缓。

1.病因

(1)遗传因素:表现为家族性或种族性,与父母的矮小身材有关。除身材矮小外,无其他方面的异常。

(2)体质性生长延缓或青春期发育延迟:男孩多见,有家族性。占矮小人群的 1/3 左右。这种儿童的骨骼生长和体格发育比正常的儿童延缓 2~4 年,到青春期后发育加快,身高、性征可达到正常水平。

(3)低出生体重:胎儿宫内发育迟缓出生时身高、体重均低于正常。部分生后可发育正常;但仍有一部分小儿始终处于低水平状态,到成人时也达不到正常。

(4)情感剥夺性身材矮小:由于家庭关系恶劣或父母离异,长期缺乏母爱等因素导致下丘脑分泌生长激素减少,生长缓慢,可同时伴有情绪、精神异常。

(5)内分泌系统疾病:主要见于甲状腺、脑垂体、卵巢、肾上腺皮质功能减退症等疾病。除身材矮小外,尚有神经、代谢、性征等方面的其他改变。

(6)遗传性疾病:常见的有软骨发育不全症、先天性成骨不全、抗维生素 D 性佝偻病、黏多糖病、21-三体综合征、先天性卵巢发育不全等。

（7）其他全身性慢性疾病：长期慢性感染、腹泻、寄生虫病、先天性心脏病等均可影响儿童生长发育。

2.干预措施

按照儿童保健系统管理要求，定期健康查体，发现异常后及时查找原因。对于遗传原因和体质性发育延迟者注意营养供应，但生长激素治疗无效，滥用生长激素反会使骨骺加速融合而影响身体的生长。对于低出生体重和感情剥夺性矮小者，要加强孕期和儿童时期的系统保健，在保健医师的指导和监测下，在营养、心理、运动和锻炼等各个方面进行早期干预，一般可收到较明显的效果。继发于全身疾病的要积极治疗全身性疾病。对于遗传性疾病，目前尚无有效的治疗办法。唯一的方法是预防，例如先天性甲状腺功能低下可在新生儿期通过实验的方法筛查出来，通过人工补充甲状腺素使儿童免于发育异常。

（三）单纯性肥胖症

肥胖是由于体内能量摄入大于消耗，使体内脂肪积聚过多所致的病理状态。仅有肥胖并不伴有内分泌代谢疾病者为单纯性肥胖。小儿肥胖的95％以上为单纯性肥胖。判断肥胖的简便方法是体重超出按身高计算的标准体重20％即认为是肥胖。由于儿童时期的肥胖与日后成人时期的肥胖症、高血压、冠心病、糖尿病有一定的关系，因此要注意防治。

1.病因

（1）进食过多：食欲旺盛，多吃零食，进食大量糖类和肥腻食品。

（2）活动偏少：活动少则能量消耗少，积聚而成皮下脂肪，肥胖后更加不愿活动，形成恶性循环。

（3）遗传因素：父母肥胖者70％以上子女有肥胖；父母一方肥胖者子女40％的有肥胖。父母无肥胖者，子女发生肥胖的仅占10％。

（4）心理因素：儿童心理异常如胆小、退缩、依赖、孤独等使儿童活动减少有时会导致肥胖；肥胖的儿童由于体形改变和活动时易于出汗、疲劳等因素，反过来易于出现交往障碍、退缩和情绪异常。

2.干预措施

（1）预防：单纯性肥胖的预防要从婴儿时期开始。定期到保健机构进行查体和生长发育监测，接受儿童保健医师的指导。提倡母乳喂养，4个月内不添加辅食；6～8个月已发生肥胖者应适当限制奶量。学前和学龄儿童要养成良好的饮食习惯，不吃或少吃零食，不偏食糖、脂肪等高能量食品。要积极参加各种活动和体育锻炼,并建立起良好的人际关系,防止心理异常的发生。

(2)治疗:主要是调整饮食和适当增加活动量。饮食调整时要注意:①既要减肥又要照顾到生长发育和基本营养的需要。减少总的能量供应,但要保证蛋白质和维生素的供应。②循序渐进,开始可仅仅控制体重不增加为度,然后再考虑使体重下降,不宜骤减。③改变饮食习惯和心理指导相结合,行为治疗和心理指导并用。解除儿童心理负担和顾虑,积极参加各种社会活动和体育活动,纠正退缩、怕羞和孤僻等不良心理行为。

增加运动和体格锻炼是控制肥胖的另一个方面。儿童应在儿童保健医师的指导下,开列运动处方,按照要求长期坚持运动锻炼。运动力求多样化,过于剧烈的活动既不利于长期坚持,也会使食欲骤增,应予避免。

第三节 儿童四病预防

一、维生素 D 缺乏性佝偻病

维生素 D 缺乏性佝偻病(简称佝偻病)主要见于 3 岁以下婴幼儿,是一种小儿常见的慢性营养缺乏病。因体内维生素 D 不足引起钙、磷代谢失调和骨骼改变,影响神经、肌肉、造血、免疫等组织器官的功能,且发病缓慢,易被忽视。一旦出现症状,机体抵抗力降低,容易并发肺炎、腹泻等疾病,严重影响了小儿的正常生长发育。

(一)病因

1.维生素 D 摄入不足

维生素 D 缺乏是本病的主要原因。维生素 D 外源性来源主要靠摄入含有维生素 D 的食物。但婴儿的膳食一般含维生素 D 很少。每升牛奶含 40 U,人奶每升含 60 U。谷类、蔬菜和水果中含量极少。蛋黄平均含量为每 100 g 含 250 U。婴儿每天需要量为 400～800 U。因此,常需药物补充。

2.紫外线照射不足

内源性维生素 D 由日光中的紫外线照射皮肤,使皮内的 7-脱氢胆固醇转化为胆骨化醇,即维生素 D_3。一般情况下,经常室外活动接受紫外线,可获得足够的维生素 D_3。但日光中的紫外线易被衣服、普通玻璃及尘埃烟雾所遮挡或吸收。并且北方地区日照时间短,小儿户外活动少,紫外线照射明显不足,佝偻病发病较多。

3.其他因素

生长过速,所需维生素 D 也多。因此生长快的小儿易发生佝偻病。早产儿体内钙、磷储备不足,生后又生长较快,如不及时补充维生素 D,极易发生佝偻病。食物中钙磷含量不足或比例不适宜,均易患病。人乳中钙磷比例适宜,易于吸收,而牛奶中含钙磷虽多,但磷过高,吸收差。故牛奶喂养儿的佝偻病发病率比人乳喂养儿高。谷类食物中的植酸可与钙磷结合而不易被吸收。

此外,呼吸道感染、胃肠道疾病及肝、胰、肾疾患均可影响维生素 D 及钙磷代谢而致佝偻病发生。

(二)预防

1.综合预防措施

(1)系统管理:对孕妇、新生儿及婴幼儿开展系统保健管理。

(2)科学喂养:提倡母乳喂养,合理添加辅食。

(3)利用日光:指导家长带小儿到户外活动,多晒太阳。

(4)加强护理:指导家长进行生活及卫生护理,定期预防接种,预防上呼吸道感染、腹泻、贫血等疾病。

2.药物预防

(1)胎儿期:对孕妇缺少日光照射者、食欲低下者或妊娠后期在冬季者,应补充维生素 D 和钙剂。于妊娠 7 个月时每天补充维生素 D$(4\sim8)\times10^6$ U 口服,或只给 1 次$(1.5\sim2)\times10^6$ U,同时服用钙剂。

(2)婴儿期:冬季出生或早产儿生后 2 周即可应用维生素 D 预防。可每天口服维生素 D $(4\sim8)\times10^6$ U,至周岁;或每季 1 次口服维生素 D $(1.5\sim2)\times10^6$ U,至周岁。不能口服时可肌注。在夏秋季接受日光充分时可暂停服用。

(3)幼儿期:1 岁后采取"夏秋季晒太阳,冬季服用维生素 D"的方法。冬季可给维生素 D 每次$(1.5\sim2)\times10^6$ U。

二、营养性缺铁性贫血

营养性缺铁性贫血是由于食物中铁摄入不足、铁储存缺乏,造成机体缺铁,导致血红蛋白合成减少而引起贫血,具有小细胞低色素特点。以 6 个月至 3 岁的婴幼儿多见,严重影响小儿健康。

（一）病因

1.体内储铁不足

胎儿自母体（主要在妊娠最后 3 个月）获得铁储存于体内，以备出生后应用。早产儿、低出生体重儿、双胎儿储铁相对不足，胎儿在宫内失血，如向母体输血或向另一胎儿输血，都可减少储铁量，出生后易发生缺铁性贫血。

2.食物中摄入铁不足

食物中摄入铁不足是发生缺铁与缺铁性贫血最主要的原因。

3.生长发育因素

小儿生长发育迅速，需铁量相对比成人要多。

4.疾病引起铁消耗或丢失过多

如对牛乳过敏造成少量长期肠出血，或钩虫病及其他疾病造成慢性失血或腹泻等影响消化吸收，增加消耗，引起贫血。

（二）预防

1.胎儿期预防措施

鼓励孕妇多食富含铁的食物，每餐应有鱼、肉、肝、血等动物性食物，饭后可多吃水果或加服维生素 C 100～200 mg 以促进铁吸收。

2.婴儿期合理喂养

大力提倡母乳喂养。足月儿最迟从 4 个月后补铁，每天 1 mg/kg，早产儿或低体重儿最迟从 2 个月后补铁，每天 2 mg/kg。4 个月后可于哺乳后加橘子汁或维生素 C 50～100 mg 以促进铁吸收。人工喂养小儿尽量采用铁强化乳剂，牛奶应加热，以免过敏引起肠道隐性出血。5～6 个月后添加铁强化谷物或给予去纤维菜泥、蛋黄、鱼泥等。7～8 个月开始喂肝泥、肉末，给予丰富的血红素铁，肉类又可促进铁盐吸收。

婴儿时期每天供给的铁总量（包括食物中含有的强化铁、铁剂）不应超过 15 mg。家中储存的铁剂或铁强化食品不宜超过 1 个月量，以防变质和发生意外中毒。

3.幼儿及年长儿的膳食安排

尽量多采用铁含量多，吸收率高的食物，如鱼、瘦肉、肝含铁量多质优，吸收率高，又可提供优质蛋白质。鸡、鸭、猪血也是很好的铁来源。深色绿叶或黄红色蔬菜如菠菜、油菜含铁量高，香菇、木耳等都应尽量食用。新鲜蔬菜水果含有丰富的维生素 C，宜与肉类同食，水果最好在饭后食用，可对摄入食物起促进铁吸收的作用。

三、急性呼吸道感染

急性呼吸道感染儿童常见病,其中肺炎是我国 5 岁以下儿童死亡的重要原因之一。加强急性呼吸道感染的防治,具有重要的现实意义。

(一)影响因素与病因

1.影响因素

儿童体质不良、呼吸道局部发育不良和免疫功能水平是影响呼吸道感染的基本因素。营养不良、贫血、维生素 D 缺乏症、早产、低出生体重、先天性心脏病、缺乏锻炼等因素均可影响儿童的体质和免疫功能而易于发生呼吸道感染。

2.病因

我国儿童上呼吸道感染的病原体 90% 以上是病毒,常见的有呼吸道合胞病毒、腺病毒、EB 病毒、埃可病毒、鼻病毒等,少数由细菌引起。肺炎等下呼吸道感染病原体多为细菌,常见的有肺炎链球菌、流感嗜血杆菌、链球菌、葡萄球菌等,也可见于其他病原体如腺病毒、流感病毒、呼吸道合胞病毒、肺炎支原体等。

(二)预防

注意营养,提倡母乳喂养,及时添加辅食;保持室内空气新鲜,避免和呼吸道感染患者接触,积极治疗佝偻病、贫血、营养不良等疾病;做好计划免疫,加强体育活动,坚持三浴锻炼等。反复呼吸道感染者,可考虑使用免疫调节剂如转移因子、干扰素等;也可应用多价肺炎链球菌多糖菌苗。

四、小儿腹泻

小儿腹泻是 5 岁以下儿童的常见病,可引起营养不良和水、电解质紊乱,严重者可危及生命。

(一)病因

1.机体因素

小儿消化功能不成熟,胃酸杀菌能力差,消化酶分泌少,消化能力差等易于引起消化功能紊乱和细菌、病毒感染。

2.感染因素

引起腹泻的病原体常见的有大肠埃希菌、痢疾志贺菌、空肠弯曲菌、轮状病毒、埃可病毒、真菌、寄生虫等。

3.非感染因素

喂养不当,喂食量忽多忽少,喂食大量油腻、生冷或其他难消化的食物;突然改变食物的种类;食物过敏等。

(二)预防

(1)注意合理喂养,4~6个月完全母乳喂养,适时添加辅食,防止暴饮暴食。人工喂养者要注意奶瓶等用具的消毒。

(2)加强环境卫生和饮水卫生,饭前便后洗手,避免病从口入。

(3)加强体格锻炼和营养,防治常见病,增强抗病能力。

第四节　儿童常见意外伤害的预防

儿童意外伤害已成为当今发达和发展中国家威胁儿童健康及生命的主要问题,是儿童青少年的第一位死因,也是导致严重疾患和残疾的主要因素之一。儿童意外伤害问题越来越为世人所关注,已被国际学术界确认为21世纪儿童重要的健康问题。儿童意外伤害也可称为儿童意外事故,意外伤害是指突然发生的各种事件对人体所造成的损伤,包括各种物理、化学和生物因素。20世纪40年代,一些学者曾错误地认为,意外伤害是意料不到的事件,是不可预测的,也是不可避免的,不属于疾病的范畴,因而是无法控制的。然而,随着医学的发展,目前认为,意外伤害虽然是一种突然发生的事件,但它也是一种疾病,既有其外部原因,同样也存在着内在的发展规律,通过采取适当的措施,可以有效地预防和控制。国际疾病分类(ICD-9)已将其单独列为一类。

儿童意外伤害的预防是社区卫生服务一项重要内容。意外伤害的三级预防(预防发生、院前急救和医院治疗、社区康复)大部分工作落在社区。社区医师既是意外伤害预防宣传教育和安全促进者,往往也是意外伤害发生的院前急救处理者和社区康复实施者。充分利用社区卫生服务基地,发挥社区医师和三级医疗保健体系作用,是意外伤害预防的有效途径。

一、溺水的预防

溺水是儿童在游泳或失足落水时发生的意外伤害。它在儿童意外伤害死亡构成比中占40%左右,是儿童意外死亡的主要原因之一。

（一）主要原因

1.儿童对游泳潜在的危险性认识不足

儿童溺水最常见原因是私自游泳、误入深水区，特别是刚学会游泳不久的儿童危险性更大。

2.儿童对环境中危险因素识别能力差

儿童溺水原因中70%以上是儿童在岸边玩耍或行走所致。

3.家长失监护

低龄儿童在家庭浴缸、水桶、养鱼池、市区喷泉等处溺水，常与家长监护松懈有关。

（二）社区预防措施

（1）加强儿童安全教育：如在学校开设游泳安全教育课，提高儿童对游泳潜在危险的认识，劝告儿童不在岸边玩耍等。

（2）开展家长安全教育：可利用社区宣传媒介，对家长进行有关防止儿童溺水的安全教育，提高家长对儿童监护责任心。

（3）采取将儿童与室内及周围环境中危险水源隔离措施。

（4）开展心肺复苏培训：据测算，每发生一例溺水死亡，便有4例溺水需住院治疗，并有15例需要急救。因此利用家长学校、职业安全培训等形式，进行心肺复苏培训，可有效地降低溺水死亡率。

二、意外窒息的预防

儿童意外窒息多由异物吸进气管，气管被压迫以及口鼻被蒙所致。意外窒息在低龄儿童中高发，是儿童意外死亡的主要原因之一。

（一）主要原因

（1）睡眠环境不良、婴幼儿口鼻被厚被或母亲乳头阻塞。

（2）成年人抱着婴儿外出，包裹过紧误将婴儿窒息。

（3）婴儿躺着吃奶，哭闹时将乳汁吸入气管，或溢奶呛入气管。

（4）儿童进食葡萄、糖果等小球状食物或玩耍小玻璃球、分币、纽扣等杂物时将其吸入气管等导致窒息发生。

（二）社区预防措施

（1）开展家长安全教育：可利用社区宣传媒介，对家长进行有关防止儿童窒息的安全教育，提高家长对儿童监护责任心。

（2）教育家长，将儿童食物切碎，鼓励儿童充分咀嚼；避免儿童食用易吸入气管的食品。

（3）教育儿童，进食时避免说话、逗笑或奔跑。

（4）严格家庭纽扣等小零碎杂物保管，杜绝儿童接触等。

三、车祸的预防

车祸是车辆在街道、公路上行驶过程中，发生碰撞、碾压、翻覆、落水、失火或驶出路外而造成人畜伤亡及车物损坏的事故。车祸是最常见意外伤害之一。

（一）主要原因

1.驾驶员因素

驾驶员的业务素质、心理素质和技术素质不良、行为不当和经验不足以及酒后驾驶，是多数车祸发生的主要原因。

2.乘客和行人因素

乘客和行人因素在车祸发生中也占一定的比例，如乘客与驾驶员交谈、儿童在马路边玩耍、随意横穿马路等，都易招致或加重交通意外。

3.道路因素

常见的道路因素有：行车车道设计不合理、交通拥挤、道路质量差、路面有杂乱障碍物，交通标志不清楚等。

4.车辆因素

如车况不佳、刹车不灵等。

5.气候因素

如大雾影响能见度、雨后雪后路滑等。

6.管理因素

如对驾驶员考核不严，交通管理松懈等。

（二）社区预防措施

社区预防措施主要是针对人的因素，开展安全宣传教育和心理咨询以及入院前的紧急救治等。

1.开展心理咨询

对驾驶职业人群开展心理咨询服务，及时发现心理问题并予以治疗，对存在严重心理问题者，劝其暂不驾车。

2.杜绝酒后驾车

有研究显示，血中乙醇体积分数每上升 0.02%，发生致命性撞车事故危险性即增加一倍,血中乙醇体积分数达 2.5% 的驾驶员,发生交通事故的危险性是非饮酒者的 300～600 倍。

3.避免非健康状态驾车

患有神经系统疾病或视、听觉等存在障碍者,以及服用某些可能影响驾车安全药物的人,不能驾车。

4.加强安全教育

主要是针对社区群众教育,包括:①对儿童的父母进行关于安全知识教育,在特殊人群及环境的情况下,要开展控制汽车使用的教育;②对儿童进行红绿灯的知识教育;③开展严禁酒后开车的社会活动,动员群众监督、举报。

5.做好院前现场急救

社区医生快速反应,正确处理交通事故的出血、休克、骨折等严重病情,正确搬送伤员,可降低伤残和死亡的危险。

四、意外中毒的预防

意外中毒是儿童意外死亡的前 4 位主要死因之一。儿童意外中毒多为误食有毒物品(如药物、农药、洗涤剂等)所致,其次为一氧化碳中毒和食物中毒,是严重影响儿童身心健康发展的重要原因之一,必须采取预防措施。

(一)主要原因

1.误食或过量吃药

儿童缺乏辨别能力,充满好奇心,如果家庭药物、毒鼠药、洗涤剂等存放不当,很容易发生儿童误食。儿童常常因误食或过量吃药,导致药物中毒。如儿童误食磷化锌、氯化钡、安妥等毒鼠药而中毒。有的则因过量服用浓缩鱼肝油而导致维生素 A 中毒等。

2.农药中毒

儿童使用盛农药的器皿或袋子装食物进食而导致中毒,或直接接触农药,或食用喷洒过农药的蔬菜而中毒。

3.有毒植物中毒

苦杏仁、苦桃仁、枇杷仁等果仁中含有氰,大量食用可造成中毒;木薯如未彻底去除有毒成分,食后则会引起中毒;大量进食炒白果,玩耍时摘生蓖麻子及草木野生植物(如苍耳的幼苗和苍耳籽等),误食都能引起中毒;食用了毒蕈;玩耍有毒花草,也会导致中毒。

4.食物中毒

进食腌制过久或腐败变质的蔬菜,如大白菜、萝卜等能引起亚硝酸盐中毒;

炎热盛夏吃了变质的饭菜易引起细菌性中毒；吃超期变质或不符合卫生要求的罐头、食品也易引起毒素性食物中毒。

5.有毒气体中毒

在农村地区，冬季有相当部分家庭用煤取暖而造成煤气中毒；此外，化工厂的毒气，如氯气泄漏导致儿童中毒也时有报道。

(二)社区预防措施

(1)正确储存家庭毒物或潜在毒物，此举目的在于防止儿童误食。正确的储存方法是毒物和潜在毒物应有明确的标签，放置在柜橱中并加锁，其位置应是儿童不能拿到的地方。

(2)改进药品、日用品包装和瓶盖，使儿童无法自行打开。美国1970年颁布了毒物预防包装法，成功地减少了儿童意外中毒和死亡发生。

(3)家庭备有必要的催吐剂。社区医师应向婴幼儿家长提供使用家庭催吐剂(如吐根糖浆)的咨询，督促每户备有1瓶吐根糖浆，并放在家中迅速可拿到的地方。

(4)定期对煤气设备维护、检修，冬季取暖应确保通风。

(5)加强中毒预防宣传教育：通过社区宣传媒体，向社区居民宣传防止各种生活源性意外中毒的防范知识，并将中毒急救中心或医疗急救中心电话号码告诉社区民，并建议各家庭将其放在电话机旁，以便紧急时使用。

参考文献

［1］李斌.儿科疾病临床诊疗实践［M］.开封：河南大学出版社，2020.

［2］季坚卫.当代儿科诊疗研究［M］.南昌：江西科学技术出版社，2018.

［3］孙荣荣.临床儿科诊疗进展［M］.青岛：中国海洋大学出版社，2019.

［4］董善武.现代儿科诊疗实践［M］.北京：科学技术文献出版社，2018.

［5］李倩.临床儿科常见病诊疗精要［M］.北京：中国纺织出版社，2020.

［6］贾海霞.儿科疾病诊疗［M］.昆明：云南科技出版社，2018.

［7］宫化芬.现代儿科诊疗实践［M］.长春：吉林科学技术出版社，2019.

［8］郝菊美.现代儿科疾病诊疗［M］.沈阳：沈阳出版社，2020.

［9］陈慧.现代儿科疾病预防与诊治［M］.北京：科学技术文献出版社，2018.

［10］郭润国.现代儿科疾病治疗进展［M］.哈尔滨：黑龙江科学技术出版社，2020.

［11］孙瑞君，鲍春，汪世平，等.儿科疾病诊疗新技术与临床实践［M］.北京：科学技术文献出版社，2019.

［12］王艳霞.儿科疾病诊断要点［M］.长春：吉林科学技术出版社，2020.

［13］蒋艳.现代临床妇产与儿科疾病诊疗［M］.青岛：中国海洋大学出版社，2019.

［14］宫晶.儿科治疗实践［M］.北京：中国人口出版社，2019.

［15］杨柳.实用儿科规范化治疗［M］.北京：科学技术文献出版社，2018.

［16］于吉聪.临床儿科诊疗进展［M］.哈尔滨：黑龙江科学技术出版社，2020.

［17］周春，杨玲，赵洪春.儿科疾病临床治疗［M］.南昌：江西科学技术出版社，2019.

［18］安利，李莉，刘秀平.现代儿科诊疗精粹［M］.天津：天津科学技术出版社，2019.

［19］张姣姣.儿科呼吸疾病诊断与治疗［M］.汕头：汕头大学出版社，2018.

［20］张淼.儿科疾病治疗与保健［M］.南昌：江西科学技术出版社，2020.

[21] 曹娜.儿科常见疾病诊断与治疗[M].北京:科学技术文献出版社,2018.

[22] 鲁曼.新编儿科诊疗精要[M].长春:吉林大学出版社,2019.

[23] 孙敬.当代儿科诊疗常规[M].天津:天津科学技术出版社,2018.

[24] 凌春雨.儿科疾病应用与进展[M].天津:天津科学技术出版社,2020.

[25] 王书华.实用临床儿科治疗[M].北京:中国人口出版社,2019.

[26] 马琴琴.实用儿科诊疗技术与临床实践[M].北京:科学技术文献出版社,2018.

[27] 索有梅.儿科疾病诊断治疗与新生儿诊疗应用[M].武汉:湖北科学技术出版社,2018.

[28] 颜丽霞,姚家会,何学坤.儿科临床实践[M].长春:吉林科学技术出版社,2020.

[29] 周春清.儿科疾病救治与保健[M].南昌:江西科学技术出版社,2020.

[30] 高艳萍.儿科疾病诊疗指南[M].天津:天津科学技术出版社,2019.

[31] 李积涛,周克林.临床儿科常见病诊断治疗[M].北京:科学技术文献出版社,2018.

[32] 吴捷.实用基层儿科手册[M].北京:科学出版社,2020.

[33] 刘凤爱.实用临床儿科疾病理论与实践[M].北京:科学技术文献出版社,2018.

[34] 郝德华.儿科常见病诊疗[M].长春:吉林科学技术出版社,2019.

[35] 赵静.现代儿科疾病治疗与预防[M].开封:河南大学出版社,2020.

[36] 李洪霞.含铋剂的四联疗法与传统三联疗法治疗幽门螺杆菌感染所致小儿胃炎的疗效对比[J].当代医药论丛,2020,18(17):135-136.

[37] 李静.红霉素与阿奇霉素治疗小儿肺炎支原体肺炎的效果比较[J].中国当代医药,2020,27(36):113-115.

[38] 陈丹蕾,魏丹.左西孟旦在小儿心力衰竭治疗中的应用进展[J].心肺血管病杂志,2021,40(01):104-106.

[39] 朱晓梅,戴晓月.儿童保健对早产儿体格发育和发育商影响的临床效果观察[J].当代医学,2021,27(18):153-155.

[40] 张明海,吴志鹏,杨欣,等.咪达唑仑、地西泮联合苯巴比妥治疗小儿惊厥性癫痫持续状态的临床效果及安全性[J].中国现代医生,2021,59(01):85-87.